脊柱损伤的物理治疗方法

—— 基于病理原因和功能障碍来解决临床问题

主　编　（日）成田崇矢

主　译　李厥宝　叶祥明

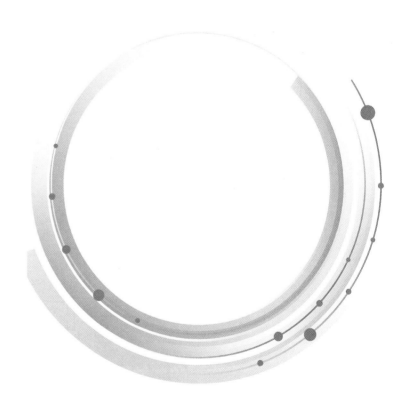

辽宁科学技术出版社
LIAONING SCIENCE AND TECHNOLOGY PUBLISHING HOUSE

拂石医典
FU SHI MEDBOOK

图书在版编目（CIP）数据

脊柱损伤的物理治疗方法 /（日）成田崇矢主编；李厥宝，叶祥明主译 . --
沈阳：辽宁科学技术出版社，2024. 11. -- ISBN 978-7-5591-3850-7

Ⅰ . R683.205

中国国家版本馆 CIP 数据核字第 2024QY1199 号

SEKICHU RIGAKURYOUHOU MANAGEMENT

© NARITA Takaya 2019

Originally published in Japan in 2019 by MEDICAL VIEW CO.,LTD

Chinese (Simplified Character only) translation rights arranged

with MEDICAL VIEW CO.,LTD through TOHAN CORPORATION, TOKYO.

著作权号 06-2021-24

出版发行：辽宁科学技术出版社

　　　　　北京拂石医典图书有限公司

　　　　　地址：北京海淀区车公庄西路华通大厦 B 座 15 层

联系电话：010-57262361/024-23284376

E-mail：fushimedbook@163.com

印 刷 者：三河市春园印刷有限公司

经 销 者：各地新华书店

幅面尺寸：185mm×260mm

字　　数：518 千字　　　　　　　　印　张：22

出版时间：2024 年 11 月第 1 版　　印刷时间：2024 年 11 月第 1 次印刷

责任编辑：李俊卿　陈　颖　　　　　责任校对：梁晓洁

封面设计：潇　潇　　　　　　　　　封面制作：潇　潇

版式设计：天地鹏博　　　　　　　　责任印制：丁　艾

如有质量问题，请速与印务部联系　　联系电话：010-57262361

定　　价：128.00 元

翻译委员会

原著前言

据统计，超过 80% 的人一生中都会经历过一次腰痛的困扰。然而，在很多情况下，这种脊柱（腰部）疼痛的病理学诊断尤为困难，特别是在影像学上无法确认原因的"非特异性腰痛"。迄今为止，非特异性腰痛的物理治疗主要是以减轻疼痛为目的的对症治疗，而不是以针对改善疼痛发病机制的对因治疗。因此，在日本的腰痛诊疗指南中，运动疗法和徒手治疗对急性和慢性腰痛的治疗效果都没有被证实，而且物理治疗的效果也被认为是有限的。

我认为造成这种现状的一个原因是，物理治疗师培训学校的教育主要集中在提高国家考试合格率上，而包括上面列举的腰痛在内的针对病情思维分析过程的学习机会也较少。所以，物理治疗的内容并没有被标准化，而是由物理治疗师自己制定。因此，本书以建立一套标准化脊柱物理治疗模式为目标，教授大家如何在分析了解病情的基础上，根据功能评定的结果建立假设，并验证物理治疗效果，进而熟练掌握成功进行物理治疗的基础知识。

日本是世界上少数在制度上不允许患者直接接触物理治疗师的国家，物理治疗师必须在医生的指导下进行物理治疗。也正因为如此，日本的物理治疗师可以说是世界上与医生配合最好的物理治疗师。因为医生比物理治疗师更了解患者的病情，所以物理治疗师应积极地向医生们学习有关病情的知识。本书的第二篇的执笔者都是脊柱外科领域顶尖的医生，他们对脊柱各部位的病情进行了详细讲解。

另外，为了培养物理治疗师的临床思维方式，本书第三篇对脊柱功能评定 / 管理方面进行讲解；第四篇以病例分析的形式，在医生根据患者的病情做出诊断后，由经验丰富的物理治疗师就如何评定功能障碍、如何解释评定结果、确定物理治疗的方向等过程进行解读。

我可以自信地说，因为本书是由优秀的医师和物理治疗师执笔，所以它肯定会是一本对读者很有帮助的专业书。衷心感谢在百忙之中辛勤写作的各位老师们。我也希望这本书能成为许多临床医生和物理治疗师的路标，帮助更多的患者解除病痛。

成田崇矢
2019 年 1 月

译者序

随着现代生活节奏的加快和工作方式的改变，脊柱和腰痛问题日益成为困扰人们健康的一大难题。本书的引进与翻译，旨在为广大的物理治疗师、临床医生以及脊柱疾病患者提供一本全面、系统、实用的参考指南。

本书共分为五篇，从脊柱物理治疗的概述到病理生理学，再到按部位、症状分类的评定与管理，最后通过疾病管理的案例研究，层层深入，逐步展开。每一章节都紧密围绕脊柱疾病的预防、诊断、治疗与康复，内容详实，条理清晰。

第1篇首先介绍了脊柱物理治疗的基本概念、姿势评价的方法以及浅筋膜和皮下脂肪层滑动性障碍引起的疼痛等基础知识，为后续章节的学习奠定了坚实的基础。

第2篇则深入探讨了脊柱的病理生理学，详细解析了颈椎、腰椎、腰椎峡部裂以及骶髂关节等部位的常见疾病及其发病机制，同时也介绍了肌筋膜性腰痛、慢性腰痛，以及各种脊椎手术等的适应证及特点，使读者对脊柱疾病的病理过程有了更为深刻的认识。

第3篇则按照部位和症状对脊柱疾病进行分类评定与管理。从颈部疼痛到伸展型、屈曲型、旋转型腰痛，再到骨盆负荷传递障碍和具有神经症状的腰痛，本书都提供了详细的评定方法和治疗策略。这些实用的技巧和方法，无疑将为物理治疗师和临床医生提供有力的支持。

第4篇则通过一系列真实的案例研究，展示了脊柱物理治疗在实际操作中的应用。这些案例不仅涵盖了外伤性颈椎病、颈椎间盘突出症、肌筋膜性颈椎病等常见疾病，还包括了椎间盘源性腰痛、腰椎间盘突出症、腰椎管狭窄等复杂病例。通过这些案例，读者可以更加直观地了解脊柱物理治疗的实际效果和实操流程。

第5篇介绍了颈部训练、腰部徒手治疗、孕妇和产褥期妇女腰痛的治疗方法以及基于腰部生物力学理论的实际操作技巧。这些方法的介绍，不仅丰富了本书的内容，也为读者提供了更多的选择和参考。

在翻译过程中，我们力求保持原文的准确性和完整性，同时也注重语言的流畅性和可读性。希望本书能够成为广大物理治疗师、临床医生的良师益友，为他们的学习和实践提供有益的指导，更好地帮助患者解决腰痛问题。

李厥宝　叶祥明
2024 年 10 月

原著作者一览表

■ 主编

成田崇矢　　　　健康科学大学健康科学部物理治疗学科　教授

■ 作者（按刊载顺序）

成田崇矢　　　　健康科学大学健康科学部物理治疗学科　教授

大久保雄　　　　埼玉医科大学保健医疗学部物理治疗学科　讲师

金冈恒治　　　　早稻田大学体育科学学术院　教授

加藤钦志　　　　福岛县立医科大学医学部骨科学讲座

真锅裕昭　　　　德岛大学研究院运动功能外科学

西良浩一　　　　德岛大学研究院运动功能外科学　教授

黑泽大辅　　　　JCHO 仙台医院骨科/腰痛和骶髂关节中心骨科　主任医师

村上荣一　　　　JCHO 仙台医院　副院长

高崎博司　　　　埼玉县立大学保健医疗福祉学部物理治疗学科　副教授

石垣直辉　　　　船桥骨科诊所物理治疗诊疗部

折笠佑太　　　　笹本骨科康复科

河端将司　　　　相模原协同医院医疗技术部康复室　主任

蒲田和芳　　　　广岛国际大学综合康复学部康复学科　教授

赤坂清和　　　　埼玉医科大学研究院医学研究科理疗学　教授

杉山弘树　　　　笹本骨科康复科

手冢武士　　　　笹本骨科康复科

石田和宏　　　　医疗法人社团，我汝相会医院，康复科

三木贵弘　　　　札幌円山骨科病院康复科

杉浦史郎　　　　西川骨科

高田彰人　　　　西川骨科

青木保亲　　　　东千叶医疗中心骨科

冈本　弦　　　　西川骨科

西川　悟　　　　西川骨科

伊藤一也　　　　广岛国际大学

芋生祥之　　　　水户协同医院

来间弘展　　　　首都大学东京健康福祉学部物理治疗学科　副教授

荒木智子　　　　一般社团法人 WiTHs

佐藤纯也　　　　一般财团法人 脑神经疾病研究所附属综合南东北医院　康复科

山岸茂则　　　　BiNI 康复中心长野部　院长

舟波真一　　　　BiNI 康复中心东京银座部　院长

■ 规划合作

石井慎一郎　　　国际医疗福利大学研究院 保健医疗学专业 福利支援工学领域　教授

村木孝行　　　　东北大学医院 康复部　主任

目 录

脊柱物理治疗概述

第1章　脊柱物理治疗的思路

摘要

■ 本章对脊柱物理治疗的概念进行说明。
■ 因为所有的腰痛的原因和病理表现并不一样，为了让读者更好地理解患者，我们介绍了一个亚组化（subgrouping）的例子。

引言

对于以脊柱（腰部）为起源的疼痛（颈部痛和腰痛），与其他身体部位的物理治疗一样，也需要正确把握病理生理机制。

但是，脊柱（腰部）疼痛的病理学诊断很困难，特别是在影像上无法确认原因的腰痛，临床上称之为"非特异性腰痛"。对于"非特异性腰痛"的物理治疗，主要是以缓解疼痛为目的的对症治疗，而不是针对改善其疼痛发生机制的对因治疗。在日本的腰痛诊疗指南中，运动疗法对于急性、亚急性腰痛的效果是有限的，不同种类的运动疗法的效果也没有差别。关于徒手治疗对于急性、慢性腰痛的效果也没有被证实，目前的现状是很多医生对颈部痛和腰痛的物理治疗效果并不了解。另外，物理治疗师在决定治疗方案的时候，需要以对病理的理解（知识）和经验为依据，但是如果对这些认识不足的话，往往容易只根据疾病名称和主诉，在某种意义上反复进行徒手物理治疗，并从自己擅长的功能方面来分析颈痛和腰痛，同时由于患者与医生的沟通不畅，这些都将成为隐患。

在本章中，我们对如何理解病理状况，进行功能评定，并成功进行物理治疗的基本概念进行说明。

脊柱物理治疗的概念

▶ 亚分组（Subgrouping）

如前所述，在日本的腰痛诊疗指南中，物理治疗（包括运动疗法和徒手治疗）的疗效被认为是有限的。但是，有报告指出[1]将急性腰痛者分成亚组进行物理治疗时，与按照诊疗指南进行的治疗相比，不仅在功能和工作恢复率方面有效，在降低医疗成本方面也非常有效，脊柱物理治疗的关键在于，不应将所有的腰痛视为一种类型，而应将腰痛适当地分组并进行功能评定，对功能障碍进行物理治疗。

到目前为止，对于腰痛治疗，有几种关于亚分组的方法[3]，例如考虑机械应力的评定、治疗的方法（MDT），从病理学的观点出发的亚

MDT:
mechanical diag-
nosis and therapy,
机械应力的诊断和治
疗

PBC:
pathoanatomic based classifcation，基于病理解剖学的分类

MSI:
movement system impairment classifi- cation，运动系统障碍分类

OCS:
O'sullivan clas- sification system, O'sullivan 的分类系统

分组（PBC），从动作障碍出发的亚分组（MSI），基于 O'Sullivan 概念的亚分组方法（OCS）[2] 等等。另外，针对腰痛的物理治疗大多是根据动作障碍进行分组，但近年来，也有研究将生物 – 心理 – 社会性因素纳入的亚分组模型。在本书中的"第 2 篇第 7 章慢性腰痛"中对心因性腰痛进行了解释，可以作为参考。

在日本，物理治疗师、作业治疗师法规定，治疗师应在医生的指导下开展物理治疗。由于这一点与其他国家不同，因此日本有必要建立自己的亚分组模型。因此，笔者提倡如下所示的亚分组（图 1）。

● **医生诊断（评定）**

根据医生的诊断，可以识别出红旗征（red flags）、器质性腰部损伤、中枢性疼痛机制、功能性腰部损伤（非特异性腰痛）。由于医师的诊断中记载了与此相关的内容，因此，必须了解病理状况才能开展适当的物理治疗，并与医师达成共识。

图 1　**腰痛治疗中的亚分组模型**

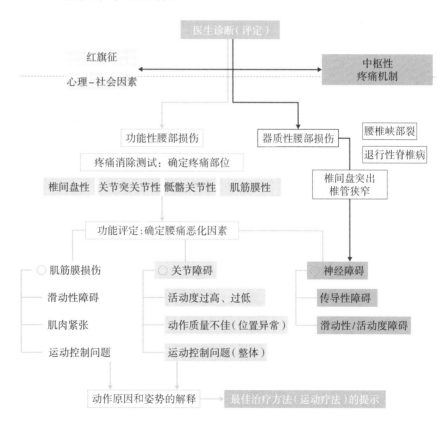

● 结构学（组织学）推理：识别疼痛部位（图2）

脊柱物理治疗的对象大多是因疼痛来就诊的患者，减轻并改善疼痛是物理治疗的目的。多数物理治疗师擅长从力学推理（机械应力和功能）展开物理治疗，因此，先确定疼痛部位就显得很重要。在日本，物理治疗师有义务在医生的指示下进行物理治疗，因此确定疼痛部位和在与医生达成共识的基础上进行物理治疗是非常重要的。功能性腰部损伤（非特异性腰痛）分为椎间盘性、关节突关节性、骶髂关节性、肌筋膜性。

● 力学推理（图3）

如果确定了产生疼痛的部位，对"该部位会受到怎样的机械应力（牵伸、压缩、剪切、扭曲）从而诱发疼痛的呢？""使机械应力恶化的功能障碍是什么？"进行推理是很重要的。改善腰部功能障碍是物理治疗的目的。由于主要的物理治疗对象是肌肉、关节，因此对相应部位（颈椎、胸椎、腰椎、骶髂关节）和邻近关节的肌筋膜、关节功能进行评定，是进行力学推理必不可少的步骤。

肌筋膜损伤可分为滑动性障碍、肌张力异常、运动控制问题；关节障碍可分为活动度问题、关节动作质量问题（包括关节位置异常）、运动控制问题。这些功能障碍通常不是单独存在的，而是存在多个或相互关联的情况。

另外，即使改善了上述关节和邻近关节的功能障碍，如果不改善导致障碍的动作和姿势，要改善疼痛和预防复发也是很困难的。只有在产生疼痛的原因动作和姿势得到矫正之后，再进行物理治疗才是有效的，其原理是在疼痛部位找出产生机械应力的动作和姿势，进行物理治疗。

● 神经学推理（图4）

器质性问题引起的腰痛可以从脊髓、马尾神经、末梢神经性疼痛；中枢性疼痛以及心理－社会性腰痛的机制进行推理，这些问题往往有着复杂的关联，很难下定论。但是，通过理解这些病理机制，积累临床经验，也可以进行恰当的推理。特别是，一旦理解神经根障碍是由嵌顿引起的传导性、滑动性／活动度功能降低，通过恰当的评定后采用物理治疗，症状很可能会减轻。

▶ 评定

根据患者病情的不同，应该进行的评定也会发生变化，但在本章中，我们只对所有患者共同适用的项目进行讲解。

图 2　腰痛的结构学（组织学）推理

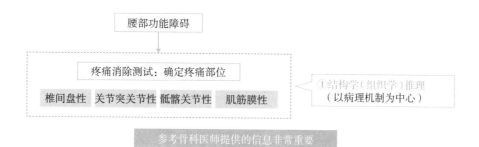

图 3　根据力学推理的物理治疗

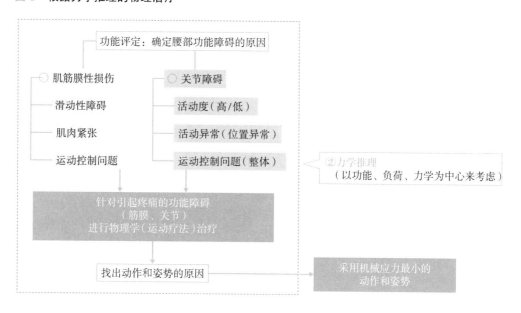

图 4　神经学推理

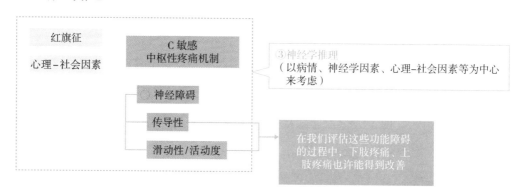

● 问诊（主观评定）（图5）

在进行上述结构学推理（疼痛部位的确定）、力学推理、神经学推理的基础上，问诊也很重要，包括患者的活动能力、参与能力（活动受限）以及患者对腰痛的看法和治疗的预期目标。另外，在对疼痛的致病组织、腰痛恶化影响因素、病理机制、其他因素进行假设的同时，进行问诊也是很重要的。因为这些都是假设，所以需要在客观评定阶段进行验证。

确认疼痛和不舒适症状在什么时候减轻或者恶化具有重要意义，可使患者理解症状和动作的关系。另外，还需要区分疼痛是由长时间的相同姿势（持续性应力）引起的，还是由运动产生的机械应力诱发的，因为这与接下来进行的评定有关。

图5　问诊（主观评定）

> **"通过问诊，进行确认，提出假设"**
> - 活动能力/参与能力/受限情况
> - 患者的看法/预期目标
> - 腰痛的致病组织（①结构推理：疼痛发生部位）
> - 腰痛恶化的影响因素［②力学推理：机械应力（动作、姿势原因）］
> - 病理机制（③时间推理：组织的病理过程）
> - 其他因素（④神经学推理）

● 姿势评定（图6）

长时间保持同一姿势会诱发疼痛时，要对疼痛的姿势进行评定，如站立位、坐位、工作时的姿势等。仅凭诱发疼痛的姿势评估很难推断出应该改善什么样的姿势，因此推荐使用图6以及下一页所述的方法进行姿势评定。

图6　姿势评定（posture assessment）的顺序

> ①与理想姿势进行比较，确认患者固有的姿势
> ②主动、被动地改变姿势
> - 出现疼痛⇒采用这种姿势是为了避免疼痛
> - 阻力大（被动），用力大（主动）→器质性原因？需要进行可移动性评估
> ⇒③从主动姿势的变化中确认患者采用固有的姿势的原因
> ⇒④运动控制问题的评价
> 　　（只有胸椎部、腰部、骨盆和肩胛带不动等）

 临床要点

姿势评价时的指示

在评价主动运动中的姿势变化时，如果发出"请保持让自己舒适的姿势""请保持不舒服的姿势"这样的指示，就可以知道患者所采取的舒适姿势。另外，患者采取的不良姿势大多是有意识地采取降低抗重力肌活动的姿势，可以认为这显示了患者将来的姿势发展趋势（姿势变化）。

①与理想的姿势进行比较，确认患者固有的姿势

如果对患者说"进行姿势评定"，他就会做出与平时不同的姿势，所以最好让患者保持与平时一样的姿势。另外，确认疼痛部位上方的重心位置，推测旋转力矩。

②主动、被动地改变姿势

从通常的姿势矫正为理想姿势时，若出现疼痛，则可以看出患者之前采用了规避疼痛的姿势。通过主动运动矫正姿势时，如果患者的过度用力，或者评定者被动矫正姿势时的阻力较大，则活动度存在问题的可能性较高。

③活动度的评定

另外，在主动改变姿势时，确认患者固有的姿势策略。

④ 运动控制问题的评价

如果只有腰部、骨盆可以活动，而胸椎和肩胛带无法活动，可以推测患者存在特有的运动控制问题。

● 主动运动（图 7）

不管是脊柱的哪个部位，如果通过问诊判断出动作过程中的机械应力是疼痛的原因，则都可以通过主动运动确认引起的疼痛和疼痛部位。主动运动需要评定屈曲、伸展、旋转、侧屈、复合运动。从主动运动时的方向进行力学推理，从疼痛发生部位进行结构学推理。

● 疼痛消除试验 [4, 5]

通过问诊、主动运动验证结构学推理、力学推理的脊柱检查，包括进行压痛和疼痛诱发试验。详细内容见下文各章。在此，介绍笔者设计的"疼痛消除试验"。通过徒手干预来减轻推断障碍部位的负荷，使用观察疼痛缓解效果的疼痛消除试验来评定腰痛情况。这种方法与神经阻滞注射诊断一样，通过疼痛消除试验前后的疼痛是否减轻来确定疼痛发生部位。

通过问诊、主动运动推测为椎间盘性腰痛、关节突关节性腰痛时，使用 Mulligan 概念改良的 SNAGs 方法进行动态关节松动。如果推断为骶髂关节引起的腰痛，则徒手进行骶髂关节的松动（点头、反点头、侧方压迫）。如果推断为肌筋膜性腰痛，则进行改善肌筋膜滑动性的干预（脂肪层，肌肉间）。通过这些徒手的干预方法，当疼痛减轻或消失时，则认为疼痛消除试验阳性，已找到疼痛发生部位。

SNAGs:
sustained natural apophyseal glides,
动态关节突关节松动术，维持自然体位下小关节松动术

图 7　主动运动的评定

检查 ROM 和运动质量，评价症状的再现（疼痛出现）和出现部位

○ flexion：屈曲　　○ extension：伸展
○ rotation：旋转　　○ side flexion：侧屈
○ combined movement：复合运动

● 针对疼痛恶化影响因素的功能评定（图3）

物理治疗的主要治疗对象是肌肉和关节，必须对相应部位及相邻关节的肌肉、关节进行功能评定。通过评定推断出可能加重疼痛的功能障碍情况，改善肌肉、关节功能是物理治疗的基础。

①肌筋膜性障碍

肌筋膜性障碍大致可分为滑动性障碍、肌张力问题、运动控制问题。因此，需要评定脊椎、躯干和邻近关节是否存在这些问题。很多时候问题往往不是单独存在，而是多个问题相互重叠。由于详细内容在各章都有阐述，在此介绍基本的评定方法。

a. 滑动性障碍

为了要评定滑动性障碍，评定者需了解肌筋膜的结构以及正在评定的是哪一层组织（图8）。

浅筋膜水平的评定（图9）是通过施加压力使其在横向和纵向移动，评定其移动度和患者的感觉。当移动度减少时，确定存在滑行障碍，并改善其滑动状况。之后，再次进行诱发疼痛的动作，确认疼痛缓解时，可以判断浅筋膜水平的滑动性障碍与腰痛有关。

评定从脂肪层到深筋膜水平（皮下组织）的滑行性障碍（图10）。脂肪层中有许多感觉神经[6]，该层的滑行性障碍会引起疼痛。通过抓住脂肪并将其移动到肌肉上来评定滑行性障碍。捏住脂肪层出

图8 筋膜图

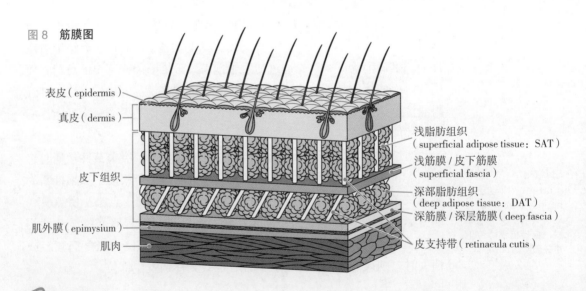

标注（左侧，从上到下）	标注（右侧，从上到下）
表皮（epidermis）	浅脂肪组织（superficial adipose tissue：SAT）
真皮（dermis）	浅筋膜/皮下筋膜（superficial fascia）
皮下组织	深部脂肪组织（deep adipose tissue：DAT）
肌外膜（epimysium）	深筋膜/深层筋膜（deep fascia）
肌肉	皮支持带（retinacula cutis）

临床要点

浅筋膜和皮下脂肪层滑动性障碍引起的疼痛

当疼痛的原因是浅筋膜、皮下脂肪层的滑动性障碍时，患者会长期疼痛，疼痛范围广，但强度不剧烈，经常听到患者称"起了鸡皮疙瘩"、"无法用语言表达"等。

现滑行障碍或过度敏感的部位时患者感到疼痛，严重的患者甚至可能无法感觉到脂肪层的活动度。在获得活动度后，再次进行诱发疼痛的主动运动时，如果疼痛减轻，则推测为皮下组织的滑动性障碍。

对肌间的滑动性障碍进行评定。如果是腰部，多裂肌和竖脊肌、腰方肌和竖脊肌之间的滑动性障碍容易引起疼痛。

即使改善了这些滑动性障碍，如果不改善引起滑动性障碍的原因，很有可能再次发生。特别是判断为肌间疼痛的情况下，在进行运动控制问题评定时，需要确认该部位是否过度收缩。

b. 肌肉紧张

肌肉紧张主要通过压痛来确认。在肌肉过度紧张的情况下，施加压力时会产生疼痛。肌肉是感受器也是效应器，基本上对任何刺激都有反应。因此，若想要改善过度紧张的肌肉，可以使用按压、摇晃、触摸等，但无论进行怎样的干预，大多都会暂时好转。可是，如果不改善过度紧张的原因，很可能会再次导致肌肉过度紧张。因此，需要以

图 9　浅筋膜水平滑动性障碍的评定

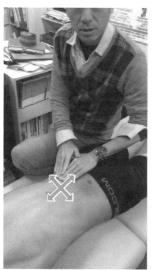
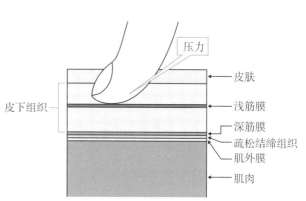

对浅筋膜水平施加压力，使其在横向和纵向移动，评定滑动不良的地方。

压力

皮肤
皮下组织
浅筋膜
深筋膜
疏松结缔组织
肌外膜
肌肉

图 10　皮下组织（脂肪层、深筋膜）水平滑动性障碍的评定

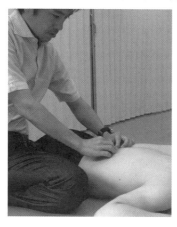
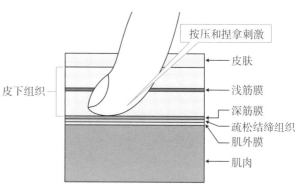

按压和捏拿刺激

皮肤
皮下组织
浅筋膜
深筋膜
疏松结缔组织
肌外膜
肌肉

PA:
posterior–anterior,
由后向前

问诊为基础，对姿势和运动受限进行评定，推测并改善过度紧张的原因。

c. 运动控制问题（图 11）

根据患者如何进行特定的动作来进行评定其运动控制问题。虽然存在各种各样的评定方法，但根据问诊和主动运动的评定依然是最主要的方式，如果在前屈时出现疼痛，则对后面肌群进行评定；如果在伸展时出现疼痛，则对前面肌群进行评定。

图 11　评定腹肌群的运动控制的病例

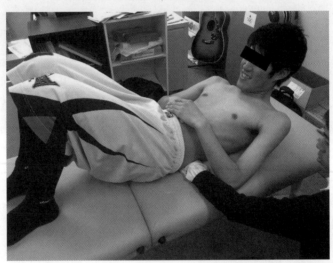

评定腰部主动后凸、上腹肌（躯干上抬）、下腹肌（骨盆后倾）。通过评定向心性收缩和离心性收缩的能力，从而评定患者固有的运动控制问题。

②关节障碍

关节障碍的问题大致可分为活动性过高 / 过低、活动异常（关节位置异常）、（作为关节运动）运动控制问题。因此，需要对脊椎、躯干和邻近关节的以上几个方面进行评定。

a. 活动性过高 / 过低

活动性过度和活动度受限都可能成为问题。由于脊椎有很多关节，需要进行节段性活动度的评定。评定节段性活动度的方法有很多，我们使用 PA 滑动（图 12）的方法进行评定。通过评定，在确认是活动度受限的情况下，改善活动度，再次进行诱发疼痛的动作，确定活动度受限的程度。在确认是活动度过度的情况下，进行收腹 Draw-in（腹横肌的收缩），再做诱发疼痛的动作，确认活动度过度的程度。

b. 活动异常

如果节段性关节活动异常，关节周围的组织就会受到机械应力，从而导致疼痛。因此，徒手松动节段性关节，患者在进行主动运动（Mulligan 概念的 SNAGs）时，根据疼痛、活动范围的变化来评定动作的质量。

图 12　评定患者的活动度

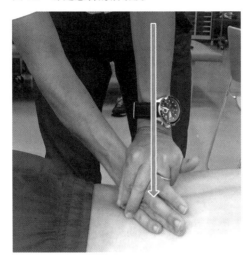

小贴士

PA 滑动

　将检查者的豆状骨放在棘突上，用另一侧的上肢施力。

c.（作为关节运动的）运动控制问题

脊椎的运动不仅取决于肌肉活动，也取决于关节的活动度和状态。因此，需要评定被动的脊椎整体运动（站立位躯体前屈和俯卧位时上肢伸展）。

结语

本章叙述了脊柱物理治疗的概念。医师和物理治疗师密切合作，不仅可以减少因腰痛患者的数量，还可以总结日本独特的物理治疗方法，为广大患者减轻腰痛提供帮助。

参考文献

[1] Fritz JM, et al : Comparison of classification-based physical therapy with therapy based on clinical practice guidelines for patients with acute low back pain : a randomized clinical trial. Spine, 28(13) : 1363-1372, 2003.

[2] 三木貴弘 : O'Sullivan Classification System を用いた非特異的腰痛の分類とその介入-症例研究を通して-. 徒手理学療法, 17 (2) : 51-56, 2017.

[3] Karayannis NV, et al : Physiotherapy movement based classification approaches to low back pain : comparison of subgroups through review and developer/expert survey. BMC Musculoskelet Disord, 13 : 24, 2012. doi : 10.1186/1471-2474-13-24.

[4] 成田崇矢 : 腰痛に対する徒手療法の応用と機能的障害に特異的な運動療法とは？. 腰痛の病態別運動療法 (金岡恒治 編著), p61-81 文光堂, 2016.

[5] 成田崇矢, ほか : 徒手療法を用いた腰痛の病態評価の試み. 日本整形外科スポーツ医学会雑誌, 37(1) : 22-26, 2017.

[6] Tesarz J, et al : Sensory innervation of the thoracolumbar fascia in rats and humans. Neuroscience, 194 : 302-308, 2011.

第2章 脊柱的功能解剖和生物力学特点

摘要

■ 了解腰椎各方向运动对周围组织的力学应力是治疗腰痛的第一步。
■ 躯干肌分为局部肌（深层肌）和整体肌（表层肌），通过了解各类肌肉的功能特征，可以进行有用的运动治疗。

引言

脊椎由 7 块颈椎、12 块胸椎、5 块腰椎、5 块骶椎（合成为 1 块骶骨）、3 ～ 6 块尾椎（合成为 1 块尾骨）构成，由椎间盘和椎间关节负重。脊椎的主要功能有：

①保护脊髓神经；②维持脊椎的屈伸和旋转功能；③支撑体重并为四肢运动的稳定提供支持。在本节中，我们将结合最近的研究报告，讲解脊椎（主要是腰椎）的基本功能。

脊椎的运动功能

脊椎具有屈曲 / 伸展、侧屈、旋转 6 个自由度的运动方向，各椎间的活动范围如图 1 所示。在屈曲 / 伸展方面，颈椎在 C5/6、C6/7 的下位颈椎，腰椎在 L4/5、L5/S1 的下位腰椎的活动范围较大。这与椎间盘突出症和腰椎峡部裂发病较多的脊椎水平高度一致，表明运动功能与腰椎疾病发病有关联。在侧屈中，可以看到一些差异，但我们可以确定上述

图 1　脊椎各运动方向的活动范围

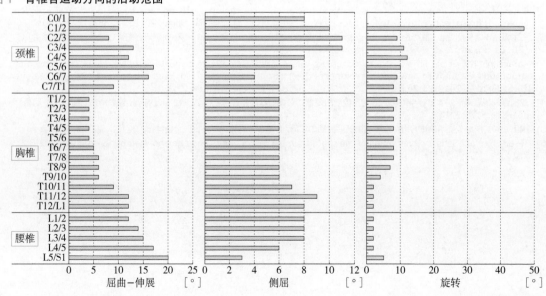

（引自参考文献 1）

观点。另一方面，在旋转中，C1/2（寰枢关节）约占颈椎旋转活动范围的一半，从颈椎到胸椎再到腰椎，活动范围逐渐变小。这与椎间关节的关节面形状有关，颈椎相对于水平面倾斜45°，胸椎倾斜60°，而腰椎倾斜90°，因此腰椎的旋转活动范围相对较小（图2）。所以，在躯干旋转时胸椎对脊椎旋转的活动度贡献较大。另外，腰椎旋转时还会产生耦合

图2　椎间关节面的方向

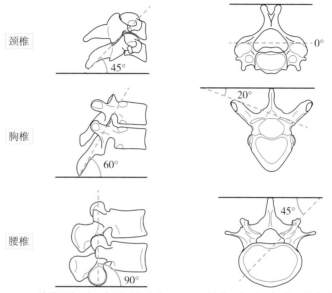

颈椎　45°　0°

胸椎　60°　20°

腰椎　90°　45°

a 关节面相对于水平面的方向　　b 关节面相对于额状面的方向

小贴士　**腰椎骨盆节律**

躯干屈曲时，在屈曲初期腰椎的运动比例较大，到屈曲后期骨盆前倾运动比例增大，呈现"腰椎骨盆节律"。长谷部等人对18名健康者的胸椎、腰椎、骨盆躯干前屈时的运动方式进行了验证，结果显示，初期（开始～屈曲50%）腰椎占优势，后期（屈曲75%）报告显示，除了骨盆占优势外，中期～后期（屈曲50%～最大前屈）还观察到胸椎向伸展方向运动的反常运动（图3）[2]。

图3　健康者腰椎骨盆节律（n=18）

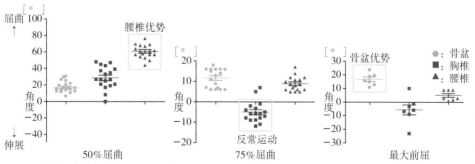

在前屈初期，腰椎的运动比例较大，而在屈曲后期，骨盆的运动比例较大。胸椎在中期～后期显示向伸展方向移动的反常运动。

（引用自参考文献2）

运动（coupling motion）（主要运动以外的运动）。有研究报道指出，旋转时，L1/2 ～ L4/5 发生与旋转方向相反的侧屈，L5/S1 发生与旋转方向相同的侧屈[3]，矢状面上 L1/2 ～ L5/S1 的腰椎整体屈曲[4]。

> **小贴士**　**躯干旋转时肩胛带和骨盆的影响**
>
> 躯干旋转时，不仅与脊椎（胸椎、腰椎）的活动度有关，也与肩胛骨和骨盆的旋转相关。一般认为，肩胛胸廓关节中肩胛骨的水平旋转在一侧具有约 15° 的活动度，骨盆相对于股骨的内旋和外旋的活动度都约为 15°[5]。可以认为，如果肩胛骨和骨盆的活动度受到限制，就会诱发旋转活动度较小的腰椎的旋转代偿，容易发生椎间关节性腰痛。

腰椎运动引起的力学应力（stress）

腰椎运动对周边组织的影响见表 1。

椎间盘内压在屈曲时上升，特别是腰椎的椎间盘内压在提举（lifting）动作中上升明显[6]。因此，如果患者在做前屈动作时主诉有腰痛或下肢疼痛，则很有可能是椎间盘性腰痛或腰椎间盘突出症。侧屈时，同一侧的椎间盘受到压迫，因此，在椎间盘突出症中，可观察到向相反一侧侧弯的避痛性脊柱侧弯。

另一方面，位于脊椎后方的关节突关节和椎间孔，主要在伸展时受到较大应力。研究报道显示，在关节突关节伸展及对侧旋转时会压迫上

表 1　腰椎各运动中周围组织的动态情况

运动方向	椎体	椎间盘	椎间关节	后部软组织（韧带，肌肉，关节囊等）	椎间孔
屈曲	上位椎体向前回旋滑行	脊髓方前部受压迫，髓核向后移动	上关节下突向上向前移动，脱离关节突	伸展	扩张
伸展	上位椎体向后回旋滑行	脊髓后部受压，关节突连接得更紧，髓核向前移动	上椎和下椎的关节突及棘突相互接触	松弛	变窄
侧屈	上位椎体侧屈，向一边倾斜	侧屈侧受压	上位椎体的侧屈侧关节突起下降，对侧上升	侧屈一侧松弛，另一侧伸展	侧屈侧变窄，另一侧变宽
回旋	中心轴在棘突基部附近回旋	只有剪切力，几乎没有运动	与旋转方向相反的一侧被压缩，而与旋转方向相同的一侧被拉伸	—	几乎没有变化

＊蓝色文字表示的是会增加组织压力的运动

位椎体的下关节突和下位椎体的上关节突并应力增加[7]。在椎间孔放置压力传感器测量腰椎运动时应力的先行研究报告中指出，屈曲位：18.5 mmHg，中立位：29.4 mmHg，伸展位：41.2 mmHg，伸展时的应力是屈曲时的2倍以上[8]。根据以上内容，如果在躯干伸展或采用Kemp手法（图4）时，患者主诉产生腰痛，高度怀疑是关节突关节性腰痛（包括椎体峡部裂）；如果患者主诉存在下肢神经症状时，怀疑是腰椎椎管狭窄症。

图 4 Kemp 手法

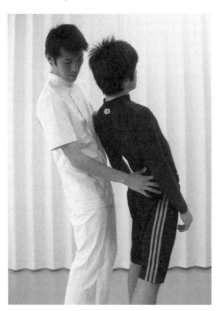

伸展和旋转腰椎。

临床要点

减轻腰椎屈曲 / 伸展应力的运动疗法

腰椎屈曲时椎间盘应力增大，为了减轻应力，腰椎的伸展训练（extension exercise）（图5 a）是有用的。为了减轻关节突关节和椎间孔伸展的应力，则应行腰椎屈曲训练（flexion exercise）（图5b）。有报道称，在椎管狭窄症患者的运动治疗选择中，治疗师开出最多的处方是屈曲训练[9]。

图 5 伸展训练和屈曲训练

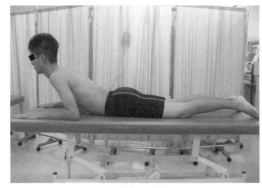

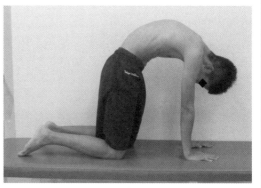

a 伸展训练 　　　　　　　　　　　　b 屈曲训练

这两种训练都应使患者感觉到障碍水平的脊柱锻炼。

脊柱的稳定性

　　脊柱的稳定性由骨、关节、韧带的"被动子系统"，肌肉的"主动子系统"，承担肌群控制的"神经控制子系统"这三个系统维持的[10,11]。被动子系统是通过骨关节结构和脊柱韧带来实现稳定性，主动子系统是通过肌肉的力量来维持脊柱节段之间的稳定性，而神经控制子系统是通过控制肌肉的活动来实现稳定性，这三个子系统相互作用从而获得脊柱稳定性。Panjabi[11]将脊柱的不稳定性定义为"稳定系统无法将椎间的中性区（通过轻微的负荷产生生理学上的椎间运动的范围）维持在生理范围内"。被动子系统只能控制最终可动区域附近的节段间运动，而中性区的控制与主动肌肉收缩或肌张力有很大关系（图6）[12]。

　　在脊柱稳定性的控制方面，中性区中肌肉的功能尤为重要，承担这一功能的躯干肌按结构特征可分为局部肌肉系统和整体肌肉系统两类[13]（表2）。局部肌被定义为起点或止点直接附着在脊椎上的肌肉，位于躯干的深部，控制着脊椎节段间的稳定性。不仅是躯干肌肉，位于关节深部的肌肉也对关节施加适当的张力，并起到提高稳定性的作用[14]，例如颈椎的颈长肌。而整体肌不直接附着在脊椎上，而是横穿多个椎体的浅表肌，在脊椎运动时产生扭矩，控制着运动方向。这两个肌肉系统的相互作用既增加了腰椎的稳定性，也增加了躯干的刚性[15]。

图6　脊柱节段负荷－位移曲线

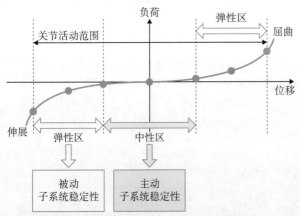

在中性区中，肌肉收缩引起的主动子系统的贡献度较高，而在最终可动区域内，骨、关节、韧带等被动子系统的贡献较大。

表2　局部肌肉、整体肌肉的分类

局部肌	整体肌
·腹横肌	·腹直肌
·腹内斜肌（胸腰筋膜附着纤维）	·腹外斜肌
·腰方肌内侧纤维	·腹内斜肌
·多裂肌	·腰方肌外侧纤维
·胸最长肌的腰段	·胸最长肌的胸段
·腰髂肋肌的腰段	·腰髂肋肌的胸段
·横突间肌	
·棘间肌	
·腰大肌 *	

* 腰大肌被认为是髋关节肌，也可能不包括在局部肌中。

（部分修改引用参考文献13）

> **小贴士**　**弹性区（elastic zone）**
>
> 　　与中性区（neutral zone）相对应，指的是最终可动区域周围的区域。在弹性区中，由于骨、关节、韧带等被动子系统对稳定性的贡献变大，因此可以认为容易发生结构上的断裂（例如：腰椎反复最大伸展→腰椎分离症）。

各躯干肌的功能解剖

➤ 腹直肌（图 7）

　　腹直肌位于腹部最表层，起于第 5～7 肋软骨、胸骨剑突，止于耻骨。腹白线将左右腹直肌分开，自上而下由 3 至 4 条腱划隔开并加固。参与腰椎前屈、骨盆后倾，可在矢状面上的腰椎以及骨盆运动时产生较大的扭矩。

图 7　腹直肌

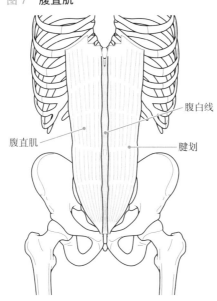

腹白线

腹直肌

腱划

临床要点

仰卧起坐时的肌肉活动量

　　仰卧起坐可以作为增强腹直肌肌力的代表性运动，在仰卧起坐训练中，腹直肌大幅活动是在开始抬高上身的初期（屈曲初期），屈曲后期腹直肌活动量逐渐减少（图 8）。因此，为了增强腹直肌肌力时，以肩胛骨离床的上抬角度为准即可。

图 8　仰卧起坐时的腹直肌活动量（n=9，2-way ANOVA，*p<0.05）[%MVC]

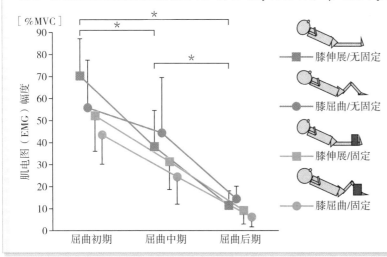

膝伸展/无固定

膝屈曲/无固定

膝伸展/固定

膝屈曲/固定

比较 4 种仰卧起坐（膝伸展 / 无固定，膝屈曲 / 无固定，膝伸展 / 有固定，膝屈曲 / 有固定）的腹直肌活动量的结果，显示所有的仰卧起坐过程中，活动量都是初期＞中期＞后期。

第一篇　脊柱物理治疗概述

➤ 腹外斜肌（图9）

腹外斜肌位于腹外侧肌群中的最浅层，起于第 5～12 肋软骨的外侧面，止于髂嵴的外唇及腹直肌鞘的前层、腹白线。单侧收缩可引起躯干向同侧侧屈、对侧旋转，双侧收缩可引起躯干前屈及骨盆后倾。腹外斜肌通过腹直肌鞘与对侧的腹内斜肌筋膜相连[16]，为了提高躯干稳定性，需要与对侧的腹内斜肌协同活动。

➤ 腹内斜肌（图10）

腹内斜肌位于腹横肌和腹外斜肌的中间层，起于胸腰筋膜、髂嵴中线、髂前上棘、腹股沟韧带外侧 1/3 处，止于第 10～12 肋下缘、腹直肌鞘的前、后层及腹白线。单侧收缩可引起躯干向同侧侧屈及旋转，双侧收缩可引起躯干屈曲。另外，由于腹内斜肌后部纤维与腹横肌和胸腰筋膜连接，因此与腹横肌一样，也与调节腹压和胸腰筋膜的紧张度有关。在大鼠和模拟模型的研究中[17, 18]发现，腹内斜肌对腰椎的稳定性控制也起到了很大的作用，近年来受到了格外关注。

➤ 腹横肌（图11）

腹横肌位于腹部最深层，起于第 7～12 肋软骨内侧面、胸腰筋膜、髂嵴内唇、腹股沟韧带外侧，止于腹直肌鞘后层及腹白线。腹横肌可以分为从胸廓下缘向横断方向延伸的上部纤维，通过胸腰筋膜附着于腰椎的中部纤维，以及起始于髂嵴和腹股沟韧带的下部纤维这 3 个区域。两侧收缩时，会导致腹围减少以及腹压上升，胸腰筋膜和前方筋膜紧张能

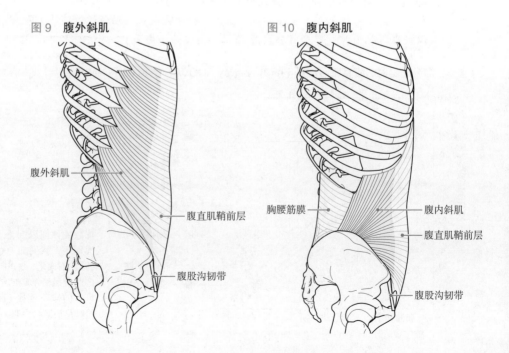

图9 腹外斜肌

腹外斜肌
腹直肌鞘前层
腹股沟韧带

图10 腹内斜肌

胸腰筋膜
腹内斜肌
腹直肌鞘前层
腹股沟韧带

够提高腰椎中性区的刚性[19, 20]。此外，有研究结果显示，腹横肌的下部纤维在躯干向同侧方向旋转时，显示出较大的活动量[21]，因此，可以认为腹横肌也参与躯干旋转动作。

> **小贴士** **腹横肌的前馈作用**
>
> 在进行四肢运动时，腹横肌具有比四肢主动肌活动更快的前馈作用[22, 23]，并且已经证实，腰痛患者的腹横肌前馈作用会延迟[24]。有研究报告指出，腹横肌的选择性收缩训练对改善神经肌肉反应时间是有效的[25]，因此，为了改善腹横肌的前馈作用，选择性收缩腹横肌的收腹训练（draw-in exercise）是有效的。

▶ 多裂肌（图 12）

多裂肌位于腰部竖脊肌群的最内侧，由各脊柱节段的肌束集合构成。各条多裂肌起于腰椎横突或者骶骨，止于上 2 ～ 4 个椎体的棘突。双侧收缩会使腰椎伸展，单侧收缩会引起同侧侧屈、对侧旋转。由于多裂肌的肌束呈节段性排列，因此被认为是背部肌肉中维持节段稳定性的非常重要的肌肉。对腰椎的尸检研究表明，多裂肌的收缩会抑制腰椎的运动，增加中性区中腰椎的刚性[26]。

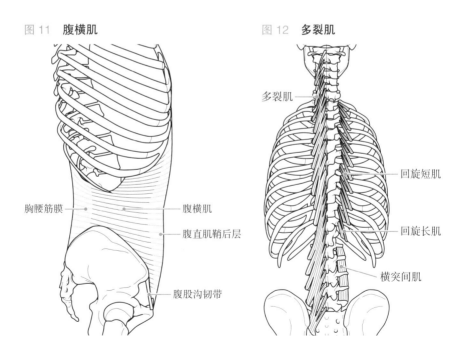

图 11　腹横肌

胸腰筋膜
腹横肌
腹直肌鞘后层
腹股沟韧带

图 12　多裂肌

多裂肌
回旋短肌
回旋长肌
横突间肌

> **小贴士** **骨盆前倾、后倾时的肌肉活动**
>
> 在骨盆后倾时，腹横肌的活动量较大；在骨盆前倾时多裂肌的活动量较大[27]，因此，我们认为这些局部肌肉参与控制骨盆倾斜和腰椎前弯。

➤ 腰方肌（图 13）

腰方肌起于髂嵴，分为止于第 12 肋骨的外侧纤维和止于第 1 ～ 4 腰椎的内侧纤维。单侧收缩时，会发生躯干向同侧的侧屈和骨盆的上提，两侧收缩时，如果腰椎处于前弯位，则会对腰椎起伸展作用。不同的纤维作用不同，外侧纤维对骨盆上提和躯干屈起作用，内侧纤维对躯干伸展和躯干侧屈起作用[28]。维持腰椎稳定性的主要因素是附着在腰椎上的内侧纤维，根据有限元模型的研究表明，腰方肌能够减轻椎体间的位移和椎间盘内压，并提高稳定性[29]。

➤ 腰大肌（图 14）

腰大肌分为起于 T12 ～ L4 的椎体及椎间盘侧面的前部纤维和起于 L1 ～ L5 横突的后部纤维，两者都与髂腰肌融为一体，止于股骨小转子。对髋关节具有屈曲、外旋作用。一侧腰大肌收缩时会产生同侧腰椎侧屈，两侧收缩时引起腰椎伸展（前凸）。前部纤维主要在髋关节屈曲、

图 13　**腰方肌**

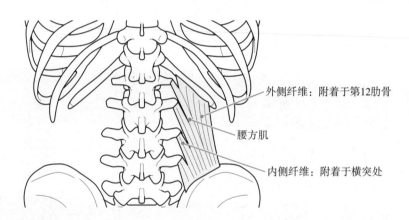

外侧纤维：附着于第12肋骨

腰方肌

内侧纤维：附着于横突处

图 14　**腰大肌**

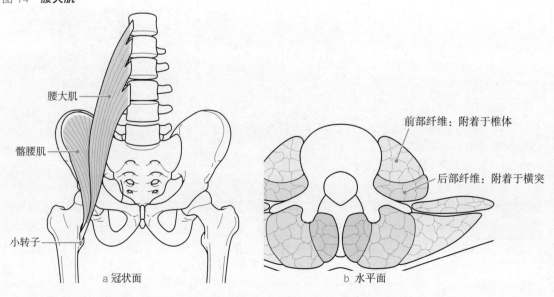

腰大肌

髂腰肌

小转子

a 冠状面

前部纤维：附着于椎体

后部纤维：附着于横突

b 水平面

腰椎屈曲和侧屈时发挥重要作用，特别是在髋关节做深屈曲位的髋关节屈曲运动时，其活动量增加（图 15）[30]。另外，有报告指出，当腰椎处于前屈位时，后部纤维会参与控制腰椎伸展、侧屈运动，并影响腰椎的稳定性[31]。

SLR:
straight leg raising,
直腿抬高

图 15　主动 SLR 时的躯干和下肢肌肉活动（n=9，2-way ANOVA，*p<0.05）

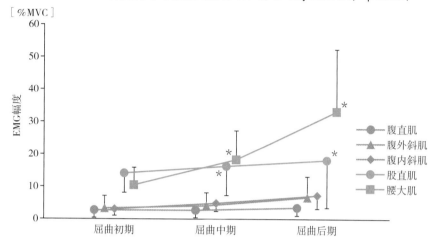

腰大肌从屈曲初期到后期活动量逐渐增大，股直肌从初期到后期活动量缓慢增加。

小贴士　关节对线变化引起的作用差异

　　腰大肌和腰方肌直接附着在腰椎上，但由于远离脊柱的肌纤维横跨多个节段，因此可以认为它们兼具局部肌和整体肌两者的作用。由于跨多节段，腰椎前凸时会产生加强前凸的腰椎伸展运动，向后凸时会增强腰椎屈曲的运动。这与胸锁乳突肌根据头部位置的不同，既起到颈椎屈曲肌的作用，也起到伸展肌的作用相同。由于整体肌作用会随着关节对线的变化而改变，这时关节附近的局部肌的作用尤为重要。

参考文献

[1]　White AA, Panjabi MM : Clinical biomechanics of the spine, 2nd ed, Lippincott, p98-107, 1990.

[2]　長谷部清貴, ほか : spino-pelvic rhythm の基本と応用. 臨床スポーツ医学, 30(8) : 715-719, 2013.

[3]　Ochia RS, et al : Three-dimensional in vivo measurement of lumbar spine segmental motion. Spine (Phila Pa 1976), 31(18) : 2073-2078, 2006.

[4]　Fujii R, et al : Kinematics of the lumbar spine in trunk rotation : in vivo three-dimensional analysis using magnetic resonance imaging. Eur Spine J, 16(11) : 1867-1874, 2007.

[5]　Neumann DA : 筋骨格系のキネシオロジー (嶋田智明, ほか監訳), p113-426, 医歯薬出版, 2005.

[6]　Nachemson AL : The Lumbar spine, an orthopedic challenge. Spine, 1 : 59-71, 1976.

[7]　Sairyo K, et al : Spondylolysis fracture angle in children and adolescents on CT indicates the fracture producing force vector-A biomechanical rationale. Internet J Spine Surg, 1(2) : 2005.

[8]　Morishita, et al : Neurogenic intermittent claudication in lumbar spinal canal stenosis : the clinical relationship between the local pressure of the intervertebral foramen and the clinical findings in lumbar spinal canal stenosis. J Spinal Disord Tech, 22(2) : 130-134, 2009.

[9]　Comer CM, et al : Assessment and management of neurogenic claudication associated with lumbar spinal stenosis in a UK primary care musculoskeletal service : a survey of current practice among physiotherapists. BMC Musculoskelet Disord, 10 : 121, 2009.

[10]　Panjabi MM : The stabilizing system of the spine Part 1 : Function, dysfunction, adaption, and enhancement. J Spinal Disord, 5(4) : 383-389, 1992.

[11]　Panjabi MM : The stabilizing system of the spine. Part II. Neutral zone and instability hypothesis. J Spinal Disord, 5(4) : 390-397, 1992.

[12] Gardner-Morse M, et al : Role of the muscles in lumbar spine stability in maximum extension efforts. J Orthop Res, 13(5) : 802-808, 1995.

[13] Bergmark A : Stability of the lumbar spine. A study in mechanical engineering. Acta Orthop Scand Suppl, 230 : 1-54, 1989.

[14] 小形洋悦 : 筋肉痛に対するマニュアルセラピー : 深部筋群治療の理論と実際. 理学療法 18(5) : 485-492, 2001.

[15] Stanton T, et al : The effect of abdominal stabilization contractions on posteroanterior spinal stiffness. Spine(Phila Pa 1976), 33(6) : 694-701, 2008.

[16] Myers TW : Anatomy Trains—Myofascial Meridians for Manual and Movement Therapists : アナトミー・トレイン—徒手運動療法のための筋筋膜経線(松下松雄, 訳), p167-176, 医学書院, 2009.

[17] Brown SH , et al : Transmission of muscularly generated force and stiffness between layers of the rat abdominal wall. Spine(Phila Pa 1976), 34(2) : E70-75, 2009.

[18] Grenier SG , et al : Quantification of lumbar stability by using 2 different abdominal activation strategies. Arch Phys Med Rehabil, 88(1) : 54-62, 2007.

[19] Hodges PW , et al : Contraction of the abdominal muscles associated with movement of the lower limb. Phys Ther, 77(2) : 132-142, 1997.

[20] Hodges PW, et al : Feedforward contraction of transversus abdominis is not influenced by the direction of arm movement. Exp Brain Res, 114(2) : 362-370, 1997.

[21] Hodges PW, et al : Inefficient muscular stabilization of the lumbar spine associated with low back pain. A motor control evaluation of transversus abdominis. Spine(Phila Pa 1976), 21(22) : 2640-2650, 1996.

[22] Crow J, et al : Muscle onset can be improved by therapeutic exercise : a systematic review. Phys Ther Sport 12(4) : 199-209, 2011.

[23] Hodges P, et al : Intervertebral stiffness of the spine is increased by evoked contraction of transversus abdominis and the diaphragm : in vivo porcine studies. Spine (Phila Pa 1976), 28(23) : 2594-2601, 2003.

[24] Barker PJ, et al : Effects of tensioning the lumbar fasciae on segmental stiffness during flexion and extension. Spine(Phila Pa 1976), 31(4) : 397-405, 2006.

[25] Urquhart DM, et al : Differential activity of regions of transversus abdominis during trunk rotation. Eur Spine J, 14(4) : 393-400, 2005.

[26] Wilke HJ, et al : Stability increase of the lumbar spine with different muscle groups. A biomechanical in vitro study. Spine(Phila Pa 1976), 20(2) : 192-198, 1995.

[27] Takaki S, et al : Analysis of muscle activity during active pelvic tilting in sagittal plane. Phys Ther Res, 19(1) : 50-57, 2016.

[28] Park RJ, et al : Changes in regional activity of the psoas major and quadratus lumborum with voluntary trunk and hip tasks and different spinal curvatures in sitting. J Orthop Sports Phys Ther, 43(2) : 74-82, 2013.

[29] Goel VK, et al : A combined finite element and optimization investigation of lumbar spine mechanics with and without muscles. Spine(Phila Pa 1976), 18(11) : 1531-1541, 1993.

[30] 大久保 雄 : 大腰筋の運動中の機能について—筋電図研究より. Sportsmedicine 27(3) : 6-11, 2015.

[31] Bogduk N, et al : Anatomy and biomechanics of psoas major. Clin Biomech(Bristol, Avon), 7(2) : 109-119, 1992.

第2篇

了解病情

第1章　了解颈椎病情

摘要

■ 引起颈部疼痛、肩周炎的常见疾病有颈椎椎间关节病变、椎间盘病变、肌筋膜性病变等，这些症状相互交织在一起会使病情变得更复杂。

引言

产生颈部疼痛和肩痛的原发病灶很多，包括颈椎椎间关节、椎间盘、颈部神经根、肌筋膜等。与腰痛类似，尽管颈肩部疼痛很常见，但其病理生理机制的研究却没有进展，希望今后能对其进行更明确的解释。

本章不讨论需要外科治疗的颈椎损伤、椎间盘突出症、脊髓型颈椎病症等，而是介绍需要物理治疗的颈椎扭伤、颈椎关节突关节病、退行性颈椎病、肌筋膜病变引起的颈部疼痛，并解释其原发病灶和发病机制。

颈椎扭伤

在头颈部受到外力作用后，如果颈椎没有发生骨折或脱臼等器质性损伤，而是仅出现颈部疼痛，在临床上可以诊断为颈椎扭伤。其原发病灶可以包括椎间关节、椎间盘、肌肉、神经根、棘间韧带等，这些组织的损伤和微损伤会导致疼痛。根据外力作用方式的不同，损伤机制也有所不同，可分为作用于躯干的冲击导致头部惯性力引起的损伤，以及直接作用于头颈部的外力导致的损伤两种情况。

头部惯性力引起的颈椎扭伤大多是由于交通事故，特别是汽车被追尾事故引起的，躯干部从后方受到冲击力，头部的惯性力成为牵伸颈椎的负荷。在体育运动中，例如橄榄球选手被擒抱阻止，躯干被向前或侧向推压时，头部惯性力会造成颈部伤害。

随着汽车工程学、冲击生物力学的进步，交通事故引起颈椎扭伤的发病机理已逐渐明确，根据这些结果，当一个人在坐位时从后方受到冲击力，躯干被向前推，在头部惯性力的作用下，颈椎从下位颈椎开始被牵伸，牵伸作用逐渐向上位椎体间传递。因此，在冲击后100ms左右，下位颈椎呈伸展位、上位颈椎呈屈曲位的二相性曲线（图1，2）。生理状态的颈椎动作是从上位颈椎开始伸展动作，逐渐地传递到下位颈椎（图3）。

图1　为阐明惯性力引起的颈椎扭伤的受伤机制的志愿者研究

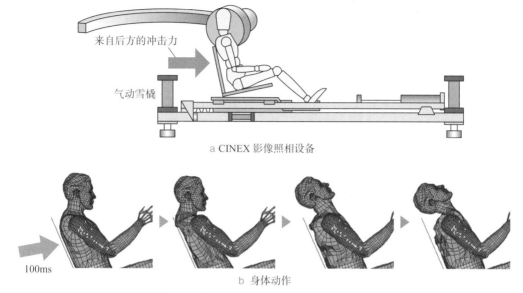

来自后方的冲击力

气动雪橇

a CINEX 影像照相设备

100ms

b　身体动作

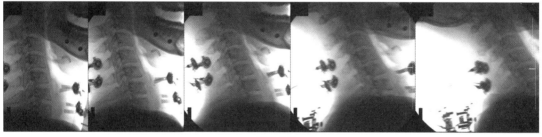

c　颈椎动作

用气动雪橇从后面对座椅施加模拟车辆追尾事故的冲击，用影像设备记录当时的颈椎动作。

图2　被追尾时的颈椎动作

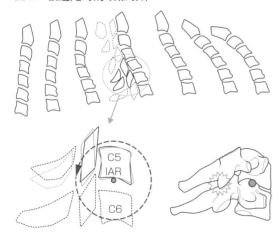

由于躯干被向前推出，从下位颈椎开始的伸展动作。此时，出现了下位颈椎呈伸展位、上位颈椎呈屈曲位的二相性曲线。

（引自参考文献 2）

图3　生理状态下的颈椎动作

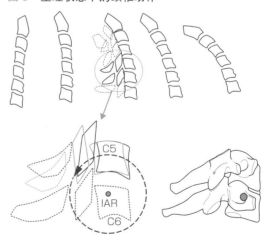

头部动作是从上位颈椎开始的伸展动作。

（引自参考文献 2）

脊椎节段性运动包括平移运动和旋转运动，根据这两种运动方式的比率来评定运动的质量。颈椎节段越高，关节突关节的关节面越接近水平，而下位颈椎则可以呈现更大的角度（图4）。在生理性颈椎运动中，由于上位颈椎优先运动，上位颈椎呈现出平移运动较大的动作，下位颈椎呈现旋转运动较大的动作。瞬时旋转轴（IAR）是表示平移运动和旋转运动的分布指标[1]。也就是说，以平移运动为主时，IAR位于较远的位置，以旋转运动为主时，IAR位于近处。

使用IAR分析被冲击时C5/6颈椎节段的运动，当存在二相性曲线时，与生理性动作时的IAR相比，冲击时明显向上位移[2,3]（图2，3）。由此可以推测，被追尾时的颈椎动作与生理性动作相比，会产生旋转运动较大的分节段动作，此时关节突关节会妨碍平移运动，产生关节突关节撞击（facet impingement），这种非生理性的关节突关节运动在尸体实验中也得到了证实[4,5]（图5）。

IAR:
instantaneous axis of ro-tation，瞬时旋转轴

图4　不同节段的颈椎运动

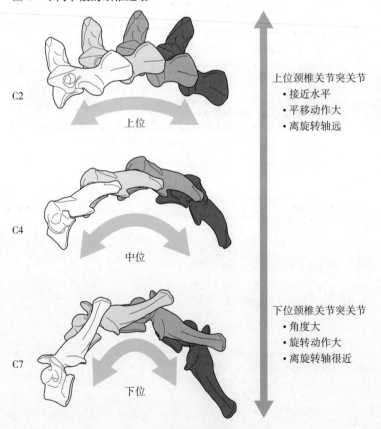

C2　上位

上位颈椎关节突关节
· 接近水平
· 平移动作大
· 离旋转轴远

C4　中位

C7　下位

下位颈椎关节突关节
· 角度大
· 旋转动作大
· 离旋转轴很近

越是下位颈椎，旋转动作越大，离旋转轴位置越近。

（引用自文献13）

图 5　尸体实验中被追尾冲击时的颈椎关节突关节运动的分析结果

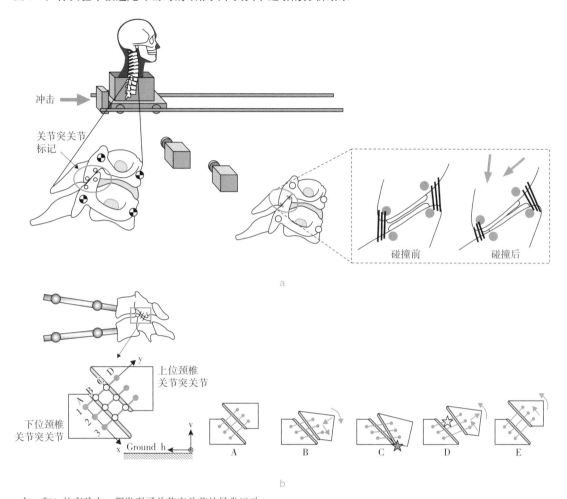

碰撞前　　碰撞后

a

上位颈椎
关节突关节

下位颈椎
关节突关节

Ground h

A　　　B　　　C　　　D　　　E

b

在 a 和 b 的实验中，都发现了关节突关节的异常运动。

（引用自文献 4，5）

第2篇

了解病情

　　脊柱是由椎间盘连接的不稳定结构，其运动由关节突关节调节，因此，突然的冲击会迫使产生非生理性动作，从而对关节突关节产生负荷。因此，不仅上述来自躯干后方的冲击，来自侧方的冲击也会对被冲击侧的关节突关节产生负荷。各种研究表明，关节突关节中存在着丰富的伤害感受器[6, 7]。由于这些非生理行为，关节周围组织受到损伤，从而产生疼痛。

　　椎间关节所承受的负荷会导致组织损伤，由炎症介质介导的机制进行组织修复，但在日常生活中，随着颈椎活动负荷持续增加，炎症就会迁延，颈部疼痛就会长期存在。

　　关节突关节产生的牵涉痛扩散到肩胛骨周围，导致斜方肌上部、肩胛骨内侧也会产生疼痛。给健康志愿者的颈椎关节突关节注入高渗盐水，并对疼痛诱发部位进行研究发现[8]，各关节突关节产生的疼痛可扩散至图 6 所示的部位。

图 6　来自颈椎关节突关节的疼痛分布

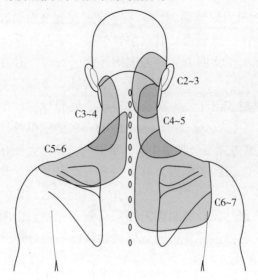

C2~3

C3~4

C4~5

C5~6

C6~7

（引用自文献 8）

据研究报告显示，腰椎的关节突关节发生的炎症会刺激神经根，诱发下肢疼痛[9]，同样的机制也发生在颈椎，颈椎关节突关节的炎症也会引起上肢的放射痛和手指的麻木感。另外，也有报告称，给大鼠的颈椎关节突关节施加物理负荷，也可使其出现实验性关节突关节障碍，导致前肢产生异常知觉（allodynia）[10, 11]。因此，对于出现上肢神经症状但通过仔细检查未发现神经组织压迫的患者，也有必要考虑是否是由于这样的机制而产生的症状。

此外，有报告指出颈椎关节突关节受颈部交感神经干的神经支配[12]，椎间关节的炎症可引起交感神经的刺激症状，头痛、畏光、头晕和耳鸣等自主神经症状的产生可能与此有关。

颈椎关节突关节紊乱

颈椎关节突关节紊乱不仅会因颈椎扭伤引起，日常生活中反复的负荷，如在某些工作中反复的颈椎伸展旋转动作也会导致其发生。另外，由于睡觉时的不正确姿势而导致的关节突关节紊乱被认为是"落枕"。在橄榄球等接触性运动中，从头部施加负荷的冲撞动作也会产生关节突关节紊乱。图 7 显示的是出现颈部疼痛的橄榄球选手的颈椎影像。一般认为，在擒抱阻挡动作中右头部受到冲击时，颈椎向左侧屈，对左 C4/5 关节突关节施加负荷，从而形成骨赘。另外，在单纯 X 线片中，C4/5 关节突呈现局部后凸变形，推测其发病机制为功能性后凸，以避免该部位的椎间盘退变而引起椎间隙狭窄并降低关节突关节的负荷。

图 8 显示的是由于头球动作而引发颈部疼痛的足球运动员的颈椎 X 线片的侧位图。该运动员受伤前 3 个月也因为颈部疼痛做了 X 线检查，两者对比后发现，受伤后引起了明显的对线改变。很可能是由于头球

图 7　大学橄榄球运动员颈椎图像

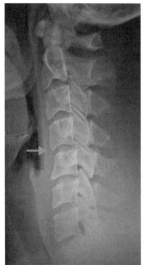

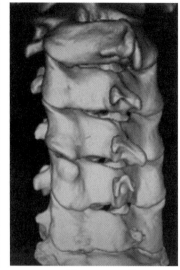

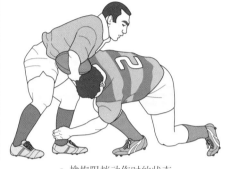

a 颈椎 X 线平片　　　　　　　　b 颈椎 3D-CT 图像　　　　　　　c 擒抱阻挡动作时的状态

C4/5 椎体间呈局部后凸，左 C4/5 关节突关节发现骨赘形成。该运动员多从右头部开始擒抱阻挡，可以推测，由于反复进行该动作，对同一关节突关节施加负荷，从而产生了退行性变化。

图 8　女足运动员颈椎单纯 X 线片

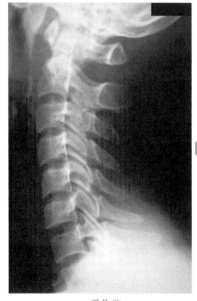

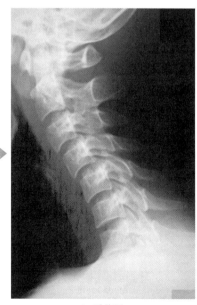

以不合理的姿势进行头球后不久，颈部出现疼痛，呈现明显的伸展受限，侧位影像与偶然拍摄的受伤前的颈椎相比，呈现明显的对线异常。我们认为，这种对线异常的原因是由于颈椎关节突关节等的炎症引起的功能性问题。

a 受伤前　　　　　　　　　　　　　　b 受伤后

运动引起了颈椎关节突关节、肌筋膜的损伤，机体为了避免损伤部位的疼痛而产生的功能性对线异常。因此，在评定脊柱对线时，不仅要考虑结构因素，还要考虑功能方面的因素。

退行性颈椎病

由于持续对关节突关节施加负荷，关节软骨消失，关节周围骨赘增生，进而发生了退行性变化。另外，伴随椎间盘的退变，椎间盘周围的骨赘增生，X线影像可见退行性变化明显，并表现出某种症状，则可以诊断为退行性颈椎病。退行性颈椎病引起的病理变化虽然不明确，但推测是由退行关节病变和椎间盘病变引起的。

肌肉、筋膜来源的颈部疼痛（图9）

由于某种原因，颈部、肩胛带的肌肉持续受到局部的负荷，肌筋膜发生微小的损伤，引起炎症，进而引发颈部疼痛和肩部疼痛。发生炎症的结果是，组织间发生粘连和滑动障碍，肌筋膜的力传递功能降低，局部动作降低或增加，从而产生肌肉萎缩和纤维化，进而诱发进一步的炎症，形成恶性循环。此外，疼痛持续存在会导致中枢敏感化，进而引发不活动，从而形成一个恶性循环，导致身体功能进一步下降。由于这样的发病机制而产生的症状被称为肌筋膜疼痛综合征（MPS），发生粘连或滑动障碍的部位会出现肿块或硬结。本综合征的发病诱因还包括由于颈椎关节突关节和椎间盘疼痛而导致的不活动。为了打破这种恶性循环，可以采用阶段性和个体化的运动疗法，以及防止不活动的认知行为疗法。

MPS:
myofascial pain
syndrome，肌筋膜疼痛综合征

颈部疾病的诊断和治疗

如果存在某种神经症状，并怀疑神经受压迫时，应进行MRI等影像学检查，以寻找器质性病变。但是，在很多主诉颈部疼痛和肩痛的患者中，由于没有发现明显的器质性异常和神经压迫，因此，临床诊

图9　肌筋膜疼痛综合征（MPS）的发病和迁延机制

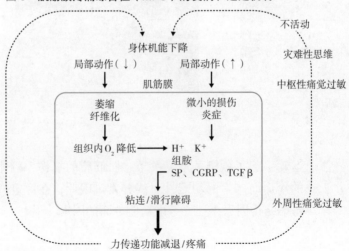

断是根据疼痛诱发和压痛部位来推测的。X 线影像结果包括椎间盘腔隙狭窄、颈椎局部后凸（被称为直颈）的对线异常，但很难明确这些结果是否与目前的症状相关，因此影像结果仅作为辅助诊断方法。

　　骨科治疗方法包括针对症状的口服消炎止痛药，经皮给药（湿敷）和各种物理治疗。对于颈椎关节突关节障碍，有时会采用关节突关节阻滞注射，注射后通过观察症状是否减轻，也具有一定的诊断价值。

结语：对物理治疗师的期望

　　对于没有明确的器质性病理改变的、由功能障碍引起的症状，应推测其发病机制，并对诱因进行处理。对于物理治疗师来说，不能没有计划地进行物理治疗，而是需要找到并实施针对症状原因的根本解决方案。

参考文献

[1] Fuss FK : Sagittal kinematics of the cervical spine-how constant are the motor axes?. Acta Anat（Basel）, 141（1）: 93-96, 1991.
[2] Kaneoka K, et al : Motion analysis of Cervical Vertebrae During Whiplash Loading. Spine, 24(8) : 763-770, 1999.
[3] Amevo B, et al : Abnormal instantaneous axes of rotation in patients with neck pain. Spine, 17（7）: 748-756, 1992.
[4] Stemper BD, et al : The relationship between lower neck shear force and facet joint kinematics during automotive rear impacts. Clin Anat, 24(3) : 319-326, 2011.
[5] Pearson AM, et al : Facet Joint Kinematics and Injury Mechanisms During Simulated Whiplash. Spine, 29（4）: 390-397,2004.
[6] Giles LG, et al : Innervation of lumbar zygapophyseal joint synovial folds, Acta Orthop Scand, 58（1）: 43-46, 1987.
[7] Yamashita T, et al : Mechanosensitive afferent units in the lumbar facet joint. J Bone Joint Surg Am, 72（6）: 865-870, 1990.
[8] Dwyer A, et al : Cervical zygapophyseal joint pain patterns. I: A study in normal volunteers. Spine, 15（6）: 453-457, 1990.
[9] Tachihara H, et al : Does facet joint inflammation induce radiculopathy? : an investigation using a rat model of lumbar facet joint inflammation. Spine, 32(4) : 406-412, 2007.
[10] Lee KE, et al : In vivo cervical facet capsule distraction : mechanical implications for whiplash and neck pain, Stapp Car Crash J. 48 : 373-393, 2004.
[11] Lee KE, et al : A novel rodent neck pain model of facet-mediated behavioral hypersensitivity : implications for persistent pain and whiplash injury. J Neurosci Methods, 137(2) : 151-159,2004.
[12] Ohtori S, et al : Sensory Innervation of the Cervical Facet Joints in Rats. Spine, 26(2) : 147-150, 2001.
[13] White AA, et al : Clinical biomechanics of the spine, 2nd ed, Lippincott Williams & Wilkins（Philadelphia）, 1990.

第2章 了解腰椎病情

摘要

- 椎间盘性腰痛的诊断，需要收集病史、体格检查结果、影像检查结果以及诊断性阻滞的评定等各种的信息，并进行综合判断。
- 腰椎间盘突出症的治疗以局部制动和服用消炎镇痛药为主，但出现马尾障碍的情况除外，而需要早期手术治疗。对于保守治疗无效的神经根障碍，如果对脊髓水平的诊断与症状、检查结果一致，则考虑手术治疗。
- 对于关节突关节性腰痛的确诊，必须通过诊断性阻滞的疼痛改善程度来确认。在了解诊断性阻滞局限性的基础上，有必要结合病史、体格检查结果、影像检查结果进行综合判断。
- 对于腰椎椎管狭窄症，一般建议对伴有膀胱直肠功能障碍的马尾障碍和伴有重度神经缺失体征的病例积极进行手术治疗。对于给日常生活带来影响的间歇性跛行，且通过保守治疗无法改善症状，如果本人、家属希望手术，也可以进行手术治疗。

椎间盘性腰痛

病理

椎间盘性腰痛是指由于椎间盘的纤维环、髓核或椎体终板的神经末梢受到刺激而产生的腰痛[1]。椎间盘受窦椎神经和交感神经干两者的支配，神经纤维和感觉感受器分布在纤维环外侧 1/3、前纵韧带以及后纵韧带（图 1）[2]。正常状态下，髓核中不存在神经纤维，但在退行性改变的过程中，感觉神经的游离神经末梢可侵入退行性改变的髓核[3]。在退行性椎间盘内，会产生各种各样的细胞因子，这些细胞因子刺激游离神经末梢，从而引起疼痛[4]。另外，如果椎间盘退行性改变恶化，炎症也会波及相邻的椎体终板。有报告指出，椎体终板软骨中存在含有疼痛传递肽的感觉神经[5]，由于此神经受到刺激会增加疼痛的感觉。

图 1 **椎间盘周围的解剖**

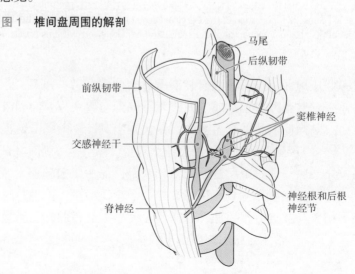

椎间盘从青年期就已经开始出现断裂、退行性变性等的病理变化[6]，有报道认为腰痛与椎间盘退行性改变无关，但也有报告认为急性腰痛和椎间盘损伤有关联[7]。一般认为，在急性腰痛患者中，存在一定比例的椎间盘性腰痛。急性腰痛发病后，若病程从亚急性发展为慢性，在影像上发现椎间盘退行性改变时，则在临床实践中多作为"椎间盘性腰痛"来处理。

➤ 诊断标准

● 体格检查

椎间盘性腰痛一般在腰椎屈曲时和坐位时会出现并增强。这是以生物力学研究为根据的[8]，即腰椎处于屈曲位和坐位时椎间盘内压会上升。但是，也有患者主诉在腰椎伸展和立位时出现腰痛的情况[9]。在腰椎屈曲诱发腰痛时，与肌肉和筋膜性腰痛的鉴别是很重要的。主要鉴别点包括：棘突压迫诱发的腰痛、肌肉牵伸时疼痛和肌肉附着部位的压痛、徒手干预肌筋膜后疼痛缓解等，但是关于诊断准确度，缺乏明确的证据。

● 影像学诊断

HIZ:
high intensity zone,
高信号区域

在单纯 X 线影像中，可见椎间高度降低。另外，通过腰椎的功能位影像（前屈和后伸位），确认有无椎体间的不稳定性。特别是前屈位时，椎间盘前方塌陷，椎间后方扩张，提示存在椎间盘功能障碍[10]。在 MRI 中，应关注纤维环产生的 HIZ 和腰椎终板产生的 Modic 改变（图 2）。HIZ 是 T2 加权影像中发现的腰椎间盘后纤维环高信号区[11, 12]，反映了纤维环的损伤和继发的炎症。Modic 改变是椎体终板以及软骨下骨的信号变化，分为 3 种类型[13]：1 型 Modic 改变在 T1 加权影像中表现为低信号，

图 2　值得注意的 MRI 影像结果

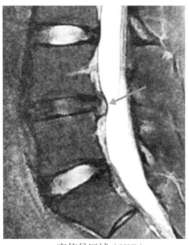
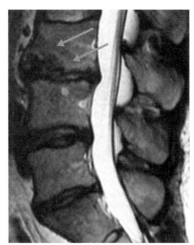

a　高信号区域（HIZ）　　　　　　b　1 型 Modic 改变

RCT:
randomized contro-
lled trial，随机对照试
验

在 T2 加权影像中表现为高信号，反映了骨髓水肿、炎症、血管生成。2 型 Modic 改变在 T1、T2 加权影像均呈现高信号，反映了骨髓的脂肪退行性改变。3 型 Modic 改变在 T1、T2 加权影像均显示低信号，反映了软骨下骨的骨硬化。一般认为，与腰痛密切相关的是 1 型，由椎体终板的炎症和微损伤引起。值得注意的是，在化脓性脊柱炎、椎间盘炎的初期，也会呈现出与 1 型相同的影像检查结果。有双盲 RCT 研究报告显示，1 型 Modic 改变慢性腰痛患者服用 100 天的抗菌药物后，腰痛得到了改善[14]，因此，应将其与感染性疾病相鉴别。

另外，众所周知，有些患者的椎间盘退变并无症状。也有报告显示，在没有腰痛的健康者中，约有三成通过 MRI 确认了椎间盘退变[15]。根据对腰椎间盘 MRI 检查结果和腰痛的关系进行研究的最新 Meta 分析结果发现，椎间盘膨出、椎间盘脱出、1 型 Modic 改变、椎间盘突出及椎间盘退变明显与腰痛相关，但未发现 HIZ 和纤维环损伤与腰痛相关（表 1）[16]。综上所述，MRI 的影像检查结果只能作为辅助诊断，对于椎间盘性腰痛的诊断，重要的是收集病史、体格检查结果、影像检查结果以及诊断性阻滞评定等各种信息，并进行综合判断。

● 椎间盘造影和阻滞

椎间盘性腰痛诊断的金标准是椎间盘造影检查[17]，在诊断时注射造影剂，观察腰痛是否与平时腰痛的性质、部位类似（再现疼痛）。近年来，有研究结果指出，向椎间盘内注入局部麻醉药（椎间盘阻滞），其缓解疼痛的效果也可用于诊断[18]。患者取俯卧位，在 X 线透视下，将阻滞针穿刺到椎间盘内。椎间盘造影后，注入 0.75～1.0 mL 1% 利多卡因或 0.25% 布比卡因进行阻滞，确认疼痛是否缓解。

表1　腰椎间盘的MRI检查结果与腰痛的关联

MRI 观察结果	优势比（95% CI）	无症状成人的比率	腰痛患者的比率	P 值
纤维环损伤	1.79（0.97～3.31）	11.3%（9.0%～14.2%）	20.1%（17.7%～22.8%）	0.06
HIZ	2.10（0.73～6.02）	9.5%（6.7%～13.4%）	10.4%（8.0%～13.4%）	0.17
椎间盘退变	2.24（1.21～4.15）	34.4%（31.5%～37.5%）	57.4%（54.8%～59.8%）	0.01*
椎间盘膨出（bulging）	7.54（1.28～44.56）	5.9%（3.8%～8.9%）	43.2%（38.2%～48.2%）	0.03*
椎间盘突出（protrusion）	2.65（1.52～4.62）	19.1%（16.5%～22.3%）	42.2%（39.3%～45.1%）	0.00*
椎间盘脱出（extrusion）	4.38（1.98～9.68）	1.8%（0.1%～3.7%）	7.1%（5.4%～9.4%）	< 0.01*
1 型 Modic 改变	4.01（1.10～14.55）	3.2%（0.7%～9.4%）	6.7%（4.2%～10.4%）	0.04*

MRI 检查结果中，腰椎的"椎间盘退变"的优势比为 2.24 倍，腰痛的患病比例显著增高。另一方面，在无症状的成人中，发现"椎间盘退变"的比率也高达 34.4%。

（引自文献 16）

➤ 治疗方法

● 药物治疗

　　椎间盘性腰痛没有特殊的治疗药物，通常是非甾体抗炎药（NSAIDs）、对乙酰氨基酚等[19]。在针对慢性腰痛的药物治疗中，不仅可以使用NSAIDs 等止痛药，还可以使用抗抑郁药、麻醉性止痛药等多种药物，但需要注意长期用药带来的副作用。

NSAIDs:
non-steroidal
antiinflammatory
drugs，非甾体抗炎药

● 椎间盘阻滞

　　椎间盘阻滞不仅对椎间盘性腰痛的诊断有效，而且作为保守治疗也是有效的，可联合使用类固醇等抗炎药。近年来，有报告指出，注入抗细胞因子药物可以减轻椎间盘性腰痛，这是今后值得期待的治疗方法之一[20, 21]。但是，这种侵入性治疗有感染的风险，因此，在向椎间盘注射药物时，需要格外的注意[17]。此外，有研究结果显示，L2 神经根阻滞对椎间盘性腰痛也有治疗效果[23]。

● 经皮椎间盘射频热凝治疗

　　经皮椎间盘内射频热凝固治疗是在椎间盘内插入导管，通过向椎间盘内施加热量使侵入椎间盘内的神经发生退行性改变，并通过胶原纤维的收缩使椎间盘稳定的治疗方法，但关于其效果还有很多不明确的因素[22]。

● 手术治疗

　　椎间盘性腰痛的疼痛源是退变的椎间盘，因此从理论上推断，通过固定该区域的脊柱融合术可使腰痛消失[17]。但是，实际上选择脊椎融合固定术的情况很少。一项欧洲对椎间盘性腰痛患者进行手术治疗的系统性综述研究发现，脊柱融合术与经过精心康复的非手术组相比，并没有明显的优势[24]。

腰椎间盘突出症

➤ 病理

　　腰椎间盘突出症是指构成椎间盘的髓核或纤维环内层穿破包裹它的纤维环，从本来的位置向周围突出的状态。广义的椎间盘突出还包括向前突出和向椎体内突出。临床上常见的是与神经组织相接的向后突出。它最初被认为是软骨瘤（chondroma）的一种，但 Mixter 和 Barr 确立了椎间盘突出引起坐骨神经痛的概念[25]。本疾病患者多为男性（男女比例为 2 ～ 3 ∶ 1），好发年龄男女均为 20 ～ 40 岁。按节段区分，最常见于 L4/5 椎体间，其次是 L5/S1 椎体间较多。年轻人多为 L5/S1 椎间，40 岁以上多为 L4/5 椎间。从 L4 开始向上的节段突出发生率有随年龄增加的趋势。

在儿童期髓核的含水量为 88%，老年期为 66%，而在退行性椎间盘中，含水量会减少。如果再加上反复的扭转负荷，纤维环就会形成放射状裂缝，从而导致椎间盘突出[26]。纤维环放射状裂缝和突出症多发生在后外侧。纤维环的后外侧部分是胚胎期营养血管长入纤维环的部位，因此认为其组织比其他部分的组织粗糙且脆弱。

通过 MRI 检查发现，在没有腰痛的健康者中，约有三成被确诊为椎间盘突出症，因此，对于腰骶部神经根障碍的发生，仅靠对神经根的机械性压迫因素，并不能完全说明其发生机制。实验研究表明，椎间盘组织本身所具有的炎症细胞因子，或椎间盘组织暴露于硬膜外隙所产生的炎症反应，即化学因素，会引起神经的功能和器质性改变[27]。现在，许多人认为，机械压迫因素和化学因素不同程度地参与了椎间盘突出症的神经症状的发生。

➤ 诊断标准

腰椎间盘突出症的诊断虽然没有统一的标准，但是日本骨科学会的"腰椎间盘突出症诊疗指南"中，提出腰椎间盘突出症的诊断标准如表 2 所示[28]。

● 自觉症状

包括腰痛、下肢痛和下肢麻木。腰痛并不一定在所有椎间盘突出症病例中都能发现。下肢疼痛和麻木多发生在与椎间盘突出症所影响的神经支配区域一致的部位。另外，在该部位发现有不同程度的神经支配缺失症状。

● 体格检查

腰椎前屈时通常会加剧症状。此外，神经根刺激症状也比较明显。首先，在仰卧位进行单侧下肢伸展上抬的直腿抬高试验（SLR 试验）为阳性时，怀疑为 L4/5 或 L5/S1 椎间盘突出（图 3）。由于下肢的伸

SLR:
straight leg raising,
直腿抬高

表2　腰椎间盘突出症诊疗指南制定委员会倡导的诊断标准

1. 存在腰、下肢疼痛（主要是单侧或单侧占优势）
2. 休息时也有症状
3. SLR 试验 70° 以下出现阳性反应（但是对老年人不是绝对条件）
4. MRI 等影像检查可见椎间盘突出，未合并椎管狭窄的检查结果
5. 症状和影像检查结果一致

展和抬高，使坐骨神经紧张，疼痛扩散到坐骨神经支配的区域。但是，在老年人中，即使存在神经根压迫，SLR 试验的阳性率也很低。多数患者在伸展抬高侧下肢时主诉放射痛，但在上抬对侧下肢时患者也主诉患侧下肢放射痛时，对侧体征（contralateral sign）呈阳性，作为神经根症状的灵敏度低，但特异度高。在通过俯卧位向上抬起小腿来伸展髋关节的股神经牵拉试验（FNS 试验）为阳性的情况下，怀疑为 L3/4 或其上方的椎间盘突出（图 4）。

此外，受椎间盘突出症影响的神经支配区的感觉、运动和深反射也可能出现异常（表 3）。通过对下肢进行详细的神经学检查，可以推断出受累的神经根。在中心性突出较大的情况下，偶尔会出现双下肢、会阴部的异常感觉和膀胱直肠障碍等马尾障碍，这是早期手术的适应证，所以不能忽视。

FNS:
femoral nerve stretch，股神经牵拉

图 3　下肢直腿抬高试验（SLR test）

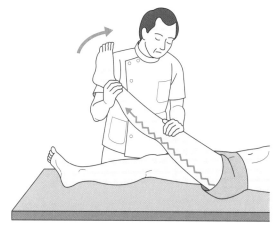

图 4　股神经牵拉试验（FNS test）

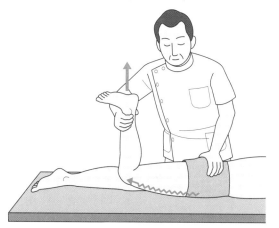

表 3　损伤神经根的推断（损伤节段诊断）

	L4 神经根	L5 神经根	S1 神经根
感觉区域			
肌肉力量下降	股四头肌	胫前肌、蹈长伸肌	腓肠肌、蹈长屈肌
深反射	髌腱反射↓	—	跟腱反射↓

● 影像学诊断

因为 X 线影像检查结果往往没有特异性，所以无特征性表现。MRI 被作为确诊的第一选择。一般情况下，MRI 的 T1 加权影像可以捕捉椎间盘突出的形态，T2 加权影像可以看出椎间盘退变的程度。因无症状性椎间盘突出症患者较多见，即使 MRI 显示椎间盘突出症，也需要确认临床症状和神经学检查结果与 MRI 显示的突出水平是否一致。

➤ 治疗方法

局部制动和服用消炎镇痛药是基本的治疗方法。马尾障碍是早期手术治疗的适应证。对于保守治疗无效的神经根障碍，如果症状和检查结果与诊断一致，则考虑手术治疗。

● 休息

支持卧床休息作为椎间盘突出症的急性期治疗方法的证据较少[29]。Vroomen 等人指出，14 天的卧床休息和在精心管理下小心谨慎的正常活动相比，结果没有差别[30]。在这样的背景下，与其让患者休息，不如指导患者在自己能够活动的范围内逐渐恢复日常生活。

● 药物治疗

一般选择 NSAIDs、对乙酰氨基酚及肌肉松弛药等[28]。基于对神经病理性疼痛机制的研究结果，普瑞巴林、5- 羟色胺、去甲肾上腺素再摄取抑制剂等的使用也在增加。

● 神经阻滞

腰椎硬膜外注射类固醇是保守治疗方法之一。许多研究表明，在治疗初期可有效改善疼痛，但是在长期的功能恢复方面没有发现显著性差异[28, 31]。神经根阻滞可用于确定病变神经根，即对损伤节段做出诊断，并也可作为诊断性治疗。

● 手术治疗

如果出现马尾障碍和明显的运动麻痹的情况，是绝对的手术适应证，否则一般在 6 ～ 12 周保守治疗无效的情况下才考虑手术治疗。在过去的很多报告中，手术治疗在术后 1 ～ 2 年时的效果明显优于保守治疗，但在随后的随访观察中，没有发现显著性差异[28, 32]。近年来，大多数手术是在显微镜下或者内窥镜下进行的，通过切除突出的椎间盘，进行可靠的减压和释放神经根的压力是手术的根本原则，一般认为效果基本相同[28, 33]。

另外，激光经皮椎间盘汽化减压术也可以用于非脱出性椎间盘突出症治疗，有效率在 70% 左右，但需要了解这种手术存在脊柱炎，终板、神经根、骨坏死等严重并发症的风险 [34,35]。

马尾障碍病例注意事项

呈现双下肢、会阴部的异常知觉和膀胱直肠功能障碍等马尾障碍的病例，是早期神经解压的适应证。特别是在伴有膀胱直肠功能障碍的情况下，最好在 48 小时内进行手术。

关节突关节性腰痛

➤ 病理

关节突关节性腰痛为关节突关节的结构（骨、关节囊纤维、滑膜、透明软骨）以及功能变化引起的疼痛 [36]。在关节突关节及其周围组织中分布着丰富的痛觉感受器，特别是在关节囊的内尾侧部和边缘部，以及关节突的肌肉附着处 [37]。由于关节突关节本身存在痛觉感受器，可能会因力学应力而成为疼痛的发生源。另一方面，支配关节突关节的腰神经后支内侧支，除关节突关节外，还支配棘间肌和多裂肌，关节突关节产生的痛觉刺激，有可能引起同肌群的反射性痉挛、肌肉紧张 [38]。因此，关节突关节性腰痛可能与肌筋膜性腰痛密切相关。另外，有研究指出，如果关节突关节发生炎症，炎症就会波及到腹侧的神经根，有可能引起神经病理性疼痛 [39]。也就是说，关节突关节发生的炎症不仅会引起腰痛，还可能引起下肢痛。因此，将关节突关节性腰痛视为一种源于周围组织的疼痛机制的病症，而不是将其视为一种由关节突关节本身引起的独立疾病，这在临床上更具有实际意义。

关节突关节的功能是控制椎体间的运动和轴向负荷传递。关节突关节传递约 16% 的轴向负荷，剩下的约 84% 由椎体及椎间盘承担 [40]。腰椎关节突关节的关节面比胸椎更接近矢状面，因此相对有利于屈曲伸展运动，但旋转运动会受限 [41]。生物力学研究表明，腰椎在做伸展和旋转复合运动时关节突关节周围的应力增大，特别是在与旋转方向相反侧的关节突关节上应力集中 [42,43]。此外，腰椎伸展与旋转运动相比，旋转运动对关节突关节的接触应力更大，如果加上骶骨的侧屈，应力就会加剧 [44]。由此显示，在伴随腰椎旋转的动作中，骶骨的侧向倾斜可能会增加关节突关节的负荷。因此，在评估关节突关节性腰痛患者时，不仅要注意腰部，还需要注意动作和骨盆周围肌群的影响等，包括骶骨、骨盆在内的相邻关节的对线情况。

➤ 诊断标准

● 体格检查

关节突关节性腰痛的常见临床表现包括：关节突关节处压痛，关节附近多裂肌硬结，腰椎伸展或旋转诱发一侧或双侧疼痛，以及不存在神经缺失症状等。但是，根据近年的系统性综述发现，在关节突关节性腰痛的诊断中，具有足够特异性的体格检查结果和病史的情况很少 [45]。

Jackson 等人的大规模诊断研究结果表明，在没有神经缺失症状的腰痛患者中，关节突关节阻滞有效的患者特征是：老年人、有腰痛的既往病史、站立位时躯干从屈曲到最大伸展时出现疼痛、下肢疼痛和肌肉痉挛，以及做 Valsalva 动作并不会增强疼痛的感觉 [46]。另外，日本田口等人进行的研究发现，对于单侧性腰痛，患者自身能够指出腰痛最剧烈的部位，这是关节突关节性腰痛患者的特征，除此之外的临床上的特征还不能被确定 [47]。关节突关节性腰痛诊断中经常使用的 Kemp 手法（通过伸展和侧屈腰椎来诱发症状），此手法也可用于排除诊断，但是，特异性较低（即使通过 Kemp 手法诱发腰痛，也不能确诊为关节突关节性腰痛）[48]。

综合上述关节突关节性腰痛诊断准确率的研究结果，作者制定了如表 4 所示的诊断标准。如果怀疑是关节突关节性腰痛，我们认为应该进行疼痛分析，包括影像学和诊断性阻滞。

● 影像学诊断

根据病史和体格检查结果，当怀疑存在关节突关节性腰痛时，应进行 CT 和 MRI 检查，确认关节突关节的退行性变化。MRI 有时会发现关节内有水肿。也有报告指出，这些关节突关节的退行性变化与疼痛并没有关联，影像检查结果只能作为辅助诊断 [49]。在投球和投掷（铁饼投掷和铅球投掷）等涉及单向躯干伸展和旋转应力的运动项目中，运动员可能表现出常用手对侧的单侧性腰痛，并可以观察到同侧的关节突关节退行性改变 [49]。在影像学检查（特别有用的是 MRI-STIR）中，需要排除一些鉴别诊断，包括成人腰椎峡部裂（腰椎疲劳性骨折）、骶骨疲劳性骨折以及腰椎间盘外侧突出（特别是 L5/S1）等，这些疾病在腰椎伸展和旋转时都会诱发单侧腰臀痛 [49]。

STIR:
short-tau inversion recovery, 反转恢复时间成像

表4　疑似关节突关节性腰痛体格检查诊断标准

·距棘突中线外侧 1 横指以上的单侧性 / 双侧性腰痛
·伸展和旋转时的疼痛
·关节突关节压痛
·用 Kemp 手法没有诱发腰痛时除外
·距棘突中线一横指以内的腰痛除外

● **诊断程序**

综上所述，在关节突关节性腰痛的诊断中，仅凭体格检查结果和影像结果是不可能确诊的，必须通过关节突关节阻滞或者腰神经后支内侧支阻滞后的疼痛改善才能确诊。如果阻滞后症状消失，可以推断腰痛的原因是关节突关节性的，但是在疼痛没有完全消失，只是减轻的情况下，则根据其程度推测关节突关节性腰痛的受累程度。诊断性阻滞的问题包括存在安慰剂效应和其他组织引起的疼痛也被阻滞的可能性（假阳性），在了解诊断性阻滞的局限性的基础上，有必要结合病史、体格检查结果、影像检查进行综合判断[50]。

> ## 治疗方法

● **关节突关节阻滞**

关节突关节阻滞不仅有诊断意义，还具有治疗效果。阻滞效应可持续数小时，有时可持续一年或更长时间。关节突关节阻滞的部位可从患者用一个手指指出的疼痛部位和触诊压痛部位中选择。患者取俯卧位，通过 X 线透视下的斜位影像确认关节突关节的关节面，使阻滞针到达关节突关节内，注入利多卡因 1.0mL 进行阻滞。运动员在阻滞当天需要完全休息，只在第二天调整训练量进行训练，第二天以后不作限制[50]。

● **手术治疗**

对于关节突关节性腰痛的手术治疗，理论上可以考虑脊椎融合术。但是，由于关节突关节性腰痛常为单发，考虑采用融合术的病例极为罕见。对于慢性关节突关节性腰痛，可考虑采用经皮电灼术。适用范围仅限于腰痛持续 3 个月以上、无神经缺失症状、无既往外伤史以及腰神经后内侧支阻滞暂时有效的病例。然而，最近的系统综述[51]和最新的多中心 RCT 结果[52]对其有效性提出了质疑。

RCT：
随机对照研究

腰椎椎管狭窄

> ## 病理

腰椎椎管狭窄是指在腰椎先天性病变或退行性改变引起的椎间盘、黄韧带、关节突关节等神经周围组织变性和伴随变性的肥厚，导致神经根和马尾受到慢性压迫的状态[53]。由于神经根和马尾的慢性压迫，导致出现下肢疼痛和麻木，或者运动麻痹和感觉障碍等临床症状时称为腰椎椎管狭窄症。

腰椎椎管狭窄的特征性症状是神经性间歇性跛行。间歇性跛行是指安静时无症状，或者有轻微症状，但步行后症状重新出现，或者恶化，进而不能继续步行，但经过短暂的休息就能恢复再次步行的状态。间歇性跛行分为神经性和血管性。神经性间歇性跛行的特点是其与姿势性因素密切相关。"以前屈曲姿势休息时，步行加重的下肢症状会得到迅速改善""以前屈位步行或骑自行车时，不会出现下肢症状"等主诉表明存在姿势性因素，应高度怀疑为腰椎椎管狭窄症的神经性间歇跛行。

➤ 诊断标准

诊断腰椎椎管狭窄最大的问题是没有明确的诊断标准。在影像检查中，即使在椎管内观察到马尾和神经根受压，也不一定会引起神经症状，而且是狭窄的程度和临床症状的严重程度也并不一定相关[54]。因此，仅凭影像检查结果诊断腰椎椎管狭窄是不现实的。在由日本骨科学会和日本脊髓病学会监修制作的《腰椎椎管狭窄症诊疗指导方针》中，将腰椎椎管狭窄症定义为症候群，并提出了如表5所示的诊断标准（草案）[55]。确诊患者为腰椎椎管狭窄症，如诊断标准（草案）所示，需要对患者的自觉症状和体格检查结果进行评定，并确认能够合理解释这些症状的影像检查结果。当诊断为腰椎椎管狭窄时，要评定神经障碍的类型和并发症，以确定进一步的治疗方案。

● 神经障碍类型的评定

腰椎椎管狭窄的神经病变类型可分为：马尾型、神经根型和混合型（表6）。马尾型呈现下肢、臀部以及会阴部的异常感觉、膀胱直肠功能障碍、下肢无力感和性功能不全等自觉症状，而没有疼痛，另外，症状为双侧性。客观检查结果，以多根神经障碍为特征。神经根型自觉症状中患者多主诉下肢疼痛，单侧有症状的病例比双侧有症状的多。客观检查结果以单根神经障碍为特征。混合型是马尾型和神经根型相结合的病症。

神经障碍类型的诊断是通过问诊、神经根阻滞和步行负荷试验进行的[56,57]。特别是对于老年人，仅凭问诊，很难充分评估其自觉症状，

表5　腰椎椎管狭窄的诊断标准（草案）

必须满足以下四项
①臀部至下肢疼痛或麻木
②臀部至下肢的疼痛和麻木会因持续站立或行走而出现或加重，可通过前屈或保持坐位而减轻
③如果单独存在因步行而加重的腰痛，则应排除在外
④MRI 等影像可证实椎管和椎间孔退行性狭窄，并可解释临床表现

表6　神经病变类型的分类

神经病变类型	自觉症状	客观检查
马尾型	下肢、臀部、会阴部异常的感觉	多根性障碍
神经根型	下肢和臀部疼痛	单根性障碍
混合型	马尾型＋神经根型	多根性障碍

检查者与患者一起步行的步行负荷试验特别有用。约有 10% 的患者通过步行负荷试验而改变了神经障碍类型的诊断，在问诊中被诊断为马尾型或神经根型的患者，在步行负荷试验中被诊断为混合型的情况较多 [57]。腰椎椎管狭窄症的自然病程因神经障碍类型的不同而不同，因此其评定可以作为选择治疗方法的参考。也就是说，自然缓解的病例和保守治疗效果显著的病例多为神经根型，而马尾型则没有自然缓解的倾向 [56]。没有接受适当治疗的马尾型患者，在日常生活中经常会使用助步工具（例如使用拐杖或手推车）来防止间歇性跛行的出现。

● 并发症的评定

外周动脉疾病引起的血管性间歇性跛行和糖尿病性外周神经病变等表现出的临床症状与腰椎椎管狭窄症很相似，因此，进行鉴别诊断是很重要的。另外，这些疾病合并腰椎椎管狭窄症的情况也不少见。

ABI:
ankle brachial pressure index，踝肱动脉压力指数

由外周动脉疾病引起的血管性间歇性跛行与姿势无关，具有只要停止步行就能减轻下肢疼痛的特征 [58]。足背动脉和胫后动脉有无搏动、踝肱动脉压力指数（ABI）可作为鉴别参考指标。糖尿病周围神经病变的发病与血糖控制和患病时间密切相关 [59]。在治疗初期，通过控制血糖有望改善症状。

➤ 治疗方法

● 生活指导

腰椎椎管狭窄症的症状是由腰椎伸展（前凸增强）动作引起的，所以采取放松腰椎前凸的姿势可延迟症状出现的时间，减轻症状的程度。具体来说，生活指导包括步行时使用拐杖和手推车，站立时将一只脚放在高度为 10cm 左右的脚凳上，在前臂和肘部支撑的同时进行作业等。

● 药物治疗 [55]

一般来说，通常使用 NSAIDs、肌肉松弛剂和甲钴胺，但缺乏治疗效果的证据。口服前列腺素 E1（利马前列素，alphadex）治疗马尾障碍（腰椎椎管狭窄引起的神经性间歇性跛行和下肢麻木）有短期的疗效。研究报告显示，静脉使用降钙素制剂和前列腺素制剂有一定疗效，但临床上应慎重选择。

● 阻滞治疗

对于腰椎椎管狭窄引起的神经根性疼痛，硬膜外阻滞和神经根阻滞在短期内有效 [55]。但是，没有证据表明其效果是否可以超过不进行任何治疗的自然病程。关于注射类固醇的研究报告很多，但现在仍无明确

证据 [60]。

● 手术治疗

腰椎椎管狭窄症患者可选择保守治疗或不治疗。轻至中度的腰椎椎管狭窄症患者经过 2 ～ 10 年保守治疗，约有 20% ～ 40% 的患者最终需要手术治疗。但在未做任何治疗的患者中，约有 50% ～ 70% 的患者疼痛减轻 [55]。影响保守治疗预后的是病理分型和初期治疗的效果，以神经根症状为主的患者和初期治疗效果良好的患者，长期效果也会良好 [61]。在伴有变性侧弯的病例中，保守治疗的长期效果较差。

一般来说，伴有膀胱直肠功能障碍的马尾神经损伤以及伴有严重神经功能缺失症状的病例，都应积极接受手术治疗。若间歇性跛行已影响日常生活，通过保守治疗无法改善症状，如果患者本人及家属愿意，可进行手术治疗。对于被判定为适合手术的患者，如果患病时间过长，术后可能无法获得充分的改善。另外，休息时的下肢麻木在术后也很难消失，术前需要向患者充分说明并征得患者同意 [62]。代表性的手术方式如下所述。

①后路减压术

腰椎椎管狭窄的手术方法是以椎弓切除术为代表的后路减压术。大部分患者中短期疗效较好 [62-64]。广泛椎弓切除术治疗腰椎椎管狭窄症由来已久，虽然有研究显示有良好的长期效果，但随着时间的推移，效果逐渐减弱，特别是在多椎弓切除中，效果较差 [65]。一般认为，手术后 4 ～ 5 年 70% ～ 80% 的患者获得了良好的效果，8 ～ 10 年以上时，维持良好效果的患者平均稳定在 65% 左右 [55]。

②脊柱融合术

腰椎椎管狭窄症的脊柱融合术中，在椎体间进行骨移植的后路椎体间融合术（PLIF）是代表性的手术方式。通常使用椎弓根螺钉等金属器械进行固定，脊柱融合术一般适用于腰椎滑脱合并 X 线影像显示不稳定性的情况。对这些病例进行融合手术的目的是治疗或预防腰痛、改善神经症状和预防神经症状复发。在国外的 RCT 中，有研究报告指出，与单独进行减压术相比，追加椎体间融合术会带来更好的效果 [66]，也有研究报告显示，未发现差异 [67]，关于融合术的适应证，至今还没有达成共识。至于追加融合术所依据的"不稳定性"，其定义和评定标准并不明确。并且，存在不稳定性并不一定会产生症状，不稳定产生的症状特征也不十分明确，这使融合术适应证的判断变得尤为困难。目前，我们认为应针对每个病例来确定其适应证。

椎间融合术的主要并发症包括：对相邻椎间的影响、固定部位的

PLIF:
posterior lumbar
interbody fusion, 后
路椎体间融合术

骨愈合不全、术后感染率上升、金属器械引起的翻修问题以及取骨部位疼痛等。

结语：对物理治疗师的期望

充分了解患者的病情，可以提高物理治疗的质量。还要注意病情可能随病程的推移而发生变化。也就是说，反复进行症状的确认和体格检查结果的评定是很重要的。例如，因腰椎椎管狭窄症而进行物理治疗的患者，在治疗过程中会若出现马尾障碍和下肢麻痹，则需要进行手术。在这种情况下，与医生迅速合作就很必要。因此，仔细的观察力、沟通能力，以及对疾病和病理知识的了解和把握（例如：腰椎疾病中的马尾障碍是手术适应证），是物理治疗师必须掌握的技能。

参考文献

[1] 菊地臣一：腰痛の発現部位. 椎間板性腰痛. 腰痛, p110, 医学書院, 2013.

[2] Edgar MA : The nerve supply of the lumbar intervertebral disc. J Bone Joint Surg Br, 89(9) : 1135-1139, 2007.

[3] Freemont AJ, et al : Nerve ingrowth into diseased intervertebral disc in chronic back pain. Lancet 350(9072) : 178-181, 1997.

[4] Burke JG, et al : Intervertebral discs which cause low back pain secrete high levels of proinflammatory mediators. J Bone Joint Surg Br, 84(2) : 196-201, 2002.

[5] Ohtori S, et al : Tumor necrosis factor-immunoreactive cells and PGP 9.5-immunoreactive nerve fibers in vertebral endplates of patients with discogenic low back Pain and Modic Type 1 or Type 2 changes on MRI. Spine (Phila Pa 1976), 31(9) : 1026-1031, 2006.

[6] Boos N, et al : Classification of age-related changes in lumbar intervertebral discs : 2002 Volvo Award in basic science. Spine(Phila Pa 1976), 27(23) : 2631-2644, 2002.

[7] Hyodo H, et al : Discogenic pain in acute nonspecific low-back pain. Eur Spine J, 14(6) : 573-574, 2005.

?) Bogduk N, et al : The nerve supply to the human intervertebral discs. J Anat, 132(1) : 39-56, 1981.

[8] Nachemson A : Towards a better understanding of low-back pain : a review of the mechanics of the lumbar disc. Rheumatol Rehabil, 14(3) : 129-143, 1975.

[9] 大鳥精司, ほか：慢性椎間板性腰痛. J Spine Res, 7(6) : 1001-1004, 2016.

10] Leone A, et al : Lumbar intervertebral instability : a review. Radiology, 245(1) : 62-77, 2007.

[11] Jha SC, et al : Clinical Significance of High-intensity Zone for Discogenic Low Back Pain : A Review. J Med Invest, 63(1-2) : 1-7, 2016.

[12] Aprill C, et al : High-intensity zone : a diagnostic sign of painful lumbar disc on magnetic resonance imaging. Br J Radiol, 65(773) : 361-369, 1992.

[13] Modic MT, et al : Degenerative disk disease : assessment of changes in vertebral body marrow with MR imaging. Radiology, 166(1) : 193-199, 1988.

[14] Albert HB, et al : Antibiotic treatment in patients with chronic low back pain and vertebral bone edema(Modic type 1 changes) : a double-blind randomized clinical controlled trial of efficacy. Eur Spine J, 22(4) : 697-707, 2014.

[15] Boden SD, et al : Abnormal magnetic-resonance scans of the lumbar spine in asymptomatic subjects. A prospective investigation. J Bone Joint Surg Am, 72(3) : 403-408, 1990.

[16] Brinjikji W, et al : MRI Findings of Disc Degeneration are More Prevalent in Adults with Low Back Pain than in Asymptomatic Controls : A Systematic Review and Meta-Analysis. AJNR Am J Neuroradiol, 36(12) : 2394-2399, 2016.

[17] 青木保親, ほか：椎間板性腰痛の診断と治療. MB Orthop, 29(10) : 81-90, 2016.

[18] Ohtori S, et al : Results of surgery for discogenic low back pain : a randomized study using discography versus discoblock for diagnosis. Spine (Phila Pa 1976), 34(13) : 1345-1348, 2009.

[19] 日本整形外科学会診療ガイドライン委員会, ほか：腰痛診療ガイドライン2012 第1版(日本整形外科学会 ほか監修), 南江堂, 2012.

[20] Sainoh T, et al : Single Intradiscal Administration of the Tumor Necrosis Factor-Alpha Inhibitor, Etanercept, for Patients with Discogenic Low Back Pain. Pain Med, 17(1) : 40-45, 2015.

[21] Sainoh, T, et al : Single intradiscal injection of the interleukin-6 receptor antibody tocilizumab provides short-term relief of discogenic low back pain. prospective comparative cohort study. J Orthop Sci, 21(1) : 2-6. 2016.

[22] Manchikanti, et al : An update of comprehensive evidence-based guidelines for interventional techniques in chronic spinal pain. Part II : guidance and recommendations. Pain Physician, 16(2 Suppl) : S49-283, 2013.

[23] Nakamura SI, et al : The afferent pathways of discogenic low-back pain. Evaluation of L2 spinal nerve infiltration. J Bone Joint Surg Br, 78(4) : 606-612 : 1996.

[24] Mirza SK, et al : Systematic review of randomized trials comparing lumbar fusion surgery to nonoperative care for treatment of chronic back pain. Spine(Phila Pa 1976), 32(7) : 816-823, 2007.

[25] Mixter WJ, et al : Rapture of the intervertebral disc with involvement of the spinal canal. N Engl J Med, 211 : 210-215, 1934.

[26] Schmorl G, et al : The human spine in health and disease, 2nd ed, Grune & Stratton, New York and London, 1971.

[27] Igarashi T, et al : 2000 Volvo Award winner in basic science studies : Exogenous tumor necrosis factor-alpha mimics nucleus pulposus-induced neuropathology. Molecular, histologic, and behavioral comparisons in rats. Spine(Phila Pa 1976), 25(23) : 2975-2980, 2001.

[28] 日本整形外科学会診療ガイドライン委員会, ほか : 腰椎椎間板ヘルニア診療ガイドライン, 改訂第2版（日本整形外科学会 ほか監修）, 南江堂, 2011.

[29] Hofstee DJ, et al : Westeinde sciatica trial : randomized controlled study of bed rest and physiotherapy for acute sciatica. J Neurosurg, 96(1) : 45-49, 2002.

[30] Vroomen, PC, et al : Lack of effectiveness of bed rest for sciatica. N Engl J Med, 340(6) : 418-423, 1999.

[31] Manchikanti L, et al : Effectiveness of therapeutic lumbar transforaminal epidural steroid injections in managing lumbar spinal pain. Pain Physician, 15(3) : E199-245, 2012.

[32] Kreiner DS, et al : An evidence-based clinical guideline for the diagnosis and treatment of lumbar disc herniation with radiculopathy. Spine J, 14(1) : 180-191. 2014.

[33] Türeyen K : One-level one-sided lumbar disc surgery with and without microscopic assistance : 1-year outcome in 114 consecutive patients. J Neurosurg, 99(3 Suppl) : 247-250, 2003

[34] 鈴木省三, ほか : 経皮的レーザー椎間板除圧術（PLDD）のあと再治療を要した症例の検討. 臨床整形外科, 35（5）: 537-543, 2000.

[35] Tonami H, et al : MR imaging of subchondral osteonecrosis of the vertebral body after percutaneous laser discectomy. AJR Am J Roentgenol, 173 : 1383-1386, 1999.

[36] 菊地臣一 : 腰痛の発現部位. 椎間関節性腰痛. 腰痛, p110-111, 医学書院, 2013.

[37] Yamashita T, et al : Mechanosensitive afferent units in the lumbar facet joint. J Bone Joint Surg Am, 72（6）: 865-870, 1990.

[38] Wakai K, et al : Primary sensory neurons with dichotomizing axons projecting to the facet joint and the low back muscle in rats. J Orthop Sci, 15(3) : 402-406. 2010.

[39] Igarashi, A et al : Inflammatory cytokines released from the facet joint tissue in degenerative lumbar spinal disorders. Spine, 29(19) : 2091-2095, 2004.

[40] Adams MA, et al : The effect of posture on the role of the apophyseal joints in resisting intervertebral compressive forces. J Bone Joint Surg, 62(3) : 358-362, 1980.

[41] Masharawi Y, et al : Facet orientation in the thoracolumbar spine : three-dimensional anatomic and biomechanical analysis. Spine(Phila Pa 1976), 29(16) : 1755-1763, 2004.

[42] Farfan HF, et al : The effects of torsion on the lumbar intervertebral joints : the role of torsion in the production of disc degeneration. J Bone Joint Surg Am, 52(3) : 468-497, 1970.

[43] Sairyo K, et al : Three-dimensional finite element analysis of the pediatric lumbar spine. Part I : pathomechanism of apophyseal bony ring fracture. Eur Spine J, 15(6) : 923-929, 2006.

[44] Popovich JM Jr, et al : Lumbar facet joint and intervertebral disc loading during simulated pelvic obliquity. Spine J, 13(11) : 1581-1589, 2014.

[45] Hancock MJ, et al : Systematic review of tests to identify the disc, SIJ or facet joint as the source of low back pain. Eur Spine J, 16(10) : 1539-1550, 2007.

[46] Jackson RP, et al : 1988 Volvo award in clinical sciences. Facet joint injection in low back pain-A prospective statistical study. Spine(Phila Pa 1976), 13(9) : 966-971, 1988.

[47] 田口敏彦, ほか : 腰椎椎間関節性疼痛に対するブロック治療の検討. 整・災外, 38 : 121-126, 1995.

[48] Stuber K, et al : The diagnostic accuracy of the Kemp's test : a systematic review. J Can Chiropr Assoc, 58（3）: 258-267, 2014.

[49] 加藤欽志, ほか : アスリートの腰下肢痛に対する画像診断−注意が必要な画像所見, 脊椎脊髄, 31(3) : 189-197, 2018.

[50] 加藤欽志, ほか : プロ野球選手における腰部障害の病態評価への挑戦−診断的ブロックの有用性, 整スポ会誌, 37（1）: 11-16, 2017.

[51] Maas E, et al : Radiofrequency denervation for chronic low back pain, Cochrane Database Syst Rev, doi : 10.1002/14651858.CD008572.pub2. 2015.

[52] Juch JNS, et al : Effect of radiofrequency denervation on pain intensity among patients with chronic low back pain : The MINT randomized clinical trials. JAMA, 318(1) : 68-81, 2017.

[53] 日本脊椎脊髄病学会, 編 : 脊椎脊髄病用語事典, 改訂第4版, p116, 南江堂, 2010.

[54] Jensen MC, et al : Magnetic resonance imaging of the lumbar spine in people without back pain. N Engl J Med,

331(2)：69-73, 1994.

[55] 日本整形外科学会診療ガイドライン委員会, ほか：腰部脊柱管狭窄症診療ガイドライン2011（日本整形外科学会 ほか監修）, 南江堂, 2011.

[56] 菊地臣一, ほか：腰椎疾患における神経性間欠跛行 第2報 治療成績. 整形外科, 38：15-23, 1987.

[57] 二階堂琢也, ほか：腰部脊柱管狭窄；歩行負荷試験. MB Orthop, 23(10)：34-39, 2010.

[58] Markmann JD, et al：Lumbar spinal stenosis in older adults：current understanding and future directions. Clin Geratr Med, 24(2)：369-388, 2008.

[59] Maser RE, et al：Epidemiological correlates of diabetic neuropathy. Report from Pittsburgh Epidemiology of Diabetes Complications Study. Diabetes, 38(11)：1456-1461, 1989.

[60] Friedly JL, et al：A randomized trial of epidural glucocorticoid injections for spinal stenosis. N Engl J Med, 371 (1)：11-21, 2014.

[61] Miyamoto H, et al：Clinical outcome of nonoperative treatment for lumbar spinal stenosis, and predictive factors relating to prognosis, in a 5-year minimum follow-up. J Spinal Disord Tech, 21(8)：563-568, 2008.

[62] 加藤欽志, ほか：腰部脊柱管狭窄症に伴う自覚症状-術前後での変化 前向き研究. 臨整外, 42(10)：1007-1011, 2007.

[63] Atlas SJ, et al：The Maine Lumbar Spine Study, Part Ⅲ. 1-year outcomes of surgical and nonsurgical management of lumbar spinal stenosis. Spine(Phila Pa 1976), 21(15)：1787-1794, 1996.

[64] Weinstein JN, et al：Surgical versus nonoperative treatment for lumbar spinal stenosis four-year results of the Spine Patient Outcomes Research Trial. Spine(Phila Pa 1976), 35(14)：1329-1338, 2010.

[65] 井口哲弘, ほか：広範椎弓切除術の長期成績. 脊椎脊髄, 21(4)：414-419, 2008.

[66] Herkowitz HN, et al：Degenerative lumbar spondylolisthesis with spinal stenosis. A prospective study comparing decompression with decompression and intertransverse process arthrodesis. J Bone Joint Surg Am, 73(6)：802-808, 1991.

[67] Försth P, et al：A Randomized, Controlled Trial of Fusion Surgery for Lumbar Spinal Stenosis. N Engl J Med, 374 (15)：1413-1423, 2016.

第3章　了解腰椎峡部裂病情

摘要

- 腰椎峡部裂是指在发育期发生在腰椎椎弓关节突之间（pars interarticularis）的疲劳性骨折。在腰椎伸展和旋转时，在与旋转方向相反的 pars 部可以出现高应力，应力从腹侧、尾侧开始，逐渐向头侧传递。
- 病期分为"超初期"、"初期"、"进展期"、"终末期" 4 类，对这些疾病的诊断，CT 和 MRI 检查是必要的辅助检查。
- 治疗方法包括矫形疗法、躯干训练为中心的保守疗法以及手术，根据病期的不同，治疗方法也不同，但无论选择哪种治疗方法，都需要充分考虑患者的病史。

引言

　　腰椎峡部裂是发育期发生在腰椎椎弓峡部（pars interarticularis）（以下简称 pars 部）的疲劳性骨折[1]（图 1）。成人的腰椎峡部裂是指在发育期的疲劳性骨折没有治愈，从而产生假关节的状态。据报告结果显示，包括无症状的腰椎峡部裂在内，日本人中有 5.9% 的人患有这种疾病，在临床上也经常遇到[2]。根据病情进展程度，病期分为 3 个阶段，需要根据病期来考虑治疗方法。本章主要介绍发育期腰椎峡部裂的发生机制及其病理变化。

发病机制

　　腰椎峡部裂的原因，以前曾提出过先天性、外伤、血运不足等的说法，但现在认为：①在胎儿和新生儿中没有发现[3]；②从出生开始从未行走过的人中没有发现[4]；③在躯干运动量大的运动员[5]或躯干反复不自主运动的手足徐动症患者[6]中发生率高；④与长骨的疲劳性骨

图 1　**腰椎峡部裂**

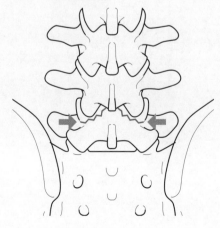

折有相似的影像过程[7, 8]，从这些观点来看，虽然不能否定遗传因素，但主要原因还是疲劳性骨折。

如果腰椎峡部裂本质是疲劳性骨折，那么理解累积疲劳的腰椎运动是其发生机制就不难理解了。Sairyo 等人使用有限元分析进行的研究结果[9] 显示，如图 2 所示，腰椎伸展或旋转时 pars 部出现较高的应力，同时发生伸展和旋转时应力值最高。这里应该注意的是，应力集中在与旋转方向相对的 pars 部。也就是说，向右旋转时，左 pars 部产生较高的应力。这与需要大量进行旋转运动的右利手棒球选手和排球选手出现左侧的单侧峡部裂并不矛盾。如果发生疲劳骨折，则几乎所有病例的骨皮质骨吸收影像都是从腹侧和尾侧开始，向头侧延伸，直至峡部完全裂开（图 3）。运动分析的结果也证明了这一点[10]（图 4）。

图 2　采用有限元法的应力分布图

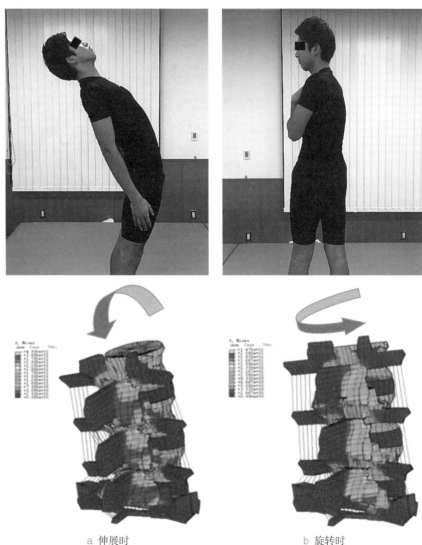

a　伸展时　　　　　　　　　b　旋转时

（引用自文献 9）

图 3　腰椎峡部裂（CT 矢状位影像）

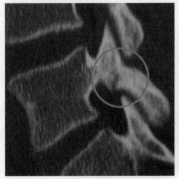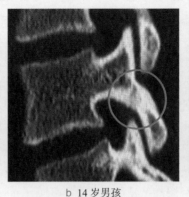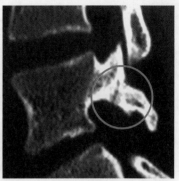

a 13 岁男孩　　　　　　　　　　b 14 岁男孩　　　　　　　　　　c 6 岁男孩

骨吸收像从腹侧和尾侧开始

图 4　pars 部承受的应力及其方向

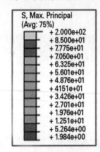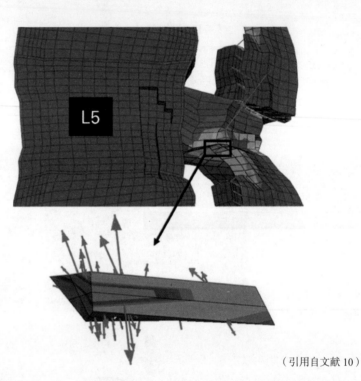

（引用自文献 10）

病理分期

　　始于腰椎 pars 部的疲劳骨折，经过三个阶段，即①峡部裂早期；②峡部裂进展期；③峡部裂终末期 3 个病期，最终发展为腰椎峡部裂。CT 检查对其分期诊断特别有用（图 5）。

　　在 pars 部可以观察到发丝（hair line）状骨吸收像的时期是"早期"，观察到明显的骨性裂隙（gap）的时期为"进展期"，在峡部裂区域观察到留下裂隙的骨硬化像，即形成假关节的时期为"终末期"。最近，随着影像检查的发展，我们发现在 CT 显示骨折线不清晰的时期，有时只有 MRI 才能看到亮度改变，我们将其称为"超早期"，并将该病分为 4 个分期。不同病期的疼痛原因不同。

　　从"超早期"到"进展期"的疼痛是疲劳性骨折本身的疼痛。由于是骨折部位的疼痛，所以压痛点常常比较明显，但是骨折部位的出血和水肿波及周围的软组织时，会呈现神经根性疼痛和背部的肌性疼痛，不仅在腰椎伸展时，在屈曲时也会出现疼痛。

　　一旦"终末期"形成假关节，分离部位周围发生的滑膜炎会引起疼痛[11]（图 6）。由于炎症波及到头侧和尾侧的相邻椎间，给关节突关节带来更多的负荷，在腰椎伸展时疼痛加重。

图 5　根据 CT 进行分期

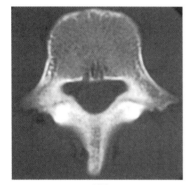

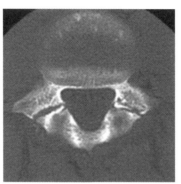
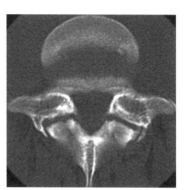

a　早期　　　　　　　　　　　b　进展期　　　　　　　　　　c　终末期

（引用自文献 8）

图 6　峡部裂终末期的滑膜炎（STIR—MRI）

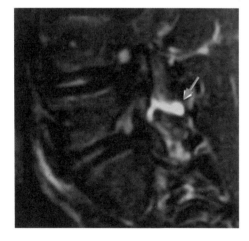

小贴士　**滑脱的发生和骨成熟度**

　　发育期的腰椎峡部裂可能会发展为腰椎滑脱症，骨骼发育越不成熟，椎体的滑脱就越容易发生、恶化[12]。这是因为，与老年人的退行性滑脱症不同，发育期分离性滑脱症发生在发育时期特有的力学脆弱的生长软骨板上。

　　也就是说，椎体的骨成熟完成后，没有发现新的滑脱发生和恶化。如果进展为分离性滑脱症，不仅会出现腰痛，还会出现下肢痛和麻木等神经根症状，因此正确诊断病期和骨龄是很重要的。

诊断标准

成人的腰椎峡部裂大部分是假关节形成的终末期，可以通过 X 线影像进行诊断。但是，对于发育期的早期峡部裂，如果怀疑有这种情况而未进行诊断检查的话，有可能会遗漏，导致治疗的延迟，并会妨碍骨愈合，因此需要注意。

虽然有不少的峡部裂并无症状，但详细的问诊和体格检查对于早期发现是必不可少的。在问诊中，运动史和疼痛的诱发因素很重要，峡部裂患者在休息时没有疼痛，多主诉运动时，特别是在腰部伸展或旋转时有瞬间疼痛。体格检查时，在伸展位观察到腰痛的加剧和定位准确的压痛，应高度怀疑是腰椎峡部裂，需要进行影像检查。

腰椎 X 线影像是基本的影像学检查，但是直到进展期和终末期，才可能通过斜位影像发现峡部裂的部位，即出现所谓的"苏格兰犬项圈征（Scottie dog's collar）"（图 7）。

在早期和进展期采用 X 线影像往往难以诊断，如果强烈怀疑峡部裂，CT 检查是不可缺少的。另外，CT 检查对治疗过程中的骨愈合评定也是有用的。

MRI 可以评估椎弓根部的骨髓情况（图 8）。Sairyo 等人的报告指出，在 T2 增强脂肪抑制轴向视图（axial view）中，在通过 X 线影像和 CT 明确峡部裂部位的骨折线之前，就能发现椎弓根有高亮度改变[13]。"超早期"中出现的这种亮度改变，被认为是疲劳骨折发生前的特征性应力反应（stress reaction），是早期发现该病的重要检查结果[14]。

此外，MRI–STIR 图像可以判断进展期骨折部周围是否存在骨外出血和骨髓水肿（图 9）。在终末期，由于能够诊断峡部裂周围的滑膜炎，因此可以明确区分疼痛的原因，对于鉴别病期不同的病例特别有效[15]。

图 7　X 线影像（斜位片）中的峡部裂检查结果（苏格兰犬项圈征）

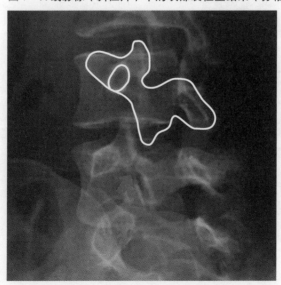

图 8　**早期峡部裂的 CT，MRI 影像**

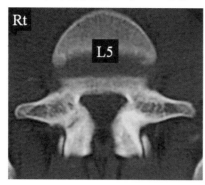
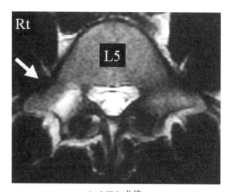

a CT

b MRI 成像

⇨：椎弓根部的骨髓水肿像

图 9　**骨髓水肿和骨外出血**

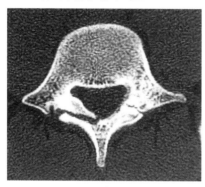
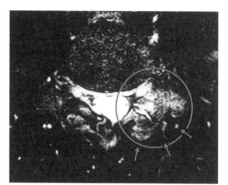

a CT

右：终末期，左：进展期

b MRI 中的骨髓水肿和骨外出血

临床要点

减少 CT 时的辐射量

　　在腰椎峡部裂的诊断中，CT 检查是必须的，但是当患者处于发育期时，应该避免不必要的辐射暴露。关于 CT 检查的时机：在初诊时做一次 CT 检查，在 MRI 亮度变化消失后再做一次 CT 检查，作为骨愈合的评定指标。应重点对患病的椎体进行摄片检查等，尽量减少辐射量。

治疗方法

　　应在正确把握腰椎峡部裂分期的基础上明确治疗目标。也就是说，需要决定治疗的目的是骨愈合还是疼痛管理。在超早期，通过适当的治疗，骨愈合率为 100%，而在终末期，则不能期待骨愈合 [15]。

▶ ①超早期和早期峡部裂

　　这一时期峡部裂的治疗方法基本上是停止体育竞技运动，佩戴硬质躯干矫形器来促进骨愈合 [16]（图 10）。在我们治疗的病例中，通过这些保守治疗，100% 的超早期、93.8% 的早期患者在 3 个月以内达到了

图 10　硬质躯干矫形器

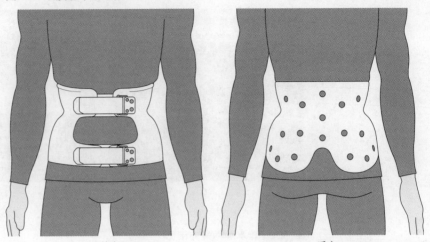

a 前方　　　　　　　　　b 后方

在胸廓和骨盆的高度包裹臀部，以预防腰椎伸展和旋转。

骨愈合[17]。

▶ ②进展期峡部裂

在进展期时，如果以骨愈合为目标，则采用与早期相同的保守治疗，但骨愈合率降低至 80.0%，平均治疗时间超过 3 个月[17]。

在发育期，根据年龄的不同，设定目标的恢复时期也不同，在充分说明未来预后的基础上，需要与患者本人、监护人充分协商，再决定治疗方案。

▶ ③终末期峡部裂

终末期已经形成假关节，不能指望通过保守治疗达到骨愈合。因此，保守治疗以疼痛管理为主，成人期的峡部裂也一样。通过使用矫形器进行局部制动来减轻疼痛，必要时内服止痛药或进行峡部裂部位的神经阻滞。

如果患者疼痛剧烈，即使采用保守治疗也无法得到改善，则需要手术治疗。在峡部裂处产生的骨赘和软骨样组织引起神经根症状时，可采用"峡部裂处解压术"将其切除，在发生椎间盘退变和滑脱时，可以采用"椎体融合术"，但在笔者所在医院，在发育期基本上是进行"峡部裂修复术（smiley face rod 固定技术）"[10, 18]（图 11）。由于该手术方式采用经皮椎弓根螺钉，因此对背肌群损伤较小，而且还能保持椎体间的活动度，因此对青少年是非常有效的。

图 11 smiley face rod 固定技术

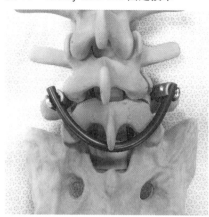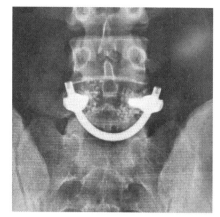

（引自文献 18）

临床要点

选择合适的矫形治疗

在矫形治疗中,应明确矫形的目标是什么,进而确定应控制哪种运动。在治疗开始的早期,为了达到骨愈合的目标,有必要防止因伸展和旋转动作而增加的 pars 部负荷。接下来,在有了一定程度的骨愈合迹象时,或者是为了减轻终末期的滑膜炎疼痛,可以佩戴仅防止过度伸展的软性矫形器（图 12）,这样即使在佩戴矫形器的情况下也可以活动。这种装具的优点是可以当场取模、制作。矫形器在保守治疗中至关重要,需要选择适当的时机和型号。

图 12 **运动用软性矫形器（Alcare 公司生产）**

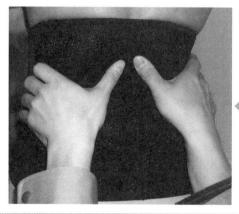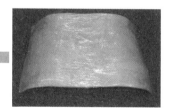

只有腰部有衬垫。

结语：对物理治疗师的期望

本章介绍了腰椎峡部裂的发生机制,以及病理变化、诊断、治疗等。

关于腰椎峡部裂的治疗,介绍了两个方案：①尽可能促进骨愈合,②尽可能促使无痛的假关节分离。腰椎峡部裂患者大多数是运动员,为了保持运动状态,并预防复发,从发病时到恢复运动,甚至恢复运动后都需要物理治疗的干预。

虽说都是运动员，但竞技水平和患者背景（年级、在队内的位置等）也各不相同。对医生和治疗师来说，为每位患者提供适合的治疗和对疾病要有充分的了解都是十分重要的。

参考文献

[1] Wiltse LL : The etiology of spondylolisthesis. J Bone Joint Surg Am, 44-A : 539-560, 1962.

[2] Sakai T, et al : Incidence of lumbar spondylolysis in the general population in Japan based on multidetector computed tomography scans from two thousand subjects. Spine (Phila Pa 1976), 34(21) : 2346-2350, 2009.

[3] Rowe GG, et al : The etiology of separate neural arch. J Bone Joint Surg Am, 35-A(1) : 102-110, 1953.

[4] Rosenberg NJ, et al : The incidence of spondylolysis and spondylolisthesis in nonambulatory patients. Spine (Phila Pa 1976), 6(1) : 35-38, 1981.

[5] Soler T, et al : The prevalence of spondylolysis in the Spanish elite athlete. Am J Sports Med, 28(1) : 57-62, 2000.

[6] Sakai T, et al : Lumbar spinal disorders in patients with athetoid cerebral palsy : a clinical and biomechanical study. Spine(Phila Pa 1976), 31(3) : E66-70, 2006.

[7] Fujii K, et al : Union of defects in the pars interarticularis of the lumbar spine in children and adolescents. The radiological outcome after conservative treatment. J Bone Joint Surg Br, 86(2) : 225-231, 2004.

[8] Sairyo K, et al : Conservative treatment of lumbar spondylolysis in childhood and adolescence : the radiological signs which predict healing. J Bone Joint Surg Br, 91(2) : 206-209, 2009.

[9] Sairyo K, et al : Spondylolysis fracture angle in children and adolescents on CT indicates the facture producing force vector-A biomechanical rationale. Internet J Spine Surg, 1(2) : 2005.

[10] Terai T, et al : Spondylolysis originates in the ventral aspect of the pars interarticularis : a clinical and biomechanical study. J Bone Joint Surg Br, 92(8) : 1123-1127, 2010.

[11] Sairyo K, et al : Painful lumbar spondylolysis among pediatric sports players : a pilot MRI study. Arch Orthop Trauma Surg, 131(11) : 1485-1489, 2011.

[12] Sairyo K, et al : Development of spondylolytic olisthesis in adolescents. Spine J, 1(3) : 171-175, 2001.

[13] Sairyo K, et al : MRI signal changes of the pedicle as an indicator for early diagnosis of spondylolysis in children and adolescents : a clinical and biomechanical study. Spine (Phila Pa 1976), 31(2) : 206-211, 2006.

[14] Sakai T, et al : Significance of magnetic resonance imaging signal change in the pedicle in the management of pediatric lumbar spondylolysis. Spine(Phila Pa 1976), 35(14) : E641-645, 2010.

[15] Yamashita K, et al : Utility of STIR-MRI in Detecting the Pain Generator in Asymmetric Bilateral Pars Fracture : A Report of 5 Cases. Neurol Med Chir(Tokyo), 58(2) : 91-95, 2018.

[16] Sairyo K, et al : Conservative treatment for pediatric lumbar spondylolysis to achieve bone healing using a hard brace : what type and how long? : Clinical article. J Neurosurg Spine, 16(6) : 610-614, 2012.

[17] Sakai T, et al : Conservative Treatment for Bony Healing in Pediatric Lumbar Spondylolysis. Spine (Phila Pa 1976), 42(12) : E716-E720, 2017.

[18] 山下一太, ほか : スポーツ選手の腰痛の正確な診断に基づく低侵襲治療. 関節外科, 35(5) : 489-497, 2016.

第4章 了解骶髂关节病情

摘要

■ 骶髂关节属于稳定性关节，仅有轻微的活动度，在脊柱根部作为减震装置发挥作用。该关节功能障碍时会发生骶髂关节裂隙外缘部（PSIS附近）的臀部疼痛。另外，在很多情况下，也会出现腹股沟痛和下肢症状，这些症状与皮节（每个脊髓节段神经或神经根内的感觉神经元轴突所支配的相应皮肤区域）不一致。骶髂关节障碍虽然缺乏影像所见，但其临床症状具有特征性，可以通过骶髂关节阻滞来确诊。

引言

骶髂关节位于脊柱的底部，牢固地支撑着约占体重2/3的上半身，并在很小的活动范围内缓冲来自地面的冲击（图1）。也就是说，骶髂关节在人体重心附近起着减震器的作用[1, 2]，是直立行走必不可少的结构。

骶髂关节是由骶骨和髂骨关节面构成的滑膜关节，后上部1/3的骨间骶髂韧带，是骶骨和髂骨间的结合韧带[3]（图2），因此，骶髂关节

图1 **骶髂关节的功能**

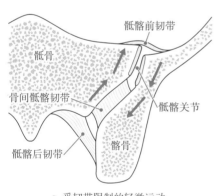

a 受韧带限制的轻微运动

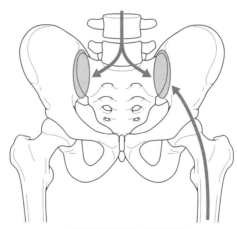

b 承担脊柱底部的减震器功能

图2 **骶髂关节的大体解剖**

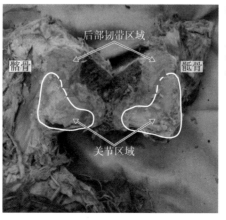

有前凸的回旋镖样关节面和后方韧带区域。

虽然是滑膜关节，但后上方三分之一没有关节囊，骶骨和髂骨通过骨间韧带形成韧带连结（▼）。

（感谢弘前纪念医院小野睦医生的提供）

的运动受限，只能进行轻微的关节活动。一般情况下，关节的基本结构由关节腔、关节软骨、关节囊、部分关节韧带增厚形成的关节囊纤维膜组成[4]，包括骶髂关节、肩锁关节、腕间关节、跗关节等。在只允许轻微活动的半关节中，韧带区域占很大比例。因此，Bernard 将关节腔和后方的韧带区域两者合并定义为骶髂关节[5]。

与肩关节、髋关节、踝关节等活动度较大的滑动关节相比，活动度较少的骶髂关节迄今并没有受到重视，但由于骶髂关节只有轻微的活动性，因此在人体结构中起着类似于飞机、汽车、减震器中经常使用的被称为阻尼器的缓冲装置的作用[6]，通过这样比喻，对于这个关节的病理状态就更容易理解了。

发病机制

由于骶髂关节活动范围很小且承受身体的较大的负荷，因此，如果突然受到外力冲击或反复的冲击，会导致关节产生不适配，引起关节的功能障碍，即骶髂关节障碍（图 3）。骶髂关节疾病大致分为：①化脓性关节炎等关节腔内的病变；②关节的功能障碍，即骶髂关节障碍。临床上大部分是骶髂关节障碍。因此，如果能够对骶髂关节障碍进行诊断和治疗，就能够治愈大多数骶髂关节疾病。这个关节微小的不适配引起的功能障碍目前还不能在影像上显示出来，但是，在以博田节夫开发的关节运动学治疗技术（AKA）为代表的徒手治疗中，使骶髂关节的不适配正常化的操作方法在很多病例中是有效的，这一事实也从另一方面证实了骶髂关节功能障碍的存在[7, 8]。

AKA:
arthrokinematic approach，关节运动学治疗技术

图 3　骶髂关节障碍

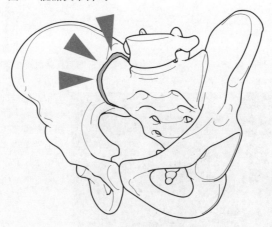

骶髂关节的微小不适配会引起功能障碍。

小贴士　腰部扭伤的实际发病情况

　　在本院急诊送医的急性腰痛症中，骶髂关节障碍是除胸腰椎压缩性骨折和腰椎破裂性骨折等外伤以外占比最多的，大约为 13%，比腰椎间盘突出症和椎间盘病变的发生率更高[9]。需要注意的是，在腰部扭伤的病症中，包括突然发生的骶髂关节微小不适配所引起的腰臀痛。

关于病情

　　过去，谈到骶髂关节的疼痛，一般认为是与分娩有关的疼痛，但从到本院就诊的骶髂关节障碍病例的年龄分布来看，从 9 岁的幼女到 90 多岁的男性和女性都有，因此，这种疾病是男女老少都会发生的常见性腰痛。

　　骶髂关节的微小不适配会导致骶髂后韧带过度紧张。韧带内的感觉神经末梢和伤害感受器受到刺激，把关节功能异常以疼痛的形式发出信号[10]。这种关节不适配可能是由于举重物或突然运动而引发的，从而导致急性腰痛。另外，关节的不适配如果不改善，也会成为慢性腰痛症的原因。

诊断方法

PSIS:
posterior superior
iliac spine, 髂后上棘

　　在多数情况下，骶髂关节裂隙外侧（PSIS 附近）的臀痛和腹股沟痛，会伴随与皮节不一致的下肢症状[11]（图 4）；大约 50% 的骶髂关节损伤的特征是臀部疼痛和腹股沟疼痛；在腰椎椎管狭窄和腰椎间盘突出症中，腹股沟疼痛的发生率不到 10%，非常低[13]。

图 4　骶髂关节障碍的疼痛区域

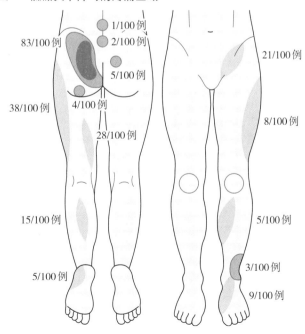

（参考文献 12）

很多病例无法完全坐在椅子上，严重病例的坐下时间最多 5 ～ 10 分钟，其特征是患侧坐骨抬离支撑面。另外，多数患者跪坐时感到很轻松并能长时间跪坐（图 5）。腰椎间盘突出症有时也会表现为坐位时疼痛，但多数是臀部中央和损伤神经根支配区域的疼痛，而骶髂关节障碍中 PSIS、坐骨结节、腹股沟部位疼痛加重的情况较多，根据坐位时的疼痛区域也可以对两者进行鉴别[14]。

如果怀疑是骶髂关节引起的疼痛，可以采用改良 Newton 试验（SIJ shear test）[5]、Gaenslen 试验、FABERE 试验等对骶髂关节进行疼痛诱发测试。在我治疗的病例中，在俯卧位直接对骶髂关节施加压力的改良 Newton 试验灵敏度高，也比较实用（图 6）。另外，骶髂关节障碍限制髋关节开合的病例不在少数，通过 FABERE 试验诱发臀部疼痛，有助于诊断骶髂关节障碍。

SIJ:
sacroiliac joint，骶髂关节

FABERE:
flexion–abduction–external rotation–extension，屈曲 – 外展 – 外旋 – 伸展试验

图 5　骶髂关节障碍病例的特征性坐姿

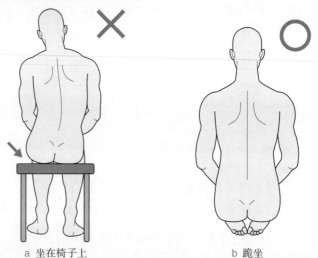

a 坐在椅子上　　　　　　　b 跪坐

坐在在椅子时，多数情况下患侧的坐骨无法坐在椅子上。而跪坐比较轻松的病例有很多。

图 6　改良 Newton 试验 [剪切试验（SIJ shear test）]

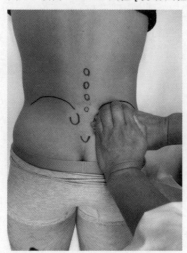

　　PSIS、长骶髂后韧带、骶结节韧带、髂肌是骶髂关节障碍的特征性压痛点[15]（图 7）。国际上，有报告指出 5 个疼痛诱发试验（distraction，thigh thrust，FABERE，compression，Gaenslen）中有 3 个以上为阳性时，对诊断是有价值的，但特异性不高[17]。因此，我们在日常评定中，进行改良 Newton 试验和对上述 4 个压痛点进行大腿冲压试验（thigh thrust test），阳性检查结果越多的病例，患骶髂关节障碍的可能性越高，最终通过骶髂关节阻滞，当疼痛改善 70% 以上时，可确诊为骶髂关节障碍。

　　目前利用 X 线、CT、MRI 影像学诊断，还不能直接观察到骶髂关节中细微的不适配。因此，最初临床并不重视骶髂关节的影像所见，但在经过对比许多难治病例的影像学与症状的情况后，发现较年轻的患者中，症状侧为主的骶髂关节存在退行性改变，以及两侧关节面的侵蚀（erosion）和骨硬化的表现，可能与病情有关，因此，可将影像检查用于辅助诊断（图 8）。近年来，我们了解到，在慢性重症病例中，通过 SPECT/CT 影像可以检查出其存在的异常[19]（图 9）。在骨科治疗中，超声设备的使用频率越来越高，分辨率也越来越高。在慢性骶髂关节障碍病例中，骨间骶髂韧带和后骶髂韧带出现异常影像[20]的例子随处可见，随着影像学诊断的进步，有助于对病理的理解。

图 7　骶髂关节障碍中 4 个特征性压痛点

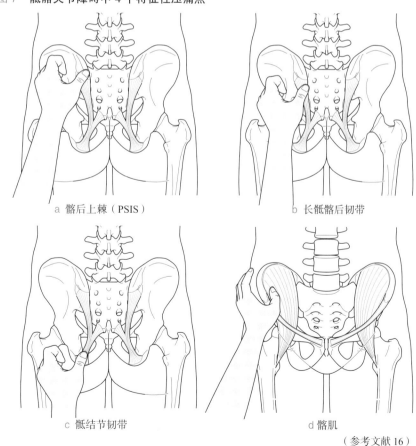

a 髂后上棘（PSIS）　　　b 长骶髂后韧带

c 骶结节韧带　　　　　　d 髂肌

（参考文献 16）

图 8　骶髂关节的影像检查结果

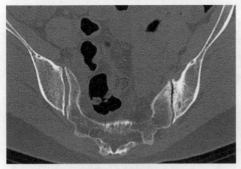 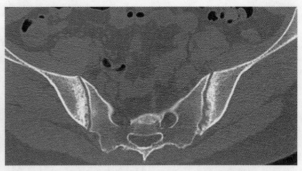

　　　　a 左骶髂关节严重退行性变　　　　　　　b 双骶髂关节的侵蚀（erosion）和骨硬化像

图 9　通过 SPECT/CT 检测重症骶髂关节障碍的病例

（参考文献 18）

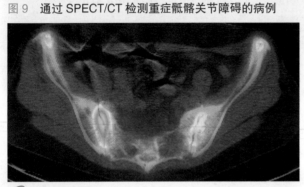

右骶髂关节障碍病例。与患侧的症状相一致，在骶髂关节部发现了高度的浓聚。

临床要点

单指测试

　　单指测试是让患者用一根手指指向最痛部位的试验[21]（图 10）。Fortin 等[22]认为，单指测试指向髂后上棘（PSIS）附近时，骶髂关节疼痛的可能性很高。在我们的病例数据中，指向 PSIS 附近的患者八成以上是骶髂关节疼痛[23]。另外，由于在单指试验中，臀上皮神经障碍也显示出距中央几厘米外侧的髂嵴的疾病，所以应进行鉴别诊断。疼痛区域的识别不是用整个手掌来表示，而是用一根手指来表示，这样区域就会变得更加局限和严格[24]。正确把握疼痛部位是探寻疼痛源的第一步。

图 10　单指试验

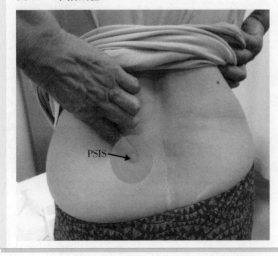 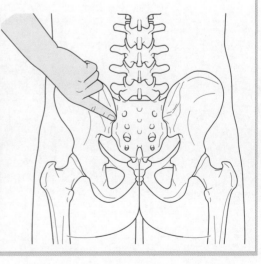

PSIS

临床要点

骶髂关节评分（骶髂关节障碍与腰椎间盘突出症、腰椎椎管狭窄症的鉴别诊断）[16]

日本骶髂关节研究会的多中心共同合作，将骶髂关节障碍的 10 个特征性检查结果与腰椎疾病进行比较，结果发现，单指试验中指向 PSIS、腹股沟部痛、骶结节韧带（STL）的压痛与腰椎疾病相比阳性率明显较高。骶髂关节评分：单指试验：3 分，腹股沟痛：2 分，坐在椅子上时疼痛：1 分；改良 Newton 试验：1 分，PSIS 的压痛：1 分，STL 的压痛：1 分，合计为 9 分的评分结果显示，当评分为 4 分以上时，骶髂关节障碍和腰椎疾病的鉴别灵敏度为 90%，特异度为 86%。在脊柱专科门诊中，可将本评分用于腰椎疾病的鉴别诊断，以及腰椎术前和术后合并骶髂关节障碍的评定。

STL：sacrotu-
berous ligament,
骶结节韧带

第2篇

了解病情

针对病症的治疗方法

▶ 保守治疗

许多骶髂关节障碍可通过休息或服用消炎止痛药来缓解。

● 骨盆橡胶带

在髂嵴以下的骨盆部位佩戴橡胶带就能产生良好的固定效果。最好选择带状的橡胶带，不仅不会打滑，而且还能向前或向后收紧。骶髂关节障碍病例中有对向前收紧有效的病例，也有对向后收紧有效的病例，各类型都有相对应的有效方法。

● 阻滞治疗：既是诊断方法，也是治疗措施

骶髂关节阻滞分为关节腔内阻滞和后方韧带阻滞两种。迄今为止，在骶髂关节痛的诊断中，关节腔内阻滞被认为是金标准（gold standard），但问题是操作困难，而且诊断率并不高。与此相比，我们设计了后方韧带阻滞（将后方分为 4 个区域，在各区域中确认有无痛源）[25] 的简单技术，利用透视技术，即使是医学实习生也能很快学会。而且，在我们亲身经历的病例中，后骶髂韧带阻滞对八成的典型骶髂关节疼痛有效，只有二成需要关节腔内阻滞 [23]。另外，4 个区域中，头侧区域与臀上部和腹股沟部症状相关，尾侧区域与臀部至下肢的症状相关，因此，可以根据症状选择应该阻滞的区域 [26]（图 11）。

对于关节腔内阻滞，一般是从关节尾侧 1/3 处刺入。但是，由于操作困难，成功率不高，所以我们开发了从关节裂隙中央 1/3 处入路的新阻滞方法，以提高关节腔内阻滞的成功率 [27]（图 12）。

● 徒手治疗

国内外有多种多样的针对骶髂关节功能障碍的徒手治疗方法，相

图 11 透视下骶髂关节后方韧带阻滞

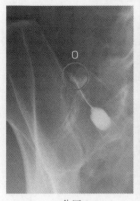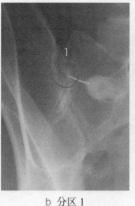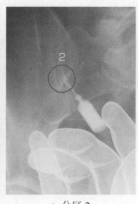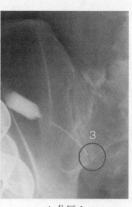

a 分区 0　　　　　　b 分区 1　　　　　　c 分区 2　　　　　　d 分区 3

图 12 利用裂隙中央入路进行骶髂关节腔内阻滞

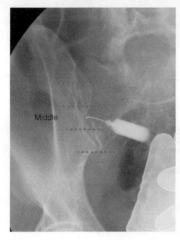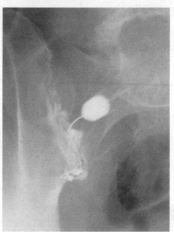

关的职业也多种多样，但在日本，只有经医师或者物理治疗师、作业治疗师反复验证的 AKA 博田法被广泛认可，是用于骶髂关节活动障碍的徒手治疗方法。

● 运动疗法

　　为了减轻骶髂关节的负担，以改善腰椎活动范围、获得髋关节柔韧度为目的的牵伸训练对于多数病例中都是有效的。

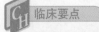临床要点

骶髂关节障碍的治疗策略

　　首先，多数病例进行简便有效的后骶髂韧带阻滞，无效病例建议追加关节腔内阻滞。

小贴士　**韧带阻滞效果的机制**

　　骶髂关节阻滞的麻醉效果时间较长，持续 1 周以上的病例不在少数。但凭麻醉剂部分阻滞为何可以取得如此长时间的效果的机制尚不清楚，可能是通过向狭窄的关节后方裂隙注入液体后关节稍微扩大，从而改善关节的不适配导致。

➤ 手术治疗

● 骶髂关节融合术

在多数病例中，通过数次阻滞，疼痛会阶段性地减轻。对于实施 6 个月以上保守治疗效果不明显，同时日常生活变得困难的病例，需要考虑手术治疗。我们主要采用腹直肌旁的前路融合术（图 13），虽然术后效果稳定，但问题是术后会发生大腿外侧皮神经痛，两侧前路融合术后患者可能发生耻骨结合部疼痛。近几年，新的微创骶髂关节侧路融合术已得到广泛应用，其中以欧美的 triangular titanium implant（i—FUSE implant system®）手术（图 14）最为常用，已经实施了 25 000 例以上，手术效果也很好[28]。

图 13　骶髂关节前路融合术

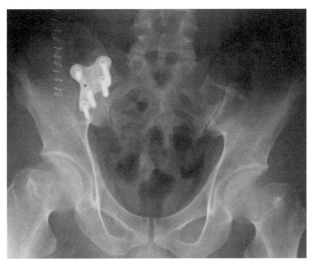

图 14　微创骶髂关节侧路融合术

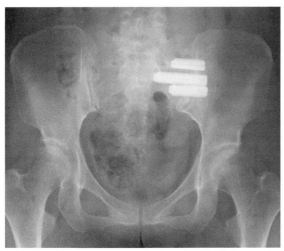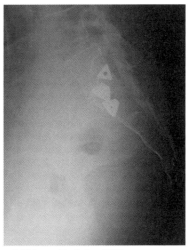

女，52 岁，左骶髂关节障碍。在臀部侧方行 3 cm 的切口，将臀部肌群损伤降至最低。

结语：对物理治疗师的期望

通过上述的治疗，骶髂关节引起的疼痛虽然有所改善，但上臀部、下臀部的疼痛仍时有残留。与骶髂关节障碍相邻的韧带，特别是骶结节韧带（STL）和髂腰韧带（ILL）的障碍容易并发和残存。为了更好地确认障碍部位，医生对阻滞效果的判断是非常重要的。如果能切实做到这一点，物理治疗师就更有信心设计出以病变韧带牵伸为中心的治疗方案，因此医生和物理治疗师的合作是非常有用的[29]。

对于骶髂关节功能障碍的物理治疗，AKA博田法是极其有效的，但是它需要高水平的徒手技术，不太容易掌握。特别是对于像骶髂关节这样活动范围非常小的关节，以AKA博田法理论背景的关节运动学、关节神经学知识是其治疗的基础[30]。即使不能直接治疗骶髂关节障碍，通过确保腰椎活动度、髋关节柔韧性等方式减轻骶髂关节的负荷，对很多病例也是有效的。此外，通过骨盆橡胶带和骨盆压迫技术来确定关节不稳定的因素，根据疼痛的程度追加进行稳定关节的腹横肌训练[31]也是有用的。在与医生一起明确病情的同时，利用徒手治疗技术，根据病理进行物理治疗，可以提高治疗效果。

ILL:
iliolumbar ligament,
髂腰韧带

参考文献

[1] Vleeming A, et al : The sacroiliac joint : an overview of its anatomy, function and potential clinical implications. J Anat, 221(6) : 537-567, 2012.
[2] Lovejoy CO : Evolution of the human lumbopelvic region and its relationship to some clinical deficits of the spine and pelvis. Movement, Stability and Lumbopelvic Pain : Integration of research and therapy (Vleeming, et al eds), p141-158, Churchill Livingstone, Edinburgh, 2007.
[3] Egund N, et al : Anatomy and histology of the sacroiliac joints. Semin Musculoskelet Radiol, 18(3) : 332-339, 2014.
[4] 博田節夫, 編著 : AKA関節運動学的アプローチ—博田法, 第2版, p3, 医歯薬出版, 2007.
[5] Bernard TN, et al : The sacroiliac joint syndrome. Pathophysiology, diagnosis and management. The Adult Spine : Principles and Practice (Frymoyer JW, ed), p2343-2363, Lippincott-Raven Publishers, Philadelphia, 1997.
[6] 村上栄一 : 仙腸関節の痛み－診断のつかない腰痛, p13-14, 南江堂, 2012.
[7] Hakata S, et al : Wirksamkeit der AK-Hakata-Methode bei der Behandlung der akuten Lumbago. Manuelle Med, 43(1) : 19-24, 2005.
[8] Kogure A, et al : A Randomized, Single-Blind, Placebo-Controlled Study on the Efficacy of the Arthrokinematic Approach-Hakata Method in Patients with Chronic Nonspecific Low Back Pain. PLoS One, 10(12) : e0144325, 2015.
[9] 黒澤大輔, ほか : 救急車で搬送された急性腰痛症に占める仙腸関節障害の頻度と臨床所見. 整形外科, 65(11) : 1132-1136, 2014.
[10] Murakami E, et al : Sacroiliac joint injection to diagnose SIJ-related pain : intra-articular or peri-articular? Osteoporose Rheuma Aktuell, 4 : 24-28, 2015.
[11] Murakami E, et al : Leg symptoms associated with sacroiliac joint disorder and related pain. Clin Neurol Neurosurg, 157 : 55-58, 2017.
[12] 村上栄一, ほか : 仙腸関節性腰殿部痛の診断と治療. MB Orthop, 18(2) : 77-83, 2005.
[13] Kurosawa D, et al : Groin pain associated with sacroiliac joint dysfunction and lumbar disorders. Clin Neurol Neurosurg, 161 : 104-109, 2017.
[14] 川上 純, ほか : 仙腸関節障害と腰椎疾患の坐位時疼痛領域の比較. 整形外科, 65(6) : 513-517, 2014.
[15] 黒澤大輔, ほか : 仙腸関節障害と腰椎疾患を鑑別できる圧痛点の検討. 整形外科, 63(12) : 1231-1235, 2012.
[16] Kurosawa D, et al : A diagnostic scoring system for sacroiliac joint pain originating from the posterior ligament. Pain Med, 18(2) : 228-238, 2017.
[17] Laslett M, et al : Diagnosis of sacroiliac joint pain : validity of individual provocation tests and composites of tests. Man Ther, 10(3) : 207-218, 2005.
[18] 黒澤大輔, ほか : 仙腸関節痛の画像診断. 脊椎脊髄, 29(3) : 181-185, 2016.

[19] Tofuku K, et al : The diagnostic value of single-photon emission computed tomography/computed tomography for severe sacroiliac joint dysfunction. Eur Spine J, 24(4) : 859-863, 2015.

[20] 吉田眞一：関節外後方靱帯リリースと関節内ブロック. 無刀流整形外科 メスのいらない運動器治療（柏口新二, 編著）, p96-100, 日本医事新報社, 2017.

[21] Murakami E, et al : Diagram specific to sacroiliac joint pain site indicated by one-finger test. J Orthop Sci, 13(6) : 492-497, 2008.

[22] Fortin JD, et al : The Fortin finger test : an indicator of sacroiliac pain. Am J Orthop (Belle Mead NJ), 26(7) : 477-480, 1997.

[23] Murakami E, et al : Treatment strategy for sacroiliac joint-related pain at the posterior superior iliac spine. Clin Neurol Neurosurg, 165 : 43-46, 2018.

[24] Kanno H, et al : Comparison of low back pain sites identified by patient's finger versus hand : prospective randomized controlled clinical trial. J Orthop Sci, 12(3) : 254-259, 2007.

[25] Murakami E, et al : Effect of periarticular and intraarticular lidocaine injections for sacroiliac joint pain : prospective comparative study. J Orthop Sci, 12(3) : 274-280, 2007.

[26] Kurosawa D, et al : Referred pain location depends on the affected section of the sacroiliac joint. Eur Spine J, 24(3) : 521-527, 2015.

[27] Kurosawa D, et al : Fluoroscopy-guided sacroiliac intraarticular injection via the middle portion of the joint. Pain Med, 18(9) : 1642-1648, 2017.

[28] Rudolf L, et al : Five year clinical and radiographic outcomes after minimally invasive sacroiliac joint fusion using triangular implants. Open Orthop J, 8 : 375-383, 2014.

[29] 佐々木 健, ほか：仙腸関節障害に合併した仙結節靱帯炎の2例. 整形外科, 69(1) : 29-31, 2018.

[30] 片田重彦, 編著：仙腸関節機能障害 AKA-博田法による診断と治療, 南江堂, 2014.

[31] 浜西千秋：腰痛性疾患にみられる「コルセット筋」の筋力低下と簡便な座位トレーニング. 日本腰痛会誌, 13(1) : 52-57, 2007.

第2篇 了解病情

第5章　了解肌筋膜性腰痛病情

摘要

■ 肌筋膜性腰痛主要分为肌筋膜疼痛综合征（myofascial pain syndrome）、竖脊肌肌腱病、躯干肌肉拉伤3种情况，均因躯干浅层肌群的过度负荷而发病。明确这些发病机理，通过改善身体功能减轻症状，可以预防复发。

引言

对于源于椎间盘、关节突关节、骶髂关节等关节结构异常引起的腰痛，以及由于神经功能异常引起的下肢痛的基础研究已经取得了实质性进展，基本阐明了其病理过程。但对于肌筋膜引起的腰痛尚缺乏基础研究，其病理和发生机制、最合适的处理方法还未被阐明。

肌筋膜相关的腰痛，分为肌筋膜性腰痛、竖脊肌肌腱病和躯干肌肉拉伤3种，本章我们将解释并推测其病理生理、发生机制和处理方法。

肌筋膜疼痛综合征

肌肉由结缔组织（筋膜，fascia）包裹，以便将肌肉收缩力传递给肌腱，使肌肉能够独立运动，同时保持肌肉与周围组织之间的滑动性。近年来，关于筋膜的研究备受关注，确认其中分布着大量的神经组织，并存在伤害性感受器[1]和如鲁菲尼小体、帕奇尼小体等本体感受器。当筋膜过度活动或不活动而引起炎症时，这些感受器会增加，疼痛敏感性提高，并且由于炎症进而引起纤维化，导致筋膜之间的滑动性降低（请参照第2篇第1章：了解病情（颈椎）的图9，p30）。

筋膜不仅包括覆盖肌肉周围的肌肉周围筋膜（muscle-related layer），还包括皮下薄且分布广泛的浅筋膜（superconfial fascia）（皮下结缔组织），以及较厚的连接全身并传递肌肉组织张力的深筋膜（deep fascia），深筋膜在保持直立位等姿势和进行动作时，具有将张力传递给全身的作用[2]。

当某肌肉发生局部损伤而引起炎症或不活动时，肌肉萎缩，筋膜周围纤维化，导致运动功能下降。在这种纤维化的筋膜产生的压痛点和硬结称为MTP，被认为是"腰痛和肩痛"的原因，这种情况引起的症状被称为肌筋膜疼痛综合征（MPS）[3]。另外，由于筋膜上存在伤害感受器，MTP疼痛作为牵涉痛，通过深筋膜可感知到更远端的疼痛。在我们临床上所治疗的病例中，尽管没有发现神经症状和神经压迫影像检查结果，但也可以认为其是腰臀部疼痛向下肢扩散的病理状况之一。

肌筋膜的纤维化导致组织的延展性和滑动性下降，引发躯干肌肉

MTP:
myofascial trigger point，肌筋膜触发点

MPS:
myofascial pain syndrome，肌筋膜疼痛综合征

功能下降，导致其他病理状况发生；身体功能下降导致局部活动下降，从而进一步引起肌肉萎缩；不适当的运动导致局部肌肉活动亢进，产生进一步的炎症，从而导致促进组织纤维化的恶性循环。另外，由于疼痛而产生周围痛觉过敏、中枢痛觉过敏，导致患者不想活动，因为他认为一活动就疼，动作和活动减少会进一步导致身体功能下降，也产生恶性循环。在保守治疗慢性腰痛时要打破这个恶性循环。

TLF:
thoracolumbar fa-
scia, 胸腰筋膜

胸腰筋膜（TLF）环绕在腰部腹壁周围，附着在腰椎横突和棘突上，筋膜内的腹横肌收缩时可增加其紧张度，有助于腰椎的稳定性[4]（图1）。在 TLF 中有丰富的神经组织，这可能成为腰痛的来源[5]。笔者在分析腰大肌和腰方肌肌肉活动的实验中，从受试者背部刺入电极线，在穿透 TLF 中层时，受试者诉说感觉到与皮肤同等程度的强烈疼痛。由此也可以认为，竖脊肌和 TLF 之间肌间筋膜的炎症和纤维化引起的滑动性障碍是腰痛的根源。

DOMS:
delayed onset mu-
scle soreness, 迟发
性肌肉疼痛

肌肉组织的反复离心性收缩会出现迟发性肌肉疼痛（DOMS），这在日常生活中很常见。一般认为，以竖脊肌为首的腰背部肌肉受到反复负荷，特别是反复的离心性收缩产生 DOMS，肌肉受到的负荷和炎症使筋膜包围的筋膜室（compartment）内压上升，刺激筋膜产生钝痛和不舒适的感觉等。此外，老年人脊椎压缩性骨折后腰椎后凸变形和前屈运动中的脊柱后凸姿势会导致筋膜室内压进一步上升，筋膜受到刺激，诱发腰痛[6]。

图 1　**胸腰筋膜（TLF）的结构**

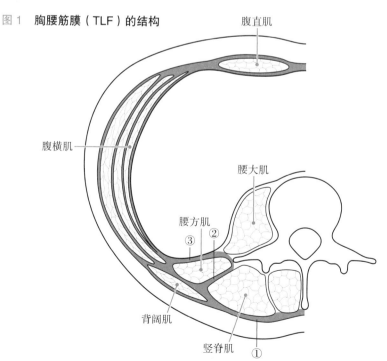

胸腰筋膜围绕着整个躯干，胸腰筋膜的浅层（①）附着在脊椎棘突上，中层（②）和深层（③）附着在横突上。腹横肌具有提高这种类似腰围结构张力的作用。

第2篇　了解病情

➤ 病例分析（图2）

STIR：
short-tau inversion
recovery，反转恢复
时间成像

23 岁男性，大学棒球选手（左利手）。每天进行 700 次挥杆练习，右腰部出现疼痛。在第 3 腰椎横突附近发现有压痛，在 MRI-STIR 影像中，在右髂肋肌前方观察到高亮度区域。这个高亮度区域沿胸腰筋膜分布，推测是由于胸腰筋膜的伤害性感受器受刺激产生了腰痛。

竖脊肌肌腱病

保持运动姿势依靠的是直接附着在脊椎上的躯干深层肌肉，但竖脊肌等躯干浅层的跨越多关节的肌肉，通过穿越多个关节也发挥作用，随着保持姿势肌肉反复进行离心性收缩，从而使牵引力持续作用于髂嵴的肌肉附着部（图3），导致肌肉和骨的结合部会发生肌腱障碍，即竖脊肌肌腱病。其发生机制被认为与肱骨外上髁炎、髌韧带和跟腱的肌腱病相同。

好发部位为髂肋肌附着的髂嵴处（图3），在该部位出现压痛时，应怀疑为本病。本病容易发生在对竖脊肌施加过重负荷的运动员身上。在出现脊柱后凸变形的老年人中，为了保持站立姿势，牵引力持续施加在竖脊肌上，也容易出现相同的问题（图4）。

图2　肌筋膜性腰痛的病例

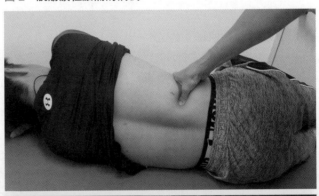

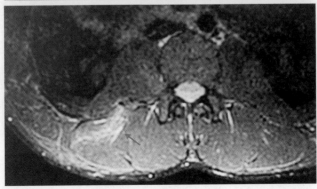

反复挥杆练习后出现腰痛。右竖脊肌外侧压痛，MRI-STIR 影像显示在横突附着部附近的外侧有高亮度变化（→）。

图 3 竖脊肌的走向和附着部位

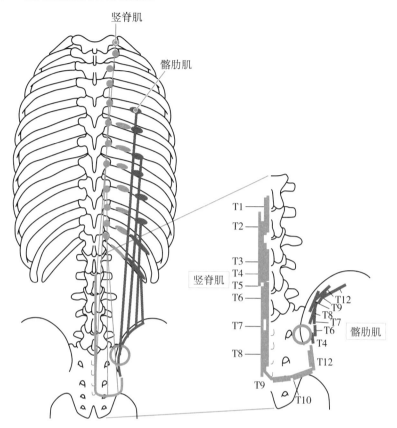

显示了竖脊肌和髂肋肌的走向，以及与骶骨、髂骨附着的部位

（SPTS2017 脊椎）

图 4 脊柱后凸对线引起的障碍

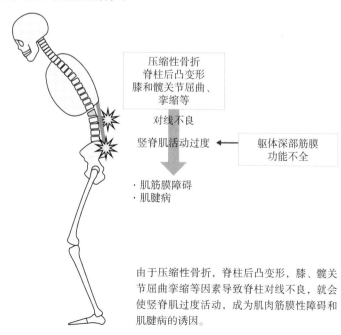

由于压缩性骨折，脊柱后凸变形，膝、髋关节屈曲挛缩等因素导致脊柱对线不良，就会使竖脊肌过度活动，成为肌肉筋膜性障碍和肌腱病的诱因。

躯干肌肉拉伤

肌肉离心性收缩时,如果对肌肉筋膜施加强大的牵伸力,就会在肌肉和筋膜的交界处产生损伤,导致肌肉拉伤。运动员发病的情况较多见,好发于跑步时腘绳肌的离心性收缩。在棒球、标枪、皮划艇和手球等需要身体突然旋转的比赛项目中,腹内斜肌和腹外斜肌也可能出现类似的肌肉拉伤。另外,笔者还曾诊治过体操选手腹直肌拉伤、网球选手腰方肌拉伤的病例(图 5)。

➤ 病例分析

22 岁,女,手球运动员。右手跳投时突然出现左侧腹部疼痛。MRI-STIR 图像显示左腹内斜肌高亮度改变,诊断为肌肉拉伤(图 5)。

肌筋膜性腰痛的评定

➤ 脊柱观察结果

在脊柱检查结果中,肌筋膜性腰痛没有特殊的症状,脊柱前屈的过程中,以及站立等动作开始时,会再次出现腰痛。另外,在左侧竖脊肌呈现肌筋膜性疼痛的情况下,左斜后屈时大多会诱发疼痛和"活动受限感"。

图 5 女子手球运动员病例

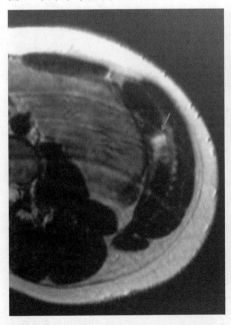
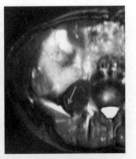

a 腰方肌损伤

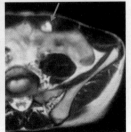

b 腹直肌损伤

跳投动作后出现左侧腹部疼痛。MRI-STIR 图像显示左腹内斜肌高信号变化,诊断为该部位肌肉损伤(肌肉拉伤)。

▶ 压痛部位

压痛多发生在竖脊肌外侧，应根据其部位与其他腰部障碍进行鉴别。

▶ 影像检查

虽然很少出现影像检查结果阳性，但当怀疑肌肉拉伤时，应拍摄 MRI-STIR 图像，以确定损伤部位及其程度。

▶ 其他（俯卧伸髋试验，prone hip extension test，图 6）

俯卧伸髋试验可用作评定竖脊肌过度活动的方法。在俯卧位下进行下肢的主动上抬运动时，利用竖脊肌活动引起的骨盆前倾运动来上抬下肢，若有肌腱病的人会诱发疼痛，则判断该试验为阳性。

肌筋膜性腰痛的发病机制（图 7）

为了支持不稳定的脊柱进行稳定的运动，不仅需要躯干肌群的肌力，还需要调整其收缩时机的精细活动模式。因此，由于躯干肌肉功能的下降，预测会发生以下问题，产生各种各样的障碍。

①肌肉、筋膜的纤维化和滑动性障碍

　　→ 发生肌筋膜疼痛综合征

②牵引力过大造成的损伤或障碍

　　→导致肌腱病、躯干肌肉拉伤、撕裂性骨折

③胸腰筋膜牵引力下降

　　→腰椎节段不稳定，引起椎间关节病变和椎间盘病变

④骨盆附着肌群牵引力不足，协调性下降

　　→盆腔环不稳定，引起骶髂关节紊乱和盆腔髋关节紊乱

图 6　俯卧伸髋测试

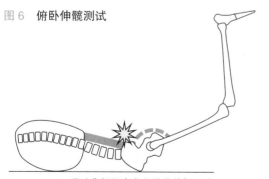
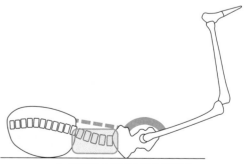

　　a　通过背部肌肉产生骨盆前倾运动　　　　　　　　b　通过臀大肌产生髋关节伸展

在俯卧位、膝关节屈曲位，指示患者主动上抬下肢，通过竖脊肌的收缩引起骨盆前倾，从而抬高下肢，在竖脊肌的肌腱处诱发疼痛（a）。

如果通过躯干深部肌肉的活动使躯干稳定，并通过臀大肌的活动产生髋关节伸展动作，就不会诱发腰痛（b），因此，需要进行运动康复来实现这样的肌肉活动模式。

图 7 躯干肌的功能及其功能不全产生的障碍

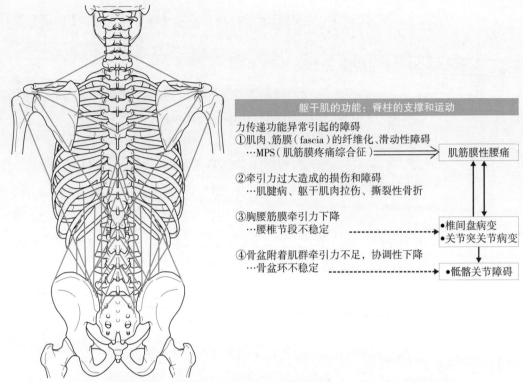

躯干肌的功能：脊柱的支撑和运动

力传递功能异常引起的障碍
①肌肉、筋膜（fascia）的纤维化、滑动性障碍
　…MPS（肌筋膜疼痛综合征）　　　　　　　　→ 肌筋膜性腰痛

②牵引力过大造成的损伤和障碍
　…肌腱病、躯干肌肉拉伤、撕裂性骨折

③胸腰筋膜牵引力下降
　…腰椎节段不稳定　　　　　　　　　　　　● 椎间盘病变
　　　　　　　　　　　　　　　　　　　　　● 关节突关节病变

④骨盆附着肌群牵引力不足，协调性下降
　…骨盆环不稳定　　　　　　　　　　　　　● 骶髂关节障碍

躯干肌、筋膜具有传导力的功能，负责脊柱的支撑和运动。由于该功能的失效，会产生肌肉和筋膜性腰痛、躯干肌肉拉伤、肌腱病以及伴随腰椎节段不稳定的椎间盘病变和关节突关节病变，由于骨盆环的不稳定性，会产生骶髂关节障碍等。根据这样的因果关系，肌肉和筋膜性腰痛多与其他组织诱发的腰痛并发。

躯干肌肉功能异常不仅是肌肉和筋膜性障碍的发病机制，而且与其他腰部障碍的发生也有关系，因此，肌肉和筋膜性障碍与其他腰部障碍并发的情况较多见。

基于发病机制的处理方法

在做旋转动作和跳跃着地等急速减速时等姿势时，肌肉会产生离心性收缩，对肌筋膜、肌腱及其附着部产生较大的牵张力，如果牵张力超过肌肉和肌筋膜的最大极限值，就会导致不同程度的损伤。肌肉包括跨越多个关节的多关节肌和位于关节周围的单关节肌，负责支撑关节的主要是位于关节附近的慢肌纤维丰富、耐力高的单关节肌肉。如果单关节肌的功能因某种原因而下降，多关节肌的活动比例就会增加，这种反复的负荷会导致肌肉疼痛和肌腱障碍，肌肉如果在短时间内承受非常大的力量就会产生损伤，这是四肢、躯干肌肉共同的损伤机制。躯干的单关节肌是以直接附着在脊椎上的腹横肌、多裂肌为代表的躯干深层肌群，多关节肌包括竖脊肌、腹外斜肌。可以预测，由于躯干深层肌的活动时机延迟和肌肉活动不足等引起的功能下降，会增加多关节肌的负荷。因此，在运动时，需要增强运动中躯干深层肌的功能。

此外，躯干深层肌的活动可以提高脊柱和骨盆的稳定性，使四肢运动更协调有力。例如，在俯卧位进行伸展髋关节的动作时，主要以臀大肌、腘绳肌为主进行活动，但也有利用竖脊肌进行骨盆前倾运动使下肢上抬的运动策略。如果反复进行这样的动作，就会由于竖脊肌的过度活动而产生肌肉疼痛和肌腱障碍。实际上，如果对有竖脊肌肌腱障碍的患者，指示患者在俯卧位上抬下肢，则会伴随前述的骨盆前倾运动，同时再次出现腰痛（prone hip extension test，图 6）。根据 Oh 等人的报告[7]，俯卧位抬高下肢时，测量竖脊肌、臀大肌、腘绳肌的肌肉活动，然后通过收腹（draw in）促进腹横肌收缩，同时进行相同肌肉的测量，结果显示，通过收腹能抑制竖脊肌的活动，可以增加臀大肌的肌肉活动。因此，对于伴有竖脊肌过度活动的患者，可以在运动时增强腹横肌的活动，促进更好的肌肉控制（motor control），从而抑制竖脊肌的活动。

从同样的运动控制观点出发，我们探讨了硬拉和着地动作中，背部、臀部、大腿后面的深筋膜对连续的后方肌肉筋膜的负荷（图 8）。通过躯干深部肌肉的活动，腰椎骨盆成为一个单元（one unit theory）[8]，在获得腰椎和骶髂关节稳定性的状态下，臀大肌做伸髋动作使身体伸展是合理的。但是，如果躯干深层肌和臀大肌的功能下降，腰椎的稳定性就会下降，竖脊肌会发生离心性收缩，反复此动作会引起肌筋膜性

图 8　硬拉和着地动作对后方肌肉筋膜连接的负荷

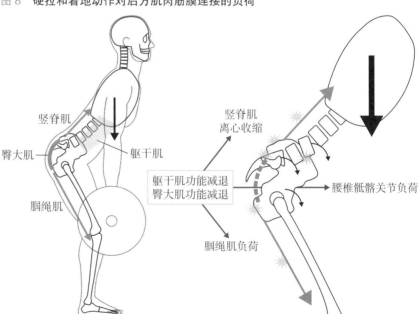

躯干深层肌和臀大肌的功能是稳定脊柱、骨盆，臀大肌肌力有利于进行躯干、骨盆、大腿的伸展。如果躯干肌功能和臀大肌功能下降，就会引起竖脊肌过度活动，导致肌筋膜性腰痛或附着点病变。另外，由于腰椎和骨盆的不稳定性，导致椎间盘障碍、椎间关节障碍、骶髂关节障碍；由于腘绳肌的负荷增加，导致在坐骨结节的附着处拉伤和肌肉拉伤。

腰痛和肌腱障碍。同时，腰椎和骨盆的不稳定也会导致关节突关节障碍、椎间盘障碍和骶髂关节障碍。并且，腘绳肌代替臀大肌控制骨盆的前倾，发生离心性收缩，与竖脊肌一样，会导致在坐骨附着处的肌腱拉伤和肌肉拉伤。因此，为了预防这些损伤的发生，需要在适当的时机激活躯干深层肌和臀大肌的运动控制。

虽然对肌筋膜性腰痛没有统一的干预方法，但是在俯卧位伸髋动作和各种稳定性（stabilization）体操等方法中，需要反复促进腹横肌的收缩和臀大肌活动，并要训练中枢神经系统控制的肌肉协调性。另外，如功能训练、瑜伽、普拉提和太极拳等的运动干预，也是提高肌肉协调性的有效方法。

除了这些措施外，我们认为维持骨盆、髋关节和膝关节的活动度以矫正脊柱的后凸对线，以及通过有氧运动提高竖脊肌的耐力也是有效的（图9）。

肌筋膜性腰痛的治疗方法

肌筋膜性腰痛通常不需要进行手术治疗，可采用以下保守治疗处理。

➤ 药物治疗

对于肌肉筋膜性腰痛，在急性期使用消炎镇痛药抑制炎症。除口服药物外，经皮吸收药物在日本也经常被使用。

➤ 阻滞注射

由于肌筋膜的纤维化和炎症，以往就有向肌筋膜触发点（myofascial trigger point）进行三点阻滞注射的方式，不过，近年来采用了在超声影像引导下注入生理盐水等以去除筋膜间粘连的治疗方法（超声引导下筋膜分离）。肌筋膜性腰痛的疼痛部位因人而异，多见于多裂肌、最长肌、髂肋肌的肌间筋膜和这些筋膜的骨附着部位（腰椎横突前端，

图9　肌筋膜性腰痛的运动疗法

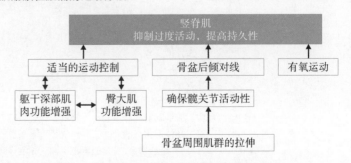

通过抑制竖脊肌在各种动作中的过度活动和增加耐力来预防运动障碍。

副突 accessory process）（图 1），可在该部位进行阻滞注射。有报告指出，对于肌间筋膜的滑动性障碍所产生的疼痛，不必使用局部麻醉药，通过生理盐水进行粘连分离（hydro- release），也能起到良好的改善疼痛作用。

▶ 物理治疗

温热治疗、超声波治疗、牵引治疗、按摩、针灸等各种各样的干预方法作为替代治疗已被认可，如果能在了解肌筋膜性腰痛的病理机制的基础上，在分离肌间筋膜粘连的同时，进行按摩等干预方式，效果会更好。

▶ 矫形器治疗

以减轻竖脊肌的负荷为目的，用于急性期症状较重时。但是，如果在疼痛减轻后继续使用的话，会由于肌肉的不活动而导致肌肉萎缩，可能还会导致恶性循环，因此要配合运动疗法，以获得正确的运动控制。

▶ 运动治疗

为了防止腰痛的复发和慢性化，有必要对每个人的身体特点进行评定，明确身体功能下降的情况，并通过运动康复来改善。根据图 9 所示的障碍发生机制进行运动干预。具体来说就是，指导以提高躯干深部肌肉功能为目标的收腹（Draw- in）等腹横肌单独收缩训练[8]，保持臀大肌功能，以及确保伸髋活动度的髂腰肌、股直肌的拉伸训练。

结语：对物理治疗师的期望

肌筋膜性腰痛是由身体功能下降引起的症状，因此需要治疗师推断其病因，并采取相应的对策。

参考文献

[1] Mense S, et al : Evidence for the existence of nociceptors in rat thoracolumbar fascia. J Bodyw Mov Ther, 20(3) : 623-628, 2016.

[2] Klingler W, et al. Clinical Relevance of Fascial Tissue and Dysfunctions. Curr Pain Headache Rep, 18(8) : 439, 2014.

[3] Ramsook RR, et al : Myofascial Low Back Pain. Curr Pain Headache Rep, 16(5) : 423-432, 2012.

[4] Willard FH, et al : The thoracolumbar fascia : anatomy, function and clinical considerations. J Anat, 221(6) : 507-536, 2012.

[5] Tesarz J, et al : Sensory innervation of the thoracolumbar fascia in rats and humans. Neuroscience, 194 : 302-308, 2011.

[6] 紺野慎一，ほか：腰椎背筋群のコンパートメント内圧上昇と腰痛. 臨床整形外科, 28(4) : 419-426, 1993.

[7] Oh JS, et al : Effects of Performing an Abdominal Drawing-in Maneuver During Prone Hip Extension Exercises on Hip and Back Extensor Muscle Activity and Amount of Anterior Pelvic Tilt. J Orthop Sports Phys Ther.37(6) : 320-324, 2007.

[8] 金岡恒治：腰痛の病態別運動療法-体幹筋機能向上プログラム. p4-7, 文光堂, 2016.

第6章　各种脊椎手术的适应证及其特点

摘要

■ 对脊椎的手术，大致可分为前路法和后路法，基本上是通过①减压、②融合、③矫正或复位的组合进行。

■ 颈椎的椎弓成形术（椎管扩大术）是针对脊髓型颈椎病广泛进行的后路减压术。长期效果稳定，但存在轴性疼痛和C5麻痹等问题。

■ 颈椎前路融合术是从前方切除脊髓和神经根的压迫性病变，以改善症状的手术方式。虽然可以避免颈部后方肌肉群的创伤，但从长期来看，存在邻接椎体间功能障碍的问题。

■ 腰椎间盘突出症的手术治疗效果稳定，近年来微创手术也一直在发展，但存在突出症复发的问题。

■ 对于腰椎椎管狭窄症，进行单独解压术或联合脊椎融合术。脊椎融合术是通过移植骨的植入完成的。因此，需要以月为单位进行仔细的术后病程观察。

引言

脊椎的手术，基本上是通过①减压、②融合、③矫正或复位的组合进行的。为了理解脊椎手术的手术方式，首先要确认手术部位，在哪个脊椎节段进行。另外，还需要确定脊椎手术方式是前路还是后路，入路不同手术特点也有很大的不同。在开始脊椎术后的物理治疗时，需要与医生沟通，确认手术方式及其特点，建议仔细查看患者的手术记录。本节介绍一些代表性的手术方式。

颈椎弓成形术（椎管扩大术）

▶ 手术的适应证

椎弓成形术可以说是颈椎后路法的代表性手术，到目前为止，日本已经设计并广泛普及了很多术式[1-4]。适用疾病是由颈部椎管狭窄引起的脊髓型颈椎病，患者有步行障碍和手的精细运动障碍等脊髓症状，若呈进行性，则需要手术治疗[5]。即使患者神经症状较轻，如果MRI显示硬膜管明显受到压迫，并且能够确认脊髓内的信号改变时，可以考虑早期手术。颈椎病、颈椎间盘突出症、颈椎后纵韧带骨化等疾病，都可以实行此手术，特别是发现存在多椎间狭窄的情况下，手术效果更好，是一个很好的适应证。此外，单椎管狭窄伴随着发育性椎管狭窄，在需要扩大多节段的椎管时也可以实施手术。

椎弓成形术的减压效果是通过扩大椎管，使脊髓能够在椎管内向后方移动而得到的。因此，对于存在严重颈椎后凸的病例，有脊髓不向后方移动的情况，此时脊髓的压迫无法解除。在这种情况下通过联合前方解压术或融合术（后方使用器械），形成颈椎前凸来解除压迫。

➤ 手术概要

椎弓成形术大致分为单开门式[2]和双开门式[4]（图 1）。

在单开门式中，在骨膜下剥离两侧椎旁肌，在椎弓和关节突关节突起的交界处垂直切割一侧的椎弓，然后在对侧的椎弓上开出侧沟作为铰链，打开椎弓。当两侧的压迫有差异时，以压迫较强的一侧为打开侧。为了保持扩大的椎弓，使用羟基磷灰石制成的间隔物填充。

在双开门式中，在骨膜下剥离两侧的椎旁肌，在两侧的椎弓和关节突关节突起的交界处开出侧沟，在正中垂直切割棘突，向两侧扩大椎弓。在扩大的椎弓上用尼龙线等缝合固定羟基磷灰石间隔物（图 2）。

无论哪种手术方式，在脊髓减压方面都能获得稳定的长期疗效。但术后存在轴性疼痛和颈椎活动区域下降的问题[6]。轴性疼痛是指颈椎后路手术后颈部和肩部周围的疼痛增强，发生率为 10% ～ 20%，但各医疗机构之间存在差异[5]。为了预防轴性疼痛，有报告指出，术中将项韧带作为一个整体保存不破坏、将颈半棘肌重新缝合到颈椎、纵切棘突前端、保留 C2 或 C7 棘突并选择性地进行椎弓成形术等各种各样的方法。

图 1　**椎弓成形术**

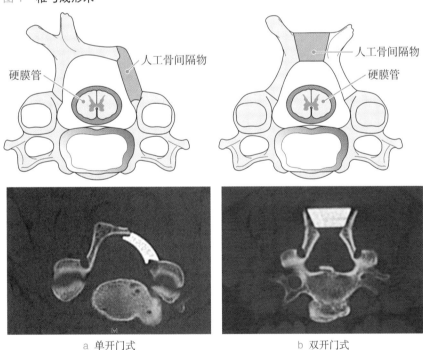

人工骨间隔物

硬膜管

人工骨间隔物

硬膜管

a 单开门式　　　　　　　　　　b 双开门式

（上图：引自文献 7）

图 2　双开门式椎弓成形术

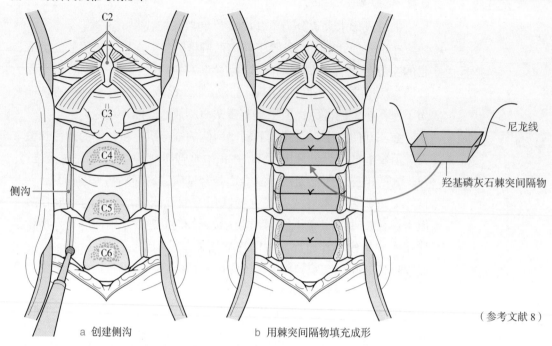

a 创建侧沟　　　　　b 用棘突间隔物填充成形

（参考文献 8）

➤ 进行物理治疗时的注意事项

手术当天在床上静养。手术后的第 2 天，如果全身状态稳定，坐在床边后，允许起立和步行。基本上不需要佩戴颈椎矫形器。根据机构的不同情况，休息 1 ～ 2 周后，进行软固定（有报告显示，术后早期去除外固定开始运动治疗对减轻轴性疼痛有效）。术后第 2 天拔除引流管，循序渐进地进行站立、步行练习、四肢肌力训练以及功能训练（手指精巧运动练习、ADL 练习）。

术后，可能出现三角肌和肱二头肌等上肢近端肌的肌力下降（C5麻痹）的情况。约 5% 的病例会发生，至于发病机制有神经根障碍学说和脊髓障碍学说，但至今还没有得出结论。

ADL:
activities of daily living，每日生活活动

颈椎前路减压融合术

➤ 手术的适应证

颈椎前路减压融合术是针对脊髓和神经根的压迫性病变，从前方切除病变以改善症状的手术方式。如果压迫病变在脊髓前方，就可以直接切除病变。其优点包括：恢复狭窄的椎体间高度，稳定不稳定的椎体间隙，矫正畸形，以及避免颈后方肌群的侵袭。

适应证为颈椎间盘突出症、脊髓型颈椎病、神经根病、颈椎后纵韧带骨化、颈椎损伤等，主要适用于脊髓或神经根从前方受到压迫而呈现症状的情况。特别是当椎管的前后直径较宽，脊髓压迫部位限定在 1 ～ 2 椎间时，多选择颈椎前路减压融合术 [5]。

➤ 手术概要

在颈椎前路融合术中，切除病变水平的椎间盘、骨赘、骨化的韧带进行减压，摘除一部分椎体，插入自体骨和植入物以固定椎体间（图3）。与从后路的椎弓成形术相比，可以直接去除骨赘和椎间盘等前方压迫病变。另外，通过向椎体间进行骨移植，具有固定椎体间以获得稳定性，矫正局部畸形（前凸和极度后凸）以获得良好的对线等优点。其缺点是，难以处理上述 3 个椎体间以上的多椎体间病变或发育性椎管狭窄；与后路相比，颈部的器官、血管、神经的并发症风险较高。

图3　颈椎前方减压融合术

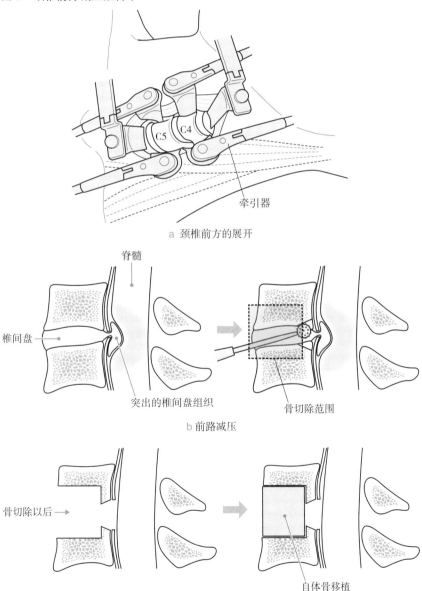

牵引器

a 颈椎前方的展开

脊髓

椎间盘

突出的椎间盘组织

骨切除范围

b 前路减压

骨切除以后 →

自体骨移植

c 自体骨移植融合

（a: 引用文献 9 中的修改）

第2篇　了解病情

81

根据喉返神经的走向，从左侧的前颈部进入椎体前方。在胸锁乳突肌内侧，向外避开颈动脉鞘，向内避开气管、甲状腺、食道，经肌间到达椎体前面。切除椎间盘后，在椎体上形成矩形骨沟。在对椎体后缘进行骨性减压后，切除后纵韧带，此时，如果发现游离的突出物等，则将其摘除。根据术前压迫的程度，可对神经根部减压。

接着，从自体髂骨中采集移植骨，将其插入次全切除的骨沟中。对于固定范围较长或高度不稳定的病例，可能需要用钢板固定。根据术中的固定性和骨质不同，术后的治疗也不同。作为前方减压融合术的特征性并发症，包括骨质流失、骨不连、采骨部位疼痛、喉返神经麻痹（声嘶）、食道损伤等。

➤ 进行物理治疗时的注意事项

术后 1 ~ 3 个月佩戴颈托，主要限制颈椎做前屈后伸动作。无论是否使用植入物，本手术方式优先考虑进行骨愈合，避免颈部负荷的运动。另外，由于是从自体髂骨进行取骨，因此在术后早期，要避免附着于取骨部的肌肉群受到负担较大的运动。在考虑到全身状态和颈部休息的同时，进行站立、步行、肢体力量训练和功能训练（手指精细运动练习、ADL 练习）。

腰椎间盘突出切除术

➤ 手术的适应证

椎间盘突出症的治疗以保守治疗为基础。但是，在实施 3 个月以上的保守治疗后日常生活动作仍受限制的情况下，或由于剧烈疼痛而通过药物治疗和阻滞治疗无法减轻症状，或由于工作原因没有时间进行保守治疗的情况下，可以考虑手术治疗。另一方面，如果有膀胱直肠功能障碍，适合紧急手术，如果有进行性肌力下降的情况，也推荐早期手术。

➤ 手术概要

腰椎间盘突出症的手术治疗，一般采用直接切除突出症的后入路法。在后方椎间盘摘除术中，可以大致分为改良 LOVE 法的直视下、显微镜下以及内窥镜下（MED 法）三类。近年来，也开始进行局部麻醉下的经皮内窥镜下椎间盘摘除术（PED 法）（图 4）。

直视下和显微镜下椎间盘摘除术是切开 2 ~ 4cm 的正中纵向皮肤切口，经后路进入，将突出或脱出侧的椎旁肌（多裂肌）剥离到骨膜下，将椎弓的一部分和关节突关节内侧打开，切除部分黄韧带露出硬脊膜。通过肉眼、放大镜、显微镜检查硬脊膜和神经根，仔细剥离，摘除突出物。

MED:

microendoscopic discectomy，显微内窥镜椎间盘切除术

PED:

percutaneous endoscopic discectomy，经皮内窥镜椎间盘切除术

图 4　MED 法和 PED 法

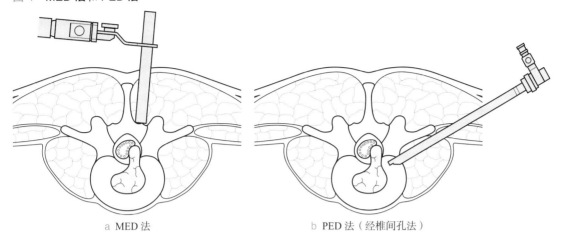

a　MED 法　　　　　　　　　　　b　PED 法（经椎间孔法）

显微内窥镜椎间盘切除术（MED 法）是通过约 1.5 ～ 2 cm 的皮肤切口，经多裂肌到达椎弓背面 / 硬脊膜外，在内窥镜下切除突出的椎间盘。对于这些治疗方法，有很多研究比较了后入路法中的显微镜下手术、内窥镜下手术和通常的改良 LOVE 法，其长期的术后效果都是类似的[10]。

在所有手术中，无论皮肤和肌肉组织的创伤程度如何，对椎间盘的处理和创伤基本相同。因此，内窥镜手术即使是微创手术，对术后运动早期和重体力劳动的早期恢复也应该慎重。据报告，在平均调查期间为 3.6 年的 MED 法中长期调查中，复发率为 10.8%，其中半数为 MED 术后 1 年以内的复发，与其他方法的复发时间相比，其复发时间更早[11]。

各类突出症切除术的并发症包括神经根损伤、麻木和感觉障碍增强、硬脊膜损伤、血肿压迫所致麻痹、伤口感染和深静脉血栓形成。

▶ 进行物理治疗时的注意事项

椎间盘内压受到前屈运动和负荷的强烈影响。因此，要避免椎间盘的早期负荷。为了术后早期恢复运动，包括日常生活在内都要特别注意（长时间乘车旅行等）。众所周知，向尾侧移动的突出症容易复发[11]。

腰椎椎弓切除术

▶ 手术的适应证

腰椎椎弓切除术和腰椎开窗术（fenestration）是主要适用于腰椎椎管狭窄症的手术方式，在椎管内从后方切除压迫神经的椎弓和黄韧带。最近，以减轻术后疼痛和预防腰椎术后不稳定性为目的，开展了仅切除神经压迫部位，保留肌肉附着部的棘突和背肌的手术。症状轻微时或发病初期进行保守治疗。在生活指导中，除了避免诱发症状的动作（腰椎伸展动作等）之外，通过药物治疗、阻滞治疗、矫形器治疗、物理治疗、运动治疗等，也可以获得一定的效果，但是如果存在膀胱直肠功能障碍等马尾障碍、进行性肌力下降、严重的步行障碍而对日常生活造成影响的情况下，则应考虑手术。

> ## 手术概要

针对腰椎椎管狭窄的手术目的是消除被压迫的神经根和马尾的压力。以前一般是切除后方的部分椎弓，但是为了保留后方支持组织，研究设计了使用显微镜、内窥镜的微创手术手法。如果腰椎伴有不稳定性，或减压可能加重不稳定性，则考虑联合脊椎融合术。

腰椎后路方法中，有各种各样的途径到达椎弓、椎管。在开窗术中，将两侧的椎旁肌从棘突上剥离，暴露椎弓。纵切棘突椎弓切除术不损伤脊旁肌和棘上、棘间韧带等后方脊柱支持组织，并且保留脊旁肌附着处，能够获得与传统的椎弓切除相同的广阔视野（图 5a）。也可以将症状严重侧的脊旁肌从棘突上剥离，切除棘突的根部，进行双侧减压（图 5b）。暴露术野后通过肉眼、放大镜、显微镜或内窥镜进行神经减压。进行骨切除时，上位椎弓是到黄韧带附着部，下位椎弓是从上关节突经椎弓根部至椎间孔入口部，包括神经根在内的结构进行充分的减压。切除骨切除部位的黄韧带，对硬膜外静脉丛充分止血，确认正下方的椎间盘无压迫后，插入引流管后术毕。

并发症包括神经损伤、硬脊膜损伤、血肿压迫导致的麻痹、伤口感染和深静脉血栓等形成。

图 5　腰椎后路减压术

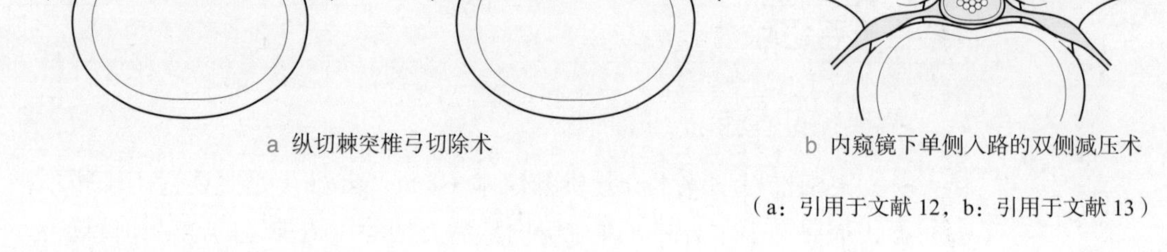

a 纵切棘突椎弓切除术　　　b 内窥镜下单侧入路的双侧减压术

（a：引用于文献 12，b：引用于文献 13）

▶ **进行物理治疗时注意事项**

腰椎椎管狭窄的患者大多是老年人，除了腰椎外，也常伴有其他运动器官疾病，如骨关节炎等。因此，有必要制定将伴有的疾病也考虑在内的康复计划。术后第 1 ～ 2 天拔除引流管后，多数医疗机构并没有规定休息时间的长短，但要阶段性地、慎重地进行站立、步行练习、四肢肌力训练。

腰骶椎部融合术（结合器械）

▶ **手术的适应证**

腰椎融合术是以相邻腰椎骨愈合为目的的手术方式。椎体之间骨愈合手术方式（椎体间融合术）根据腰椎的前方入路方式的不同，方法有很多，具体见下文。腰椎的后方入路途径，即横突和关节突关节进行骨愈合的手术方式为后侧方融合术（图 6）。

腰椎融合术是针对以下病症进行的：①椎管不稳定引起的神经症状和疼痛；②神经减压等手术操作引起不稳定性的病症；③脊柱后凸和侧弯等脊柱畸形引起姿势平衡不良，日常生活动作和 QOL 下降的病症。适应证包括腰椎退行性滑脱症、峡部裂滑脱症、伴有不稳定性的腰椎间盘突出症、椎管狭窄症、腰椎后凸等。在再次手术病例中需要扩大减压范围时也可以实施该术式。

对于腰椎退行性疾病产生神经症状的病例，首先要考虑进行椎弓切除等神经减压手术。是否并用融合术要综合考虑患者有无腰痛、神经症状、影像学上的不稳定性、脊柱变形的程度、姿势的平衡、患者的年龄职业和活动度、全身状态等来判断。

近几年的腰椎融合术，由于内固定材料的进步，使用金属材料的器械手术成为主流，后续治疗的简化成为可能。然而在伴有骨质疏松

QOL：
quality of life, 生活质量

图 6 腰椎融合术植骨的差异

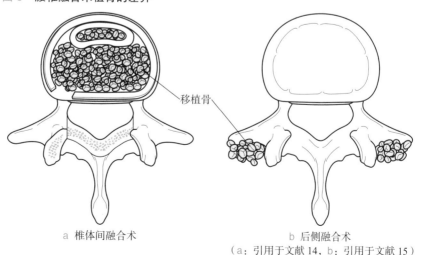

移植骨

a 椎体间融合术   b 后侧融合术
（a：引用于文献 14，b：引用于文献 15）

症的患者中，由于担心术后内固定材料有断裂和脱落的风险，所以在后续治疗中需要特别注意。

➤ 手术概要

针对固定前部的椎体间融合术包括以下几种方式：后路腰椎椎体间融合术（PLIF），其涉及多裂肌和椎旁肌的损伤；经椎间孔椎体融合术（TLIF）；以及从前方入路且不损伤后方肌群的前路椎体间融合术（ALIF）。另外，近年来，从侧方进行椎体间融合的侧路腰椎椎体间融合术（LIF）迅速普及，有经腰大肌进行的 XLIF，还有为了避免对腰大肌的损伤和对腰神经丛的影响经腰大肌前缘进行的 OLIF（图7）。在外侧入路的手术方式中，会损伤手术进入侧的腹斜肌群和腹横肌。

在 PLIF 中，通过从后方进入，切除两侧的关节突关节、黄韧带，对硬膜囊进行减压，然后从硬膜外侧到达椎间盘，切除椎间盘，插入自体骨或者人工间隔物。钉入椎弓根螺钉，用连接棒紧固，固定椎体间。它的优点是不仅可以扩大正中的椎管，并通过扩大椎间盘间隙对椎间孔的神经根进行减压，而且还可以矫正椎体滑脱，支持前方的负重，能在周围得到牢固的初期固定。

在 TLIF 中，为了避免 PLIF 中牵拉神经组织的缺点，切除一侧的关节突后进入。从侧面对硬膜囊进行减压后，在不直接牵拉神经组织的情况下切除对侧椎间盘，与自体骨一起，向左右侧插入回旋镖型等较宽的间隔物。

ALIF 可以直接从椎间盘进入，通过大幅度切除椎间盘，可为椎体融合提供宽阔可靠的骨床。适应证包括存在椎体间不稳定性的退行性疾病、外伤、感染症、肿瘤。有时使用自体髂骨移植和脊椎钛笼的方法。

PLIF:
posterior lumber interbody fusion，后路椎体间融合术

TLIF:
transforaminal lumber interbody fusion，经椎间孔椎体间融合术

ALIF:
anterior lumber interbody fusion，前路椎体间融合术

LIF:
lateral lumber interbody fusion，侧路椎体间融合术

XLIF:
extreme lateral interbody fusion，极外侧椎体间融合术

OLIF:
oblique lateral interbody fusion，斜外侧椎体融合术

图7　椎体间固定术的不同路径

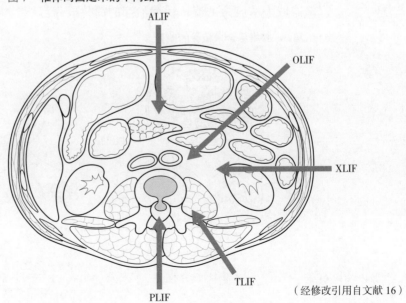

（经修改引用自文献 16）

在 XLIF 和 OLIF 中，通过使用专用的牵引器和光源，可以以最小的创伤进行椎体间融合。另外，与 ALIF 的不同点是，可以切除包括对侧在内的外侧纤维环，并可以插入延伸到椎体横径的大型脊椎钛笼，有效地复位椎体间高度。因此，多用于退行性滑脱和退行性侧弯等脊柱变形病例。

固定后方的手术方式有后外侧椎体融合术（PLF），从横突开始固定椎弓、关节突关节。PLF 是通过部分椎弓切除减压后，从上下横突到关节突间部、关节突关节外侧以及关节突关节的皮质骨进行新鲜化后骨移植。虽然通过椎弓根螺钉进行固定，但由于前方的支撑性比 PLIF 少，因此需要注意螺钉的负担较大。

PLF：
posterolateral fusion,
后外侧融合术

这些脊椎融合术的并发症有感染、神经根障碍、脑脊液漏、血肿、肺栓塞等。从中长期来看，有骨不连、邻近椎体间退行性改变等。随着联合使用内固定器的情况越来越多，感染和金属内固定器折损等并发症的发生率也会变高。并发症还包括髂骨的采骨部疼痛。

▶ 进行物理治疗时的注意点

为了取得良好的长期效果，骨愈合是很重要的。应指导患者佩戴腰围的方法和时间。在考虑全身状态的同时，进行站立、步行训练、四肢力量训练。

参考文献

[1] 小山正信, ほか：頸椎椎弓切除術の一新術式の試み. 中部整災誌, 1：792-794, 1973.
[2] 平林 洌：頸椎症に対する広報除圧術としての片開き式頸部脊柱管拡大術について. 手術, 32：1159-1163, 1978.
[3] 辻 陽雄：En-bloc laminectomy. 整形外科, 29：1755-1761, 1978.
[4] 黒川高秀, ほか：棘突起縦割法脊柱管拡大術. 別冊整形外科, No.2, 頸椎外科の進歩（小野村敏信, ほか編）, p243-250, 南江堂, 1982.
[5] 頸椎症性脊髄症診療ガイドライン策定委員会 編：頸椎症性脊髄症診療ガイドライン2015, 改訂第2版, 南江堂, 2015.
[6] Wada E, et al:Subtotal corpectomy versus laminoplasty for multilevel cervical spondylotic myelopathy a long-term follow-up study over 10 years. Spine, 26(13)：1443-1447; discussion 1448, 2001.
[7] 本郷道生, ほか：頸部脊柱管拡大術. 整形外科術後理学療法プログラム, 改訂第2版（島田洋一, ほか編）, p14, メジカルビュー社, 2014.
[8] 石井 賢：片開き式頸椎椎弓形成術（ELAP）. OS NEXUS, No.2 頸椎・腰椎の後方除圧術（西良浩一, ほか編）, p24, メジカルビュー社, 2015.
[9] 宮本 敬：頸椎椎体亜全摘前方除圧固定術. OS NEXUS, No.6 脊椎固定術 これが基本テクニック（西良浩一, ほか編）, p94, メジカルビュー社, 2016.
[10] Li X, et al：Tubular microscopes discectomy versus conventional microdiscectomy for treating lumbar disk herniation: Systematic review and meta-analysis. Medicine (Baltimore), 97(5)：e9807, 2018.
[11] Matsumoto M, et al：Recurrence of lumbar disc herniation after microendoscopic discectomy. J Neurol Surg A Cent Eur Neurosurg, 74(4)：222-227, 2014.
[12] 渡辺航生：腰部脊柱管狭窄症に対する棘突起縦割式椎弓切除術. OS NEXUS, No.2 頸椎・腰椎の後方除圧術（西良浩一, ほか編）, p140, 142, メジカルビュー社, 2015.
[13] 中西一夫, 長谷川 徹：内視鏡下片側進入両側除圧術（MEL）. OS NEXUS, No.2 頸椎・腰椎の後方除圧術（西良浩一, ほか編）, p157, メジカルビュー社, 2015.
[14] 篠原 光, 曽雌 茂：TLIF（経椎間孔的腰椎椎体間固定術）. OS NEXUS, No.6 脊椎固定術 これが基本テクニック, p116, メジカルビュー社, 2016.
[15] 本郷道生, ほか：インストルメント併用腰仙椎部固定術. 整形外科術後理学療法プログラム, 改訂第2版（島田洋一, ほか編）, p35 メジカルビュー社, 2014.
[16] Mobbs RJ, et al：Lumbar interbody fusion: techniques, indications and comparison of interbody fusion options including PLIF, TLIF, MI-TLIF, OLIF/ATP, LLIF and ALIF. J Spine Surg, 1(1)：2-18, 2016.

第7章 慢性腰痛

摘要

■ 慢性腰痛并不是单纯的急性腰痛迁延的状态，常常是非器质性因素导致病情复杂化的结果。
■ 在筛选是否存在心理和社会因素方面，BS-POP是有用的。
■ 慢性腰痛患者的治疗要点在于建立信任的关系。对于无法根据物理治疗学检查和影像检查结果做出合理解释的患者，及时向患者说明那些无法解释也不能解决的问题。
■ 针对慢性腰痛患者，治疗师最重要的素质是倾听患者的痛苦、感同身受，并以关怀和支持的态度陪伴患者。

引言

一直以来，腰痛不管其原因如何，都按照患病时间分为急性腰痛和慢性腰痛。一般来说，"持续3个月以上"是慢性腰痛的基准[1]。但是，虽说都是慢性腰痛但包括的内容并不相同，慢性腰痛并不是单纯的急性腰痛迁延的状态。在慢性腰痛中，由于非器质性因素导致病情复杂化的情况也不在少数。

慢性腰痛的诊断要点

➤ 容易被忽视的疾病

在诊断腰痛时，重要的是不能忽视严重的病情，如肿瘤、感染、骨折、外伤等。急性病程的诊断比较容易，但在临床症状平稳的情况下，有时没有进行必要的检查就盲目地进行治疗，因而忽略了严重的病情状况和创伤（图1）[2]。尤其要注意运动器官之外容易被忽视的病症，如腹腔内脏损伤及妇科疾病等。此外，因恶性肿瘤（原发性或转移性）而引起的腰背痛患者虽然不到百分之一[3]，但由于关系到生命预后，因此有必要时刻留意。所以，对于既往有癌症病史（特别是前列腺癌、肺癌和乳腺癌）的老年人，需要经常考虑是否是因转移性脊椎肿瘤而引起腰痛。特别是在长期门诊就诊的情况下，有时病情会随着时间的推移而发生变化（例：腰椎椎管狭窄症的患者，从某个时候开始腰痛增强，实际上是化脓性脊柱炎发病），患者主诉症状恶化时，有必要再次确认红旗征（red flags）（表1）[1]。如果红旗征呈阳性，应毫不犹豫地向主治医生报告。

图 1　门诊治疗 4 个月后 CT 发现坐骨区转移性骨肿瘤

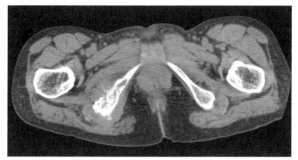

70 多岁，女性。因腰痛、两臀痛定期到门诊就诊，接受了保守治疗（服药、触发点注射）。既往史表明患者有横结肠癌治疗史，但主治医师不知道。患者主诉右臀部疼痛加重，但通过局部注射、骶硬膜外阻滞等治疗，约 4 个月后疼痛逐渐加重，出现休息时疼痛，于是进行了影像检查。通过骨盆部 CT 发现右坐骨部存在骨破坏的影像。

（引用自文献 2）

表 1　疑似合并严重脊椎疾病的红旗征（red flags）（危险信号）

HIV：
human immunode-
ficiency virus，人类免疫缺陷病毒

- 发病年龄 <20 岁或 >55 岁
- 与时间或活动性无关的腰痛
- 胸痛
- 癌症、类固醇治疗、HIV 感染的既往史
- 营养不良
- 体重减轻
- 大范围神经症状
- 结构性脊柱变形
- 发热

（引用自文献 1）

BS-POP：
Brief scale for evlua-
tion of psychiatric
problems in ortho-
pedic patients，骨科患者精神病学问题简易调查表

▶ 心理和社会因素的评定～ BS-POP 是有用的～

从腰痛早期开始，心理因素和社会因素就与疼痛的恶化和迁延密切相关。怀疑与心理、社会因素有关的慢性腰痛患者的特征如表 2 所示[4]。此外，"骨科患者精神病学问题简易调查表（BS-POP）"（表 3，4）有助于筛选患者是否存在精神病学问题或心理和社会因素。BS-POP 的开发目的是让没有精神和心理学背景的骨科医生和物理治疗师能轻松地筛查患者是否存在心理问题[5]。治疗者用的量表一共包括 8 个项目（表 3），患者用的量表一共包括 10 个项目（表 4）。每个问题的评分为 1 ～ 3 分，治疗者用的总评分为 8 ～ 24 分，患者用的总评分为 10 ～ 30 分。治疗者用的异常值评分为 11 分以上，患者用的异常值评分为 15 分以上[6]。根据 BS-POP 的评定结果，对于怀疑与精神病学方面的问题有关，仅靠外科医生和物理治疗师难以处理的患者，基本上应该由精神科的专家进行精神病学方面的评定和诊断。与慢性腰痛相关的代表性精神问题总结在表 5 中。

表2　怀疑与心理和社会因素有关的慢性腰痛的特征

腰痛的定位	腰痛的范围不清楚 疼痛的部位每天都在变化
疼痛的程度	痛苦的表达是情绪化的 能说会道，表现疼痛时很演技化 症状程度随心理状态而变化 详细记录了疼痛的变化
合并腰痛以外的身体症状	合并头痛、肩痛等多部位的主诉
合并身体症状以外的症状	合并失眠、烦躁等

（引自文献4）

表3　医疗人员用BS–POP

问题项	答案和分数		
1. 疼痛不会中断	1　没有这样的事情	2　时不时地中断	3　几乎总是疼
2. 展示患部的独特方式	1　没有这样的事情	2　按住患部	3　在没有医生指示的情况下，就开始脱衣服展示患处
3. 整个患肢疼痛（麻木）	1　没有这样的事情	2　有时	3　几乎总是
4. 被建议进行检查和治疗时，很不高兴，变得易怒或不理智	1　没有这样的事情	2　有点拒绝	3　非常拒绝
5. 在知觉检查中对刺激过度敏感	1　没有这样的事情	2　稍微过度	3　过度
6. 反复询问关于病情和手术的信息	1　没有这样的事情	2　有时	3　几乎总是
7. 对待不同的治疗人员有不同的态度	1　没有这样的事情	2　少许	3　显著
8. 执着于一点小症状	1　没有这样的事情	2　略显执着	3　非常执着

（引自文献2）

表4　患者用BS–POP

问题项	答案和分数		
1. 有想哭或哭泣的时候吗	1　否	2　有时	3　几乎总是
2. 总是觉得很凄凉，心情郁闷吗	1　否	2　有时	3　几乎总是
3. 总是紧张、烦躁吗	1　否	2　有时	3　几乎总是
4. 一点小事就会生气吗	1　否	2　有时	3　几乎总是
5. 食欲正常吗	3　否	2　有时消失	1　一般
6. 一天之中，早晨心情最好吗	3　否	2　有时	1　几乎总是
7. 总觉得累吗	1　否	2　有时	3　几乎总是
8. 能像往常一样工作吗	3　否	2　有时做不到	1　可以
9. 睡眠是否感到满意	3　否	2　有时不能满意	1　满意
10. 有除了疼痛以外的其他原因导致难以入睡吗	1　否	2　有时难以入睡	3　几乎总是

（引自文献2）

表5 与慢性腰痛相关的典型精神问题

躯体形式障碍	躯体化障碍、无分离躯体形式障碍、躯体转换性障碍、疼痛性疾病、疑病性神经症
焦虑症	恐慌症、适应障碍
情绪障碍	抑郁症、双相情感障碍
发育障碍	精神发育迟缓、注意力缺陷多动症
人格障碍	自恋、强迫、癔症

（引自文献 4）

▶ 对慢性腰痛患者的问诊

对于慢性腰痛的患者，首先要听取其详细的病史。确认随着时间的推移腰痛的变化情况。详细确认腰痛是否存在恶化、缓解因素（不仅包括姿势和动作，还包括婚姻状况、工作变动等生活上的事件）。另外，还要听取手术治疗等的治疗经历（是否在多家医疗机构就诊过？有没有多次腰椎手术的病史？对当时治疗的反应如何？），尽可能多地获得社会背景的信息。询问生育史、学历、工作经历、生活经历、家庭构成、兴趣爱好以及现在的烦恼等。作为慢性腰痛患者的社会背景，家庭内和职场中的问题尤为重要。慢性腰痛患者的病史往往很长，主诉也多种多样。需要多次长时间问诊的情况也不在少数。花些时间进行问诊，不仅有助于收集信息，而且有助于在治疗者和患者之间建立信任关系。

特征性自觉症状和物理治疗的检查结果

以下是由心理社会因素引起的，没有器质性问题的慢性腰痛患者的特征[7, 8]。

治疗师对患者的态度

在慢性腰痛患者中，有些患者向物理治疗师倾诉那些无法向医生提及的烦恼。患者把烦恼"用语言的方式表达出来"本身可能也是一种治疗方式，这时治疗师需要表达出关心患者苦恼的态度。

▶ 非器质性疼痛（nonorganic tenderness）（图 2）

即使不是诱发疼痛的检查，患者也会说有剧烈的疼痛。如果检查者只是轻轻地捏了一下患者腰部的皮肤，但患者却表示出存在很大范围的剧烈疼痛，则为阳性。

▶ 纵向负荷（axial loading）模拟试验（simulation test）（纵向负荷：图 3）

患者取站立位，检查者向下按压患者头部，若患者主诉有腰痛，则为阳性。这种操作对腰部应该没有直接的作用。

图 2　非器质性疼痛

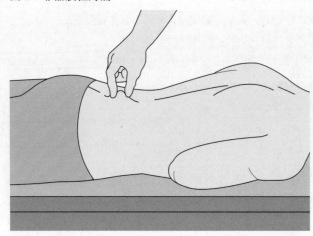

图 3　纵向负荷模拟试验

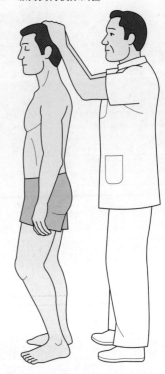

➤ 旋转模拟试验（旋转模拟：图 4）

患者取站立位，两肩和骨盆保持在同一平面上（即防止从胸椎到腰椎的旋转），检查者被动旋转患者躯干，若患者主诉有腰痛则为阳性。在此操作中并没有直接对腰椎施加扭转力。

➤ Hoover 试验（图 5）

对于在仰卧位下不能抬起下肢的患者，这是观察患者是否故意不抬起下肢的试验。患者取仰卧位，检查者指示其上抬一侧下肢。在患侧上抬的反作用下，会向对侧的下肢施加向下的力量。如果被检查者认真尝试抬高患侧下肢，检查者的手掌就能感受到健侧下肢的向下压力。如果患者没有尝试将患侧下肢上抬，支撑健侧下肢的检查者手掌感觉不到向下压力，则本试验为阳性。

➤ Burn 试验（图 6）

让患者跪坐在检查台上，在其稍微抬起腰的状态下，检查者将患者的双脚固定好后，指示患者把手尽可能触碰地面（做腰椎屈曲的动作）。此时，由于下肢后部受到压力，即使是有腰痛的患者，也应该比较容易出现腰椎屈曲。因此，如果患者声称腰椎不能屈曲，或出现夸张的跌倒状态，或声称自己根本不能弯腰，则本试验为阳性。

图 4　基旋转模拟试验

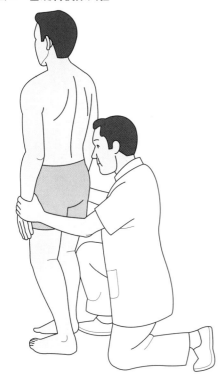

图 5　Hoover 试验

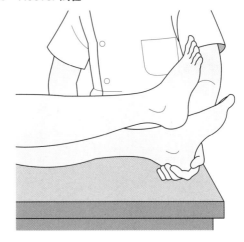

图 6　Burn 试验

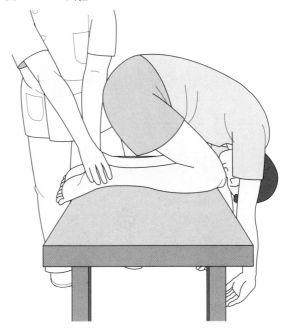

> flip 试验（间接直腿抬高试验）（图 7）

SLR:

straight leg raising,
直腿抬高

　　本试验是针对 SLR 试验为明显阳性患者的诈病试验。患者取端坐位，嘱患者慢慢地伸展一侧膝盖。如果真正存在坐骨神经痛，患者主诉疼痛的角度与 SLR 试验所示的角度大致相同，并为了避免疼痛而将躯干向后倾。在诈病时，即使超过 SLR 试验所示的角度，患者也没有疼痛的主诉，在躯干保持笔直的情况下，还可以伸直膝盖。

> Magnuson 试验（图 8）

　　指示端坐位的患者用手指指出自己腰背部的疼痛部位。然后，进行完全没有关联的体格检查转移患者的注意力，让患者再次指出疼痛

图 7　flip 试验

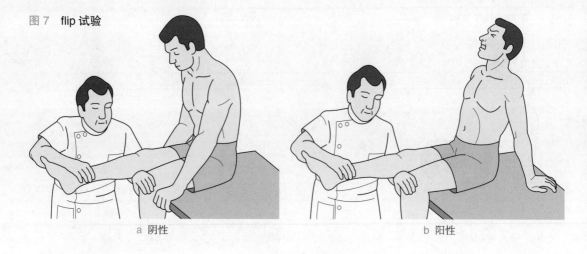

a 阴性　　　　　　　　　　　　　b 阳性

图 8　Magnuson's 试验

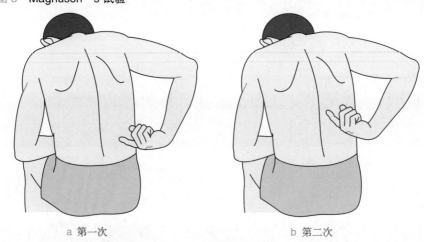

a 第一次　　　　　　　　　　　　b 第二次

部位。对于疼痛真的很厉害的患者，两次都可以指向同一个部位，而对于诈病的患者，第一次和第二次的手指位置就会存在差异。

▶ Mannkopf 手法（图 9）

患者取端坐位，检查其脉搏数。然后，按压患者的疼痛部位，有意造成疼痛，马上再次检查脉搏数。如果疼痛真的很厉害，脉搏数会增加 10% 以上，但是在诈病的情况下脉搏没有变化。

慢性腰痛的管理

慢性腰痛患者的治疗要点在于建立与患者之间的信任关系。对于无法根据物理治疗检查和影像检查进行合理解释的腰痛患者，及时向患者说明他的无法合理解释、也无法解决问题。有时，患者由于某种机制持续地感到疼痛和痛苦可能是事实，要充分理解这一点，接受患

图 9　Mannkopf 手法

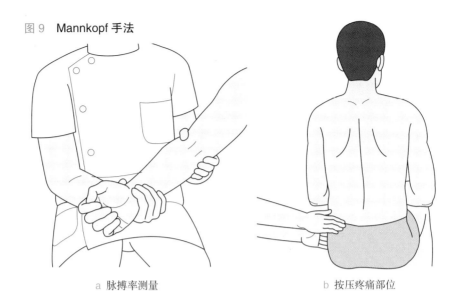

a 脉搏率测量　　　　　　　　　　b 按压疼痛部位

者的态度很重要。

　　福岛县立医科大学附属医院骨科（以下称本科）从 1996 年 6 月开始与精神科一起，对运动系统相关的慢性疼痛患者进行联合诊疗[9]。联合在法语中是"合作"、"搭桥"的意思，多个诊疗科合作，对患者进行多方面的、跨学科的诊疗称为联合诊疗。

▶ 联合诊疗的使用 [9]

　　通过彻底的问诊、检查（包括影像学检查在内的详细检查），如果确认患者没有明显的器质性异常，则要转诊到精神科就诊。向患者本人说明，疼痛的原因可能涉及心理问题，并且需要到精神科就诊，进行精神科治疗。如果得到精神科的同意，可将患者转诊。慢性腰痛患者可能无法接受心理因素影响自己腰痛的事实，即使建议他去精神科就诊，也有不少情况是被患者拒绝的。对于这样的患者，因为是难治性疼痛，所以需要从多方面进行评定和治疗，并不是全部交给精神科，骨科医生将作为主治医师继续参与治疗，向患者明确说明这点尤为重要。

▶ 联合诊疗中的腰痛治疗 [9]

　　首先明确治疗目标，反复向患者传达。慢性腰痛患者常固执地坚持想要"疼痛的消失"。然而，疼痛的减轻和消失在现实中往往非常困难。因此，治疗的目标不是让"疼痛的消失"，而是关注疼痛对社会生活功能的影响，把目标改为"即使有疼痛也能活动"、"虽然有疼痛但能过日常生活"等。告诉患者："减轻疼痛不是首要目标，而是最终目标。"

　　作为骨科医生，有必要明确地告诉患者不需要手术，可以停止阻滞治疗，逐渐减少止痛药的用量。物理治疗在联合诊疗中也起着核心作用。

　　但是，治疗的内容和方法还没有明确，可在现场根据患者个人的疼痛和活动度，进行四肢和躯干的肌力强化维持、步行训练等有氧运动，以及简单的缓解腰痛的体操。努力使患者从有腰痛不能活动的状态，向有腰痛也能活动的状态靠近，积极给予正反馈（语言沟通）。

　　在慢性腰痛患者中，由于并发抑郁症和焦虑症的比率较高，所以很多时候需要并用抗抑郁药和抗焦虑药等药物治疗。此外，骨科医生和物理治疗师已开始采用认知行为治疗。认知疗法的基础是患者自身意识到腰痛的原因与心理－社会问题有关，并发现心理问题与腰痛的关联，而解决心理问题是认知疗法的最终目标。心理社会问题中老年人多为婆媳矛盾，年轻人多为兄弟姐妹间矛盾，家庭内孤立或职场、学校内孤立等，患者得不到周围人的帮助。对于家庭和工作场所等环境因素明确的病例，在可以干预的范围内进行环境调整，但需要包括精神科在内的专家协助。在难治性疼痛持续存在的情况下，有时也需要这样一种理解，即使症状仍然存在，患者在一家医院治疗而不是在各个医疗机构之间反复就诊，这本身就是一种治疗的成功。

　　在慢性腰痛患者的诊疗中，物理治疗师的作用是很大的。治疗慢性腰痛患者的物理治疗师最重要的素质就是倾听患者的苦恼、共情和关心患者的态度。

参考文献

[1] 腰痛診療ガイドライン策定委員会, ほか編：腰痛診療ガイドライン2012(日本整形外科学会, ほか監修), 南江堂, 2012.
[2] 加藤欽志, ほか：原因不明の非特異的腰痛に陥りやすい病態(おとな). MB Orthopaedics, 29(10)：69-74, 2016.
[3] Deyo RA, et al：Cancer as a cause of back pain：frequency, clinical presentation, and diagnostic strategies. J Gen Intern Med, 3(3)：230-238, 1988.
[4] 二階堂琢也：腰痛が長く続く原因は何が考えられますか？ -慢性腰痛の原因, 腰痛診療ガイド(紺野愼一, 編), p14-16, 日本医事新報社, 2012.
[5] 佐藤勝彦, ほか：脊椎・脊髄疾患に対するリエゾン精神医学的アプローチ(第2報)-整形外科患者に対する精神医学的問題評価のための簡易質問表(BS-POP)の作成. 臨整外, 35(8)：843-852, 2000.
[6] 渡辺和之, ほか：整形外科患者に対する精神医学的問題評価のための簡易質問票(BS-POP)－妥当性の検討. 臨整外, 40(7)：745-751, 2005.
[7] Cipriano JJ：Photographic Manual of Regional Orthopaedic and Neurological Tests, 4th ed, Lippincott Williams & Wilkins,Philadelphia, 2003.
[8] Waddell G, et al：Nonorganic physical signs in low back pain. Spine(Phila Pa 1976), 5(2)：117-125, 1980.
[9] 加藤欽志, ほか：腰痛に対するリエゾン精神医学的アプローチ. 神経内科, 83(2)：137-140. 2015.

第 3 篇

按部位、症状进行评定和管理

第1章　颈部疼痛

摘要

■ 在颈部疼痛的评定和治疗中，以解剖学和运动学的临床推理为基础，根据施加力学负荷时的症状反应进行最终的临床判断是很重要的。

■ 对于非外伤性颈部疼痛，确定治疗方向（directional preference），并采用与之相应的力学负荷。

引言

颈部痛和腰痛一样，很多时候很难断定病因[1]，将其称为非特异性颈部痛较为妥当。除了形态学的分类之外，还需要根据其他的分类来判断管理策略，因此物理治疗的评定变得非常重要。

颈部疼痛的分类法有很多，进行分类的好处是为管理策略提供方向。在此，将颈部疼痛按表1所示进行分类。

由于篇幅的关系，无法对所有分类的评定和管理策略进行逐一介绍。本章概述了通过力学负荷进行评定的"非外伤性颈部痛"。并且，从颈部在功能上分为"上位颈椎"和包含上位胸椎的"中下位颈椎"来考虑的话，通过力学的物理治疗评定和临床推理大多能顺利进行。因此，在本节中，我们将重点放在包括上位胸椎在内的中下位颈椎上。

基础知识

➤ 形态学分析

有关颈椎详细结构的介绍请参考其他书籍，在此只介绍在物理治疗功能评定中特别重要的部分。考虑到包括上位胸椎在内的中下位颈椎功能异常时，下一页的①～③一定要记住。

表1　**颈部疼痛的分类**

·非外伤性颈部疼痛	·炎症状态
·外周神经性疼痛	·心源性颈部疼痛
·中枢神经系统性疼痛	·颈椎源性头痛
·神经根病	·颈性头晕
·病情严重（例如骨折、恶性肿瘤）	·其他
·外伤性颈部疼痛	

①钩突和上位椎体形成的钩椎关节（卢什卡关节）存在，对颈椎的伸展、屈曲有很大的贡献。

②颈椎也包括存在椎间盘、椎间孔、关节突关节，关节突关节在矢状面上的倾斜度随着下位颈椎的节段而逐渐接近垂直。

③颈椎侧屈时会产生向同侧的旋转，颈椎旋转时会伴有向同侧的侧屈。

颈椎除了可以屈曲、伸展、旋转、侧屈之外，还有头部水平向前的前伸（protraction）和头部水平向后的后缩（retraction）（图1）。前伸时产生上位颈椎的最大伸展和下位颈椎的轻度屈曲，后缩时产生上位颈椎最大屈曲和下位颈椎的轻度伸展[2]。另外，屈曲时上位颈椎和下位颈椎发生中等程度屈曲，伸展时上位颈椎和下位颈椎发生中等程度伸展[2]。下位颈椎的最大屈曲发生在从前伸的状态开始屈曲颈部时[3]，下位颈椎的最大伸展发生在后缩状态开始伸展颈部时[4]。

因此，如果下位颈椎区域存在功能异常，矢状面的运动就会受到很大影响，在对各椎体施加特异性力学负荷时，需要考虑关节的节段水平和关节突关节的倾斜度。而且，疼痛蔓延到上肢的情况也不少，椎间孔以及末梢区域的末梢神经压迫和滑动性障碍也与症状相关。

图 1　**前伸和后缩动作**

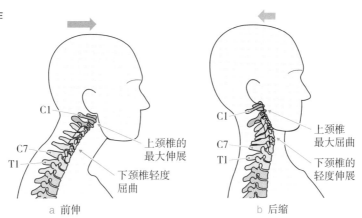

a 前伸　　　　　　b 后缩

对下位颈椎施加负荷时的建议

可以推测，如果下位颈椎有问题，右侧屈会受到限制，右旋转也受到限制。通过右旋手法可以改善症状，但达到平台期时，通过右侧屈的负荷可能有进一步的改善作用。

小贴士　**向下位颈椎施加负荷时力的方向**

在施加引起下位颈椎生理学运动的负荷时，记住力的方向是"从接触的地方到眼睛的方向"。

➤ 按症状反应分析

我们这些熟悉解剖学、运动学的物理治疗师，在进行临床推理和临床判断时，往往会把解剖学、运动学作为我们所有临床推理和决策的依据。虽然解剖学、运动学在进行临床推理时是很重要的，但是在以症状反应为结果进行治疗时，根据施加力学负荷时的症状反应做出最终的临床判断也很重要。

根据症状的反应，应该牢记的有向心化（centralization）、周围化（peripheralization）、方向偏好（directional preference，DP）等用语。所谓"向心化"，是指通过对脊柱施加力学负荷到某个特定的最终区域，周围的症状向脊柱侧移动，症状范围减少的现象（图2）。相反，所谓"周围化"，是指通过对脊柱施加某种特定的力学负荷，症状向外周移动的现象。在这些现象中，重要的不是症状的强度，而是症状部位的变化。引起症状向心化的力学负荷的方向，作为物理治疗干预措施是很好的，应该积极地采用，应该避免引起周围化的力学负荷方向。所谓"DP"，是指引导症状改善的力学负荷方向。

在使用力学负荷进行物理治疗功能评定时，必须了解最低限度的危险信号。因篇幅关系，详细情况请参考其他书籍[6, 7]，但是，一定要通

小贴士　DP 为伸展的示例

例如，笼统的表达是"下位颈椎伸展"，更局部的是"C3 相对于 C4 向后向下滑动（即，C3 相对于 C4 伸展）"，如果症状减轻或向心化，DP 就是伸展。

图2　向心化

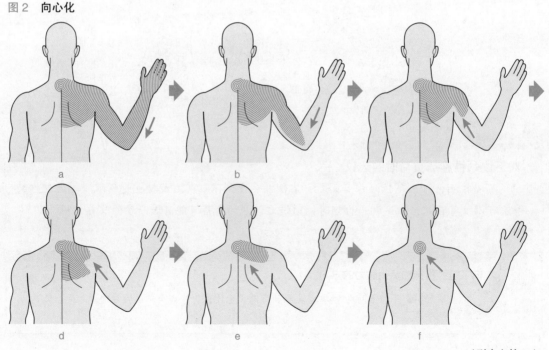

（引自文献41）

过问诊来确认，例如，患者是否有引起上位颈椎韧带损伤和松弛的外伤，是否有严重的类风湿关节炎的既往史等。另外，是否存在长期使用类固醇和骨密度过低的情况，在进行力学物理治疗评定之前也必须进行确认。

颈部疼痛有时与循环系统的问题有关，比如怀疑椎基底动脉循环不足的 5D2N 体征（dizziness：眩晕；diplopia：复视；drop attack：突然意识消失；dysarthria：构音障碍；dysphasia：吞咽障碍；nausea：恶心，nystagmus：眼球震颤）。重要的是不要急于追求治疗效果，而忽视了危重的临床表现和体征。为此，物理治疗评定应该有系统地进行，通过使用特定的问诊表，避免忽略提示严重情况的检查结果[8]。

小贴士

以 DP 为导向方法的效果

Long 等[5] 进行的以腰痛患者为研究对象的随机临床试验显示，在存在向心化和 DP 的情况下，进行以 DP 为导向的力学负荷的是正确的，将能引起向心化的 290 名腰痛患者分为 3 组：①进行与 DP 相同方向的运动组；②进行与 DP 完全相反方向的运动组；③与 DP 无关，向多个方向运动，但都不移动到极限区域，进行髋关节和大腿肌肉群的介入治疗。结果发现，在进行与 DP 相同方向的运动组获得了显著的改善（症状恢复或改善的占 95%）。

 临床要点

肩部感觉到的疼痛是肩部的问题，还是颈椎的牵涉痛？

肩关节的前屈和外展引起肩部疼痛，从而被诊断存在肩部疾病的患者，即使进行肩部治疗也没有得到想要的效果，这样的病例你有遇到过吗？根据近几年的研究表明，不仅在腰部，肩部的症状和影像检查结果也有很多不一致的情况[9]。专业的物理治疗师在检查肩部症状时，会考虑是否与颈部有关[10]。在临床报告中，大部分指出肩部的症状是由颈部问题引起的[11, 12]。因为肩部和颈部有肌肉的连接，所以肩外展等肌肉的收缩时，颈椎会发生轻微的运动[13]。因此，仅仅因为肩部动作出现疼痛就定性为肩部问题还为时尚早，颈椎筛查是一定要做的。

众所周知，肩部的器质性问题和颈椎的问题一样，会向上臂和前臂放射[14, 15]。另外，颈椎的问题有时会牵涉到肩胛带[16-18]。而肩部的问题很少牵涉到肩胛带。因此，如果问诊时颈部没有症状，只在肩膀和肩胛带出现症状，可以认为通过对颈部的干预而改善症状的可能性会变高。

 临床要点

放散痛和根性痛

关于上肢的疼痛，不能把放散痛（referred pain）和神经根病（radiculopathy）引起的根性痛（radicular pain）混为一谈。两者都伴有上肢疼痛，但决定性的不同之处在于，在神经根症引起的根性疼痛的情况下，必须同时存在沿着皮节的症状表现和相应的脊髓节段支配肌肉的肌力下降。如果上肢疼痛不是根性疼痛，应被视为椎间盘或关节突关节[16-18] 肌肉触发点和肩关节问题引起的关联痛[14,15]。

生物－心理－社会（bio-psycho-social）模型

　　不仅是颈部疼痛，在诊断任何运动系统疾病时，都需要用生物－心理－社会模型进行观察分析，这已成为目前世界性的共识。基于这样一种想法，即认为疼痛不是"由局部组织损伤引起的"，"也会受到局部问题和心理、社会状况的影响"。根据近年来各种疼痛研究结果，明确了"疼痛的程度"不等于"局部伤害刺激的程度"。

　　为了要更好地理解生物－心理－社会模型，要求物理治疗师尽早认识代表着"阻碍患者恢复的心理、认知问题"的黄旗征（yellow flag），并采取适当的应对措施。

预后筛选工具

　　早期预测到若不进行周密的干预，就会导致康复延迟和病情恶化的情况。有效地进行物理治疗的分诊，经常会使用问卷调查。针对腰痛的有 STarT 背部筛查工具（STarT Back Screening Tool）等[19]，针对颈部疼痛的有 Örebro 肌肉骨骼筛查问卷（Örebro musculoskeletal screening questionnaire）[20]。根据 Takasaki 等人[20]的研究，使用这个问卷对发现黄旗征是有帮助的，也有助于物理治疗师不断加深通过生物－心理－社会模型进行评定干预的意识。

　　根据近几年的研究，疼痛可引起颈部肌肉活动方式的变化，并且在外伤后肌肉组织迅速发生变性，特别是引起深层肌群活动减退的各种变性[21, 22]。虽然疼痛引起的活动方式变化存在个体差异[23]，但整体上会发生浅层肌肉的活动亢进和深层肌肉的活动抑制和延迟等控制异常[24, 25]。如果控制异常的状态长期持续，就有可能发生其他问题，使问题复杂化[26]。因此，应对是否存在控制异常进行评估，发现异常时需要进行一些干预。

　　对于肌肉的控制异常，最有效的干预方式还不是很明确，但是我们认为有必要在低负荷下有意识地促进颈部深层肌群的收缩，进行运动训练[27-29]。在运动训练中，来自外周的正确感觉传入是非常重要的。当疼痛从外周感觉传入，并阻碍其他传入系统时，就会干扰运动训练[30]。因此，为了有效地进行运动训练，需要尽快减轻和消除疼痛，需要做好进行运动治疗的准备。

颈部疼痛的评定

➤ 姿势评定

　　不良姿势为什么不好，是因为持续的力学负荷只在一个方向上持续施加。众所周知，由于电脑的普及，人们头部前伸的姿势频率较高，但最近由于智能手机的普及导致了持续性的颈部屈曲，因此智能手机的使用与颈部疼痛有关联[31]。长时间处于头前伸姿势，会对上位颈椎产生持续的牵伸负荷，并对下位颈椎产生持续的屈曲负荷。上位颈椎的伸肌群在收缩时处于缩短状态，从而导致肌肉挛缩和痉挛。同样，长时间处于颈部屈曲姿势时，上位、下位颈椎会产生持续屈曲的负荷，颈部的伸肌群会陷入肌肉疲劳状态[32, 33]。因此，评定改正不良姿势这一力学负荷后，症状如何变化，是使用一系列力学负荷评定的第一步，或许可以发现改善症状的方向偏好（DP）。

 临床要点

姿势评定的要点

　　例如，一个人平时总将笔记本电脑放在膝盖上长时间工作，其症状会从颈部延伸到双侧肩胛带。进行问诊时，让患者坐在没有腿的床上，并评定哪种姿势的改变会让疼痛变得明显。在问诊过程中，当患者没有注意到自己的姿势时，这就是一个评定的机会。在问诊过程中，头部随着时间的推移不断向前伸，并且从颈部到肩胛骨诱发了平时的疼痛，那么就方便地确定姿势矫正的症状反应。如果仅通过姿势矫正就可以缓解症状，患者将获得通过自身力所能及的改变就能改善症状的成功体验，同时也提示下颈椎伸展的力学负荷可能是 DP。

> ### 颈椎的活动度评定以及 DP 的确认

在颈椎的活动度评定以及 DP 的确认中，不仅仅是使用像屈曲旋转试验（flexion–rotation test）那样的运动轴复合的力学负荷，多数情况下都是简单地使用矢状面、冠状面、水平面的力学负荷。根据 Heifford 等人[34] 的研究报告，在 111 名颈部疼痛患者中，有 81% 的患者存在 DP。有 DP 的患者中，症状局限于颈部，或左右对称时，94% 的患者颈部伸展为 DP。另外，有报告称，当症状在一侧时，侧屈和旋转等方向为 DP 的患者比例为 20% ～ 25%。

小贴士

确认 DP 的注意事项

　　请注意，为了确认 DP 的存在，在该方向上必须有一定的活动范围受限。

　　DP 和向心化的存在表明预后良好[35]，特别是在颈部疼痛方面，已经发现它们与功能改善有关[36]。因此，大部分颈痛患者在物理治疗师的治疗干预下症状迅速改善，可见在评定中寻找 DP 非常重要。

 临床要点

为了寻找 DP 的建议

　　如何快速准确地找到 DP，对于加快评估和治疗速度是必不可少的。寻找 DP 的麻烦之处在于，施加单次负荷会出现疼痛加剧等负面反应，但反复施加负荷后，常常突然出现疼痛和活动范围改善。此外，如果负荷适当，症状会有所缓解，但如果负荷过大或过低，症状往往会加重。产生这样的状况，患者的心理状态也是影响因素之一。因此，需要从问诊、姿势分析和活动范围的试验数据进行临床推断，分析患者的面部表情和行为，并在考虑动作质量的同时调整负荷的力度。

临床要点

基线评估

为了找到 DP，重要的是要彻底进行基线的评估。如果不知道在施加力学负荷之前的症状是什么样的，将无法判断给予的力学负荷是好是坏。基线不仅取决于患者休息时的症状（例如，疼痛的程度和位置）、功能（例如，运动范围）、功能性运动时的症状（例如，举起 1kg 哑铃）和各类检查结果（例如握力、屈曲旋转试验等），根据多种试验结果，更容易做出临床判断。

 小贴士　已获得 MDT（McKenzie 方法）资格认证的物理治疗师对于 DP 或向心化的判断是比较可靠的。

MDT: mechanical diagnosis and therapy，机械应力的诊断和治疗

CCF: Cranio-cervical flexion，颅颈屈曲

▶ CCF 试验

在颈肌群的控制能力评定中，CCF 试验主要用于评估颈部深层屈肌的力量和耐力（图 3）。CCF 试验是通过点头动作将放置在上位颈椎后部的感受器的压力从 20mmHg 开始每次提高 2mmHg 的试验[38]。在胸锁乳突肌等表层肌肉不过度收缩的情况下，以能够自然维持 3 次 10 秒的最大压力为最终得分。据了解，在健康人群中，大多数人可能达到 24mmHg[39]。肌电图研究表明，CCF 测试得分对于评定颈部深层屈肌肌肉活动是有效的[40]。

图 3　CCF 试验

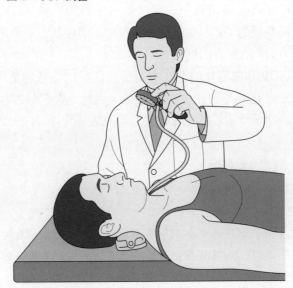

第3篇　按部位、症状进行评定和管理

笔者的 CCF 试验步骤

①患者取屈膝仰卧位，在双上肢外展位做点头的动作时，如果后枕部出现疼痛，则不进行 CCF 试验。在 CCF 测试中，不会诱发颈部疼痛。

②舌头贴在上腭，嘴巴闭上，上下的牙齿稍微分开。如果患者进行胸式呼吸的话，则指导患者在呼气的时候点头。

③第一阶段：评定 CCF 是否可行

通过点头动作，将感受器的压力从 20mmHg 提高到 24mmHg，维持该状态 2 ～ 3 秒。将目标压力每次提高 2 mmHg，直至 30 mmHg。这时，评定者要观察患者头部的动作或触诊表层的颈部屈肌群。从 20 mmHg 到 30 mmHg 的 5 个阶段，颈椎的屈曲角度逐渐增加，除最后的 2 个阶段以外，不应该观察到或触摸到胸锁乳突肌和斜角肌的活动。

④第二阶段：CCF 耐力试验

在第一阶段的 CCF 耐力试验中，即使不能升高到 30 mmHg 也可以进行，但不能达到 22 mmHg 时，则不能进行。

患者通过点头动作提高感受器的压力至第一阶段的 22 mmHg，在此维持 10 秒。如果能毫无问题地维持 3 次 10 秒，则重复将压力提高到下一阶段（24mmHg），按这样的形式反复进行。

笔者在 CCF 试验中的判定标准

只要观察到以下的任何一个，就可以判断该水平的CCF 试验没有正确进行。

· 随着目标压力的上升，上位颈椎的屈曲没有阶段性地增加（可以看到头部后退的动作）。

· 头部抬起。

· 压力不是平稳的上升，而是急剧上升，超过目标压力。

· 在从 20mmHg 到 26mmHg 的压力的 3 个阶段中，可触觉到表层的颈部屈肌群和舌骨肌群的过度活动。

· 放松时感受器的压力值没有回到最初的 20mmHg，而是显示超过 22mmHg。

· 目标压力不能保持恒定，而是降低。

· 通过颈部的笨拙动作勉强保持目标压力恒定。

 CCF 试验开始的体位设置

为了正确地进行 CCF 试验，起始肢体位置是非常重要的。具体来说，将折叠的毛巾垫到患者枕后部，调整毛巾的厚度，使耳道和肩峰保持水平。如果您不确定它是否完全水平，请稍微增加毛巾的厚度，不要在头部回缩位进行试验。使患者头部处于中立位置，使前额保持水平。

颈部疼痛的治疗方法

如果要介绍治疗颈部疼痛的所有方法，术书就会变成一本厚厚的词典。因此，希望各位在各专业的研讨会或研究生院学习更好、更多的技术。由于篇幅有限，在此简单介绍以下三种常见的方法：① MDT 和 Mulligan 概念中介绍的力学负荷；②针对末梢神经过敏的方法；③姿势矫正。

➤ 对颈部施加力学负荷

施加力学负荷的方法有很多种。除了被动的关节松动术以外，在经常使用的施加负荷方法中，本节介绍了 MDT 方法[41] 和 Mulligan 概念[42] 中的一些示例。

①坐位下的自我后缩（retraction）和过压（overpressure）[41]（图 4）

后缩时，使头部水平后移。对下颌施加过压，下颌关节等有疼痛时，也可以按压上颌部。

②坐位下的自我后缩（retraction）及使用绳带进行过压

使用 Y 型绳带，一边用手向前拉绳带一边进行后缩（图 5 a，b）。可以通过拉动下面的绳带来调整最想加压的水平。Y 型绳带可以用领带等代替。

图 4　坐位下的自我后缩（retraction）及自我过压

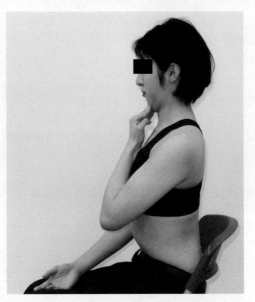

 小贴士 | 过压

　　过压是指移动到最终可动区域后，最后自己施加压力的手法。

CH 临床要点

恰当施加负荷的诀窍

　　在腰部放入腰椎支撑，在颈椎中立位进行，可以更容易恰当地施加负荷。

③坐位下的后缩（retraction）及治疗师实施过压[41]

　　患者自己后缩到最终区域后，治疗师施加过压（图 6）。一次过压后恢复到中立位。施加过压时，治疗师前臂保持水平，左右均等地施加压力。脊柱侧手的位置是将大鱼际放在患者棘突的正中部。

④坐位下的后缩 + 伸展（retraction+extension ）[41]（图 7 ）

　　坐位进行后缩到最终区域后，靠在座椅靠背上伸展。

图 5　坐位下的自我后缩（retraction）及用绳带进行过压

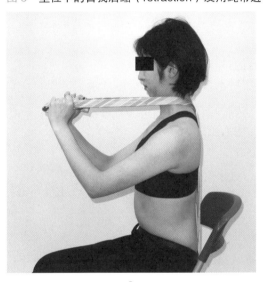

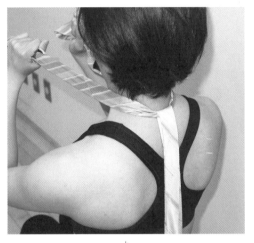

b

a

图 6　坐位下的后缩（retraction）及治疗师实施过压

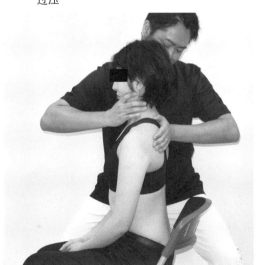

大鱼际的位置为 DP 最明显的位置。也就是说，以临床推理为基础，在多个水平上尝试施加负荷，寻找反应佳的部位。

图 7　坐位下的后缩 + 伸展（retraction+extension ）

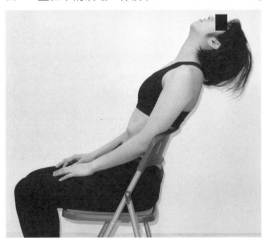

在伸展最终区域，如果主动重复进行 2、3 次 5° ～ 10° 的旋转，再进一步伸展，就能到达真正的伸展最终区域，可以找到明确的 DP。

⑤坐位下的自我侧屈及过压[41]（图8）

头部面向前方，颈部从中立位侧屈。用侧屈侧的手拉对侧颞部来施加过压，对侧的手按压在座位上以防止躯干向同一侧侧屈（图9）。

⑥坐位下的侧屈及治疗师进行的过压[41]（图10）

患者自我侧屈到最终活动区域后，治疗师施加过压。一次过压后恢复到中立位。治疗师将拇指放在棘突的侧屈侧（图11），用双手施加压力。

⑦坐位下的自我旋转及过压[41]（图12）

旋转侧的手握住脸颊，另一只手握住后脑勺，施加旋转的过压。

⑧坐位下的旋转及治疗师进行的过压[41]（图13）

患者自己旋转到最终活动范围后，治疗师施加过压。一次过压后恢复到中立位。治疗师的旋转侧与对侧的拇指放在棘突的外侧，以阻止脊柱的活动。旋转侧的手握住后脑勺。

图8　坐位下的自我侧屈及过压

图9　坐位下的自我侧屈及过压（不好的例子）

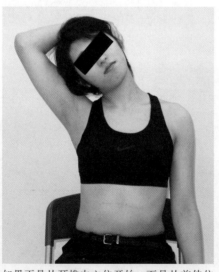

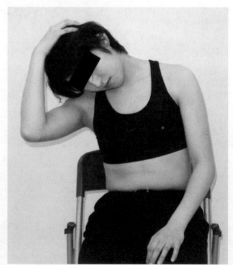

如果不是从颈椎中立位开始，而是从前伸位（protrusion）开始，侧屈的负荷将无法到达目标位置。

图 10　坐位侧屈及治疗师实施的过压

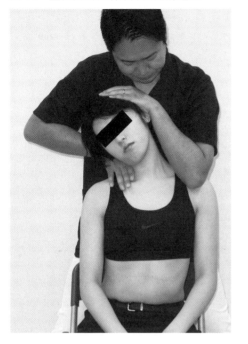

图 11　治疗师的拇指放置位置

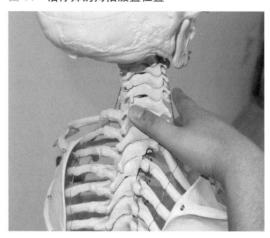

图 12　坐位下的自我旋转及过压

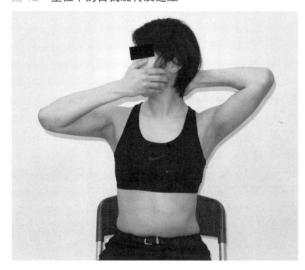

图 13　坐位下的侧屈及治疗师实施的过压

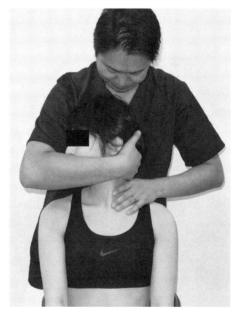

如果治疗师的腋窝保持抬起的话，它诱发的不是旋转，而是诱发侧屈。

SNAGs:

sustained natural apophyseal glides, 动态关节突关节松动术，维持自然体位下小关节滑动技术

⑨ C3 ～ 7 中央 SNAGs [42]

治疗师将拇指末节骨的外侧贴在患者的 C3 ～ 7 的棘突上（图 14），在向眼睛方向施加滑动压力的状态下，患者进行之前有疼痛或活动范围受限的活动。在运动过程中保持滑动的方向和压力恒定。在自我家庭锻炼时，使用宽度为 2 cm 左右的绑带，向眼睛的方向拉伸。如果没有绑带，有时用细领带代替（图 15）。

⑩ C3 ～ 7 单侧 SNAGs [42]

治疗师将拇指末节骨的外侧贴在 C3 ～ 7 的关节柱上（图 16），在向眼睛方向施加滑动压力的状态下，患者进行之前有疼痛或活动范围受限的活动。在运动过程中保持滑动的方向和压力恒定。在自我家庭锻炼时，将绑带交叉放在眼前，用旋转侧的手将绑带拉向眼睛方向（图 17）。

➤ 姿势纠正

通过改变电脑的显示屏位置和电话的放置位置等来消除不良姿势的环境相关因素是很重要的。特别是对于长时间坐位，处于头前伸位的颈部疼痛患者，有一种方法是在腰部放入腰椎支撑，通过调节腰椎骨盆来减少头部的前伸[44]。另外，对于长时间保持头前位驾驶车辆的患者，在姿势纠正的状态下配合车内后视镜，有助于他们识别自己的不良姿势。

图 14　治疗师的拇指放法

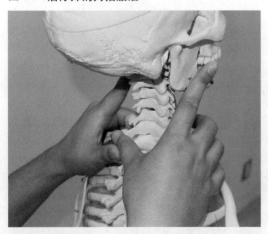

图 15　家庭锻炼

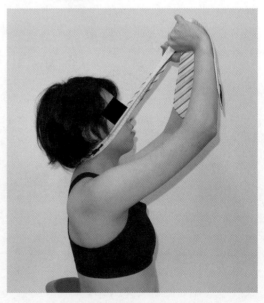

小贴士　**C3 ～ 7 中央 SNAGs**

在 Mulligan 概念中，SNAGs 手法治疗的过程中患者不会感觉到疼痛，说明患者适合用这种手法。

　　姿势矫正的要点是：①减轻骨盆的后倾，将骨盆的前后倾角调整到可以用坐骨支撑体重的位置；②不要过度伸展胸腰椎以下的部位，要意识到胸骨应向上抬起；③要有意识地轻轻抬起枕骨[45]。

 促进颈部深层肌群和腰部多裂肌收缩的方法

　　关于通过姿势矫正促进颈部深层肌群和腰部多裂肌收缩的方法，Falla 等人进行了颇有意思的研究[45]。在该研究中，与指示患者"请以自己认为的正确姿势坐着"相比，物理治疗师指示并矫正上述 3 点时，更有利于促进颈部深层肌群和腰部多裂肌的收缩。

图 16　治疗师的拇指放置位置

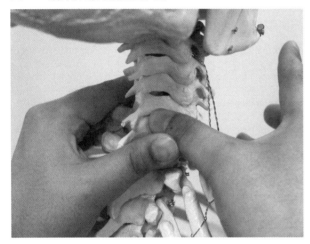

图 17　家庭锻炼

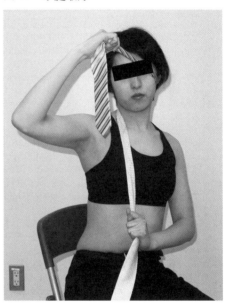

 C3 ～ 7 单侧 SNAGs

　　在 Mulligan 概念中，在整个手法治疗的过程中没有疼痛说明患者适合这种手法。

CH 临床要点

实施有效的二级预防策略的方法

　　在众多的力学负荷方法中，笔者重视的是患者是否可以自己实践，而不是该方法是否有效。因此，要尽量减少治疗师的被动治疗，最大限度地调动患者积极参与治疗。患者自己可以根据 DP 施加力学负荷，如果能够切身感受到症状的改善，就可以强化自我管理的意识，最大限度地提高锻炼的执行率。

　　治疗师的作用不是治疗患者的症状，而是分析评估患者应该做什么，重要的是让患者明白治疗是可以自己进行的。如果改变患者的自我管理意识，不仅会发生行动变化，提高治疗效果，而且最终可以预防复发。在时间有限的情况下，很难确保患者可以通过自身的力学负荷体验到症状的明显改善，因此需要提高治疗师的处理、判断能力。

参考文献

[1] Childs JD, et al : Neck pain : Clinical practice guidelines linked to the international classification of functioning, disability, and health from the Orthopaedic Section of the American Physical Therapy Association. J Orthop Sports Phys Ther, 38(9) : A1-A34, 2008.

[2] Ordway NR, et al : Cervical flexion, extension, protrusion, and retraction. A radiographic segmental analysis. Spine(Phila Pa 1976), 24(3) : 240-247, 1999.

[3] Park SH : Kinematic analysis of the lower cervical spine in the protracted and retracted neck flexion positions. J Phys Ther Sci, 27(1) : 135-137, 2015.

[4] Takasaki H, et al : A radiographic analysis of the influence of initial neck posture on cervical segmental movement at end-range extension in asymptomatic subjects. Man Ther, 16(1) : 74-79, 2011.

[5] Long A ,et al : Does it matter which exercise? A randomized control trial of exercise for low back pain. Spine(Phila Pa 1976), 29(23) : 2593-2602, 2004.

[6] Greenhalgh S, et al : Red flags : a guide to identifying serious pathology of the spine, Churchill Livingstone, New York, 2006.

[7] Greenhalgh S, et al : Red flags Ⅱ : a guide to solving serious pathology of the spine, Churchill Livingstone, New York, 2009.

[8] Soerensen B : Mechanical diagnosis and therapy(MDT)approach for assessment and identification of serious pathology. Man Ther, 16(4) : 406-408, 2011.

[9] Girish G, et al : Ultrasound of the shoulder : asymptomatic findings in men. AJR Am J Roentgenol, 197(4) : W713-719, 2011.

[10] May S, et al : Expert therapists use specific clinical reasoning processes in the assessment and management of patients with shoulder pain : A qualitative study. Aust J Physiother, 54(4) : 261-266, 2008.

[11] Pheasant S : Cervical contribution to functional shoulder impingement : two case reports. Int J Sports Phys Ther, 11(6) : 980-991, 2016.

[12] Menon A, et al : Shoulder pain : differential diagnosis with mechanical diagnosis and therapy extremity assessment - a case report. Man Ther, 18(4) : 354-357, 2013.

[13] Takasaki H, et al : Cervical segmental motion induced by shoulder abduction assessed by magnetic resonance imaging. Spine(Phila Pa 1976), 34(3) : E122-126, 2009.

[14] Bayam L, et al : Testing Shoulder Pain Mapping. Pain Med, 18(7) : 1382-1393, 2017.

[15] Bayam L, et al : Pain mapping for common shoulder disorders. Am J Orthop(Belle Mead NJ), 40(7) : 353-358, 2011.

[16] Slipman CW, et al : Provocative cervical discography symptom mapping. Spine J, 5(4) : 381-388, 2005.

[17] Aprill C, et al : Cervical zygapophyseal joint pain patterns. II : A clinical evaluation. Spine(Phila Pa 1976), 15(6) : 458-461, 1990.

[18] Fukui S, et al : Cervical Zygapophyseal Joint Pain Patterns - Clinical Evaluation by Electrical Stimulation of Cervical Dorsal Ramus. Journal of Japan Society of Pain Clinicians, 3(1) : 34-38, 1996.

[19] Hill JC : A primary care back pain screening tool : identifying patient subgroups for initial treatment. Arthritis Rheum, 59(5) : 632-641, 2008.

[20] Takasaki H, et al : Cross-cultural adaptation of the 12-item Öebro musculoskeletal screening questionnaire to Japanese(ÖMSQ-12-J), reliability and clinicians' impressions for practicality. J Phys Ther Sci, 29(8) : 1409-1415, 2017.

[21] Elliott JM, et al : Magnetic resonance imaging changes in the size and shape of the oropharynx following acute whiplash injury. J Orthop Sports Phys Ther, 42(11) : 912-918, 2012.

[22] Elliott J, et al : The temporal development of fatty infiltrates in the neck muscles following whiplash injury : an association with pain and posttraumatic stress. PLoS One, 6(6) : e21194, 2011.

[23] Hodges PW, et al : New insight into motor adaptation to pain revealed by a combination of modelling and empirical approaches. Eur J Pain, 17(8) : 1138-1146, 2013.

[24] Falla D, et al : Neuromuscular adaptation in experimental and clinical neck pain. J Electromyogr Kinesiol, 18(2) : 255-261, 2008.

[25] Cagnie B, et al : Functional reorganization of cervical flexor activity because of induced muscle pain evaluated by muscle functional magnetic resonance imaging. Man Ther, 16(5) : 470-475, 2011.

[26] Hodges PW : Pain and motor control : From the laboratory to rehabilitation. J Electromyogr Kinesiol, 21(2) : 220-228, 2011.

[27] Jull GA, et al : The effect of therapeutic exercise on activation of the deep cervical flexor muscles in people with chronic neck pain. Man Ther, 14(6) : 696-701, 2009.

[28] Lluch E, et al : Immediate effects of active cranio-cervical flexion exercise versus passive mobilisation of the upper cervical spine on pain and performance on the cranio-cervical flexion test. Man Ther, 19(1) : 25-31, 2014.

[29] Takasaki, H et al : Immediate improvement in the cranio-cervical flexion test associated with MDT-based interventions : a case report. J Man Manip Ther, 24(5) : 285-292, 2016.

[30] Boudreau S, et al : The effects of intra-oral pain on motor cortex neuroplasticity associated with short-term novel tongue-protrusion training in humans. Pain, 132(1-2) : 169-178, 2007.

[31] AlAbdulwahab SS, et al : Smartphone use addiction can cause neck disability. Musculoskeletal Care, 15(1) : 10-12, 2017.

[32] Choi JH, et al : An analysis of the activity and muscle fatigue of the muscles around the neck under the three most frequent postures while using a smartphone. J Phys Ther Sci, 28(5) : 1660-1664, 2016.

[33] Kim SY, et al : Effect of duration of smartphone use on muscle fatigue and pain caused by forward head posture in adults. J Phys Ther Sci, 28(6) : 1669-1672, 2016.

[34] Hefford C : McKenzie classification of mechanical spinal pain : profile of syndromes and directions of preference. Man Ther, 13(1) : 75-81, 2008.

[35] May S, et al : Centralization and directional preference : A systematic review. Man Ther, 17(6) : 497-506, 2012.

[36] Edmond SL et al : Association between centralization and directional preference and functional and pain outcomes in patients with neck pain. J Orthop Sports Phys Ther, 44 (2) : 68-75, 2014.

[37] Clare HA, et al : Reliability of McKenzie classification of patients with cervical or lumbar pain. J Manipulative Physiol Ther, 28(2) : 122-127, 2005.

[38] Jull GA, et al : Clinical Assessment of the Deep Cervical Flexor Muscles : The Craniocervical Flexion Test. J Manipulative Physiol Ther, 31(7) : 525-533, 2008.

[39] Kelly M, et al : The craniocervical flexion test : An investigation of performance in young asymptomatic subjects. Man Ther, 18(1) : 83-86, 2013.

[40] Falla D, et al : An electromyographic analysis of the deep cervical flexor muscles in performance of craniocervical flexion. Phys Ther, 83(10) : 899-906, 2003.

[41] McKenzie R, et al : The cervical & thoracic spine. Mechanical Diagnosis & Therapy, 2nd revised edition, Spinal publications New Zealand Ltd, Raumati Beach, 2006.

[42] Hing W, et al : The Mulligan concept of manual therapy. Sydney, Churchill livingstone, London, 2015.

[43] Takasaki H : Mechanical Diagnosis and Therapy enhances attitude towards self-management in people with musculoskeletal disorders : a preliminary evidence with a before-after design. SAGE Open Med, 5 : 2050312117740986, 2017.

[44] Horton SJ, et al : Changes in head and neck posture using an office chair with and without lumbar roll support. Spine(Phila Pa 1976), 35(12) : E542-548, 2010.

[45] Falla D, et al : Recruitment of the deep cervical flexor muscles during a postural-correction exercise performed in sitting. Man Ther, 12(2) : 139-143, 2007.

第3篇 按部位、症状进行评定和管理

第2章 伸展型腰痛

摘要

- 在伸展型腰痛的管理中，重要的是从病理运动学的角度评定腰部力学负荷的原因，并确定成为腰痛主要原因的功能障碍。
- 伸展型腰痛的治疗策略是减少腰椎在伸展过程中施加到腰部的机械应力。在初期为了减少疼痛和矫正对线，调整肌张力，试图改善胸椎和髋部的运动范围。随后，对躯干深层肌和骨盆周围肌肉进行逐步的躯干/骨盆稳定训练，以获得正常的动态对线，是防止腰痛患者复发的关键。

引言

在临床上遇到的腰痛患者，大致可分为伴随器质性（结构性）改变的腰痛，以及即使通过影像等检查没有发现明显病变，但也呈现腰痛的椎间盘性腰痛、关节突关节性腰痛、骶髂关节性腰痛、肌筋膜性腰痛等。对腰痛症患者的物理治学疗法有很多，如物理因子治疗、ADL 指导等，其主体是运动治疗。我们物理治疗师把握局部的力学负荷，即机械应力，从病理运动学的观点以及生物力学的观点进行评定，这是制定治疗方案的线索。在本节中，我们将讨论伸展型腰痛，并进行概述。

ADL:
activities of daily living，日常生活活动

基础知识

▶ 机械应力和腰痛

引起腰痛的原因大致可分为化学性和机械性的。压迫、牵引、摩擦和扭转等物理外力属于后者，这些机械性刺激时会引起疼痛，消除外力后疼痛会消失或减轻 [1]。此外，存在很多伤害性感受器的腰椎骨盆周围的肌肉、筋膜、椎间盘、关节、韧带和关节囊都可能成为腰痛的来源。

▶ 腰椎伸展运动与机械应力

腰椎伸展时会发生在矢状面上的后旋和向后方的平移运动。此运动与屈曲时不同，会受到上下棘突之间的碰撞（图 1a）或上位椎体的下关节突和下椎弓板之间的碰撞（图 1b）的影响，但并不受韧带紧张的影响。当伸展活动范围增加，前凸增强时，上位椎体的下关节突与下位椎体的上关节突、上关节面和椎弓板碰撞（图 1c），引起轴向压迫增加 [2]。另外，一般认为与上位（L1/2，L2/3）的关节突关节相比，下位（L3/4，L4/5，L5/S1）的关节突关节因关节倾斜角的影响，受轴向压迫的比例更高 [3]。

➤ 骶髂关节的生物力学

骶髂关节由骶骨和左右髋骨构成。骶骨在脊柱底部支撑腰椎，施加在脊椎上的所有轴向的力通过骶髂关节向双下肢传递负重。也就是说，骶髂关节承担着从躯干向下肢传递负荷的作用。在左右骶髂关节中，骶骨相对于髋骨进行对称且两侧的前倾或后倾分别被称为点头运动、反点头运动（图 2a，b）。骶骨的点头运动受到关节面的凹凸形状、骨间韧带、骶棘韧带和骶结节韧带的限制。点头运动是骶髂关节传递间歇性高负荷的安全位置，即所谓的稳定位或闭锁位。而骶骨的反点头运动受到骶髂后长韧带的限制，被认为不适合传递力[4]。因此，不应在任何骨盆带负荷增加的过程中时候发生反点头运动[5]（图 2 c）。

图 1　腰椎伸展时的限制因素

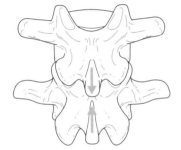 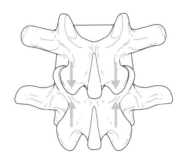 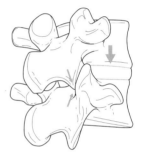

a 上棘突和下棘突的碰撞　　b 上位椎体的下关节突和下椎弓板的碰撞　　c 上位椎体的下关节突和下椎体的上关节突以及与椎弓板的碰撞

图 2　骶髂关节限制因素

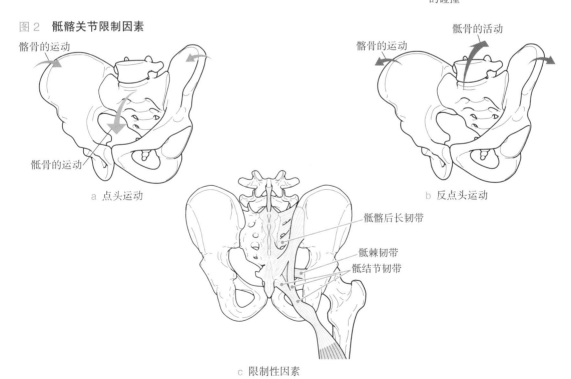

a 点头运动

b 反点头运动

骶髂后长韧带

骶棘韧带
骶结节韧带

c 限制性因素

➤ 腰背部肌肉的生物力学

腰背部肌群位于横突后方，作用是维持或产生腰椎的运动。主要包括起止于腰椎上并直接作用于腰椎运动的肌群，以及起止点不在腰椎上但间接作用于腰椎运动的肌群（图3）。

● 多裂肌

多裂肌位于腰背部肌群的最内侧，其大部分由起源于棘突呈放射状且分节性延伸的纤维构成。它的深层纤维附着在关节突关节的关节囊上，它的作用是防止多裂肌在运动过程中被夹在关节内[6]。多裂肌与棘突间肌、横突间肌等协同工作：①在脊椎运动时，通过调整关节突关节的滑动性，控制施加于多裂肌的负荷和应力；②控制腰椎前屈，把力均匀地分散，有助于维持脊椎的稳定性[7]。

● 腰部竖脊肌群

腰部竖脊肌群位于多裂肌的外侧，由胸最长肌腰部纤维、腰髂肋肌腰部纤维、胸最长肌胸部纤维和腰髂肋肌胸部纤维四部分构成。这些肌肉被竖脊肌腱膜覆盖，但实际上由胸最长肌胸部纤维和腰髂肋肌胸部纤维形成（图4）。胸最长肌腰部纤维和腰髂肋肌腰部纤维没有附着在竖脊肌腱膜上。竖脊肌腱膜可以在下层的腰部纤维表面上自由移动，这使得这些形成大部分腰部竖脊肌的腰部纤维能够独立于其余的腰部竖脊肌发挥作用[8, 9]。腰部竖脊肌的主要作用是产生伸展、旋转的扭矩，控制脊椎的方向[7]。

图3　腰部竖脊肌群的水平面图示

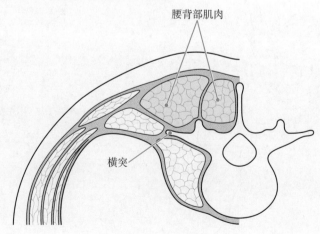

腰背部肌肉

横突

图 4 腰部竖脊肌

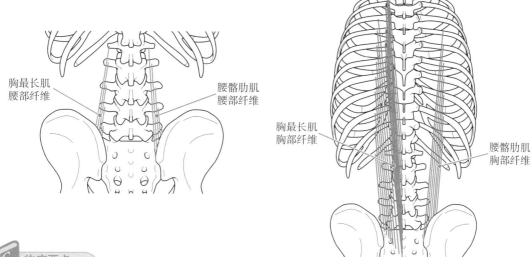

胸最长肌
腰部纤维

腰髂肋肌
腰部纤维

胸最长肌
胸部纤维

腰髂肋肌
胸部纤维

临床要点

竖脊肌肌群的特征

从运动发育学的角度来看，竖脊肌在抗重力活动和推进活动中的作用如图 5 所示。

多裂肌是附着在 2 ～ 4 个椎体间的多关节肌，但与长短回旋肌和半棘肌相同，呈倒 V 形分布。两侧收缩时，可以在抗重力位获得稳定的躯干伸展。这些是单关节肌作用的重要抗重力肌（躯干稳定肌）。另一方面，胸最长肌和胸髂肋肌呈 V 形分布，肌肉较长，与保持抗重力位姿势的肌肉相比，它产生力量的能力更高。由于这些肌肉在单侧活动时会成为向左右侧屈的主动肌，因此不利于躯干的稳定性，过度的肌肉紧张有可能成为功能性脊柱侧弯等的原因之一[10, 11]。

图 5 竖脊肌的特征

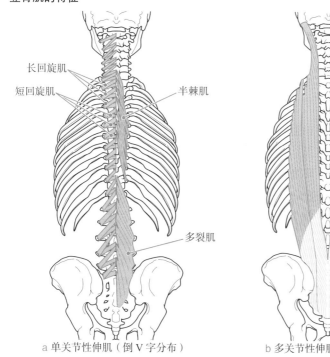

长回旋肌

短回旋肌

半棘肌

多裂肌

a 单关节性伸肌（倒 V 字分布）

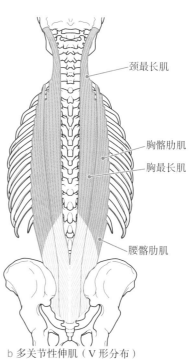

颈最长肌

胸髂肋肌

胸最长肌

腰髂肋肌

b 多关节性伸肌（V 形分布）

● 胸腰筋膜

胸腰筋膜由包裹腰椎肌肉的深层、中层和浅层三层筋膜组成（参见 69 页图 1 ）。

胸腰筋膜的深层很薄，由腰方肌的筋膜形成，附着于腰椎横突前面的内侧，覆盖其前表面。外侧与腹横肌腱膜相连。

中层位于腰方肌的后方，内侧附着于腰椎横突，外侧与腹横肌腱膜相连[12, 13]。

浅层覆盖背肌群，起于背侧正中部的腰椎棘突，包裹背肌群，沿腰髂肋肌外侧缘与其他胸腰筋膜融合。浅层是一种坚韧的筋膜，从颅底延伸到骨盆，与许多肌肉群和肌肉连接[14]。另外，它具有从躯干向下肢传递负荷的能力，同时也有助于躯干的稳定（图 6 ）。

➤ 胸腰筋膜的生物力学

胸腰筋膜与各种肌肉相连，不仅影响同侧肌肉活动，也影响对侧。另外，作为侧腹肌的腹横肌和腹内斜肌通过胸腰筋膜影响脊椎稳定性，中层特别适合将腹横肌的张力传递给腰椎结构。

Tesh 等人[15] 和 Hodges 等人[16] 报告指出，腹横肌的收缩通过中层筋膜作用于腰椎，产生伸展作用。有 Barker 等人[17] 报告指出，通过腹横肌适度收缩传导至中层的张力会影响腰椎中立位的节段稳定性。

Vleeming 等人[18] 和 Barker 等人[19] 的报告指出，胸腰筋膜浅层在背阔肌、臀大肌、腹横肌的牵引下，向同侧及对侧方向移位。Barker 等人[20] 指出臀大肌对骶髂关节的压力通过胸腰筋膜的传递有助于骶髂

图 6　与胸腰筋膜连接的肌肉

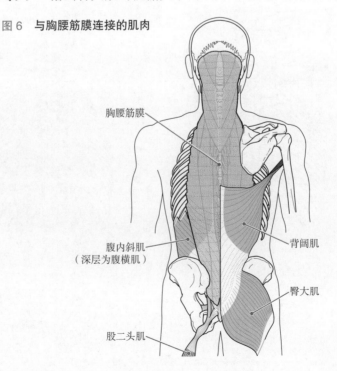

胸腰筋膜

腹内斜肌
（深层为腹横肌）

背阔肌

臀大肌

股二头肌

关节的稳定性[21]。在 van Wingerden 等人看来，骶髂关节的刚性随着股
二头肌、臀大肌、竖脊肌的活动增加而提高。

　　因此，由于附着在胸腰筋膜上肌肉群的活动，胸腰筋膜的张力提高，
腰椎伸展活动和骶髂关节的刚性增加，因此，胸腰筋膜在脊椎、骨盆、下
肢间的张力传递功能对于维持下位腰椎和骶髂关节的稳定性是极其重要的。

伸展型腰痛的评定

　　伸展型腰痛的疼痛出现部位通常是结果，而不是原因。在物理治疗
评定中，为了明确身体对线、邻接关节功能、躯干稳定性和腰痛之间
的因果关系，考虑腰痛发生部位的机械应力的功能性诊断是很重要的。
另外，需要了解腰痛的原因是活动度（mobility）的问题，还是稳定性
（stability）的问题，以及它们之间的关联性。

▶ 问诊

　　通过问诊，询问患者从什么时候开始疼痛（病程），哪里疼痛（症
状诱发部位），怎样做会使症状恶化或减轻（疼痛诱发动作、减轻动作），
同时推测机械应力与疼痛的因果关系，并进行系统的评定。

▶ 视诊（立位身体对线的观察）

　　机械应力多是由于偏离正常身体对线的不良姿势而产生的。根据矢
状面身体对线，将主要不良姿势分为 4 类，我们根据胸廓、腰椎、骨盆带、
下肢的相对位置关系，对机械应力及其障碍特性进行阐述（图 7）。

图7　不良姿势

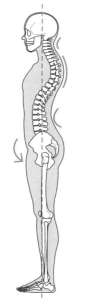
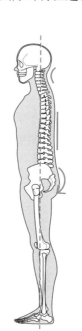
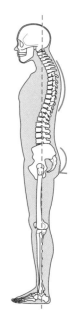

a 后凸 - 前凸姿势　　b 摇摆姿势（放松或懒人姿势）　　c 平背姿势（平背姿势）　　d 后凸姿势

● ①后凸 – 前凸姿势（图 7A）

这种姿势也被称为脊柱前凸姿势（kypholordotic posture）。由于腰骶角增大，腰椎前凸及胸椎后凸也随之增加，头部向前方移位。竖脊肌群、髂腰肌、阔筋膜张肌、股直肌均出现缩短和过度紧张。此外，由于腹肌群、臀大肌和腘绳肌的力量减弱和肌肉的延长，也会引起不平衡，多见于肥胖者和腹肌较弱的人，Thomas 试验呈阳性。这种姿势会导致后椎间盘狭窄和椎间孔变小。此外，关节突关节也会受到压迫，承受负荷应力，引起关节炎症和变性。特别是在出现这种退行变性的情况下，神经根和血管会受到压迫。

● ②摇摆（swayback）姿势（图 7b）

这种姿势也被称为放松或懒人姿势。骨盆前倾时，骨盆整体相对地向前方移位，产生髋关节伸展和胸椎部向后方移动，并且伴随着下位腰椎的前凸和胸椎的后凸增强，上位腰椎的平坦化，头部向前方移位。另外，重心力线明显向髋关节后方移位[22]。上腹肌群、下腰椎伸肌群、腘绳肌缩短和过度紧张，下腹肌群、屈髋肌延长和减弱以及臀大肌的肌力下降会引起不平衡。

这种姿势是由于下位腰椎的关节突关节过度接近而受到压迫负荷，因此，在此观察到退行变性时，神经根和血管也会受到压迫。

● ③平背姿势（图 7c）

这种姿势的特征是腰骶角减小、腰椎前凸减小、骨盆后倾、髋关节伸展。这是由于腘绳肌的过度紧张，腰部伸展肌和屈髋肌群的肌力下降以及肌肉的延长而产生的不平衡。此时由于脊椎缺乏生理弯曲，腰部椎间盘的减震能力下降，容易受到损伤，而且容易发生退行性改变。平背姿势以高瘦者居多，屈曲时疼痛多于伸展时疼痛[23]。

● ④后凸姿势（图 7d）

这种姿势也被称为驼背姿势（kyphotic posture），是脊柱整体向后凸的姿势，其特征是头部向前方位移、胸椎后凸增强、腰椎前凸减少、骨盆后倾位（前倾减少）、膝关节屈曲位。这是由于腹肌群和腘绳肌的短缩，屈髋肌群的过度紧张和髋关节伸肌群的肌肉力量下降而引起的不平衡。有研究人员指出，腰椎前凸减少和肌肉内压上升导致肌肉血流减少，与老年人的腰痛有密切的关系。这种姿势可能是由于脊椎压缩性骨折后的结构变化引起的，也可能是由于肌肉不平衡引起的功能变化所致。

➤ 腰椎伸展时疼痛

据报道显示，无论是否存在神经根症状，腰椎伸展时痛在腰痛患者中排名第二[24]。随着年龄增长的退行性改变，椎间盘厚度减小，关节突关节的机械应力增加，导致关节突关节变形和退化。这也是随着年龄的增长，腰痛由椎间盘源性逐渐转变为关节突关节源性的过程[1]。在身体对线中，腰椎伸展时的疼痛多出现在摇摆姿势和后凸–前凸姿势，其特征性的表现是胸椎后凸姿势[25]。

➤ 伸展时的疼痛和压痛部位

从做动作时疼痛的发生部位和压痛部位可以预测其病源组织，分别可能是：①肌筋膜性腰痛，②关节突关节障碍（紊乱），③骶髂关节障碍（图8）。但是，肌筋膜性腰痛和骶髂关节障碍有时伴有前屈痛，在下位腰椎的关节突关节障碍和骶髂关节障碍中，症状不仅扩散到腰背部，还有扩散到臀部的情况，因此在进行检查时需要注意这一点。近年来，在与筋膜（fascia）相关的髂嵴周围腰痛中，臀上皮神经的嵌顿性障碍也被认为是其原因之一，也与不良姿势等有关（图9）。据 Kuniya 等人报告，约占全部腰痛的 14%，可见并不罕见[26]。

➤ 主动运动：伸展运动的评估

对疼痛诱发动作的定性评价和对能否再现疼痛进行评定。观察的要点包括：①髋关节是否伸展，②骨盆是否后倾，③胸椎是否与腰椎一起伸展（图10）。在腰痛病例中，伸展时，缺乏从胸椎到上位腰椎的伸展运动，使骨盆过度向前移，由于下位腰椎过度伸展而出现代偿动作的病例较多（图11）。另外，在某些情况下，也会存在骨盆不向

图8　疼痛（压痛）部位

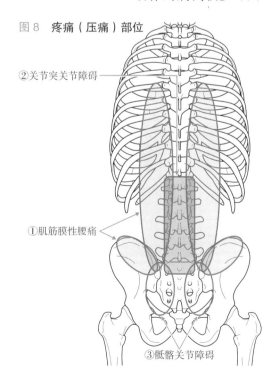

②关节突关节障碍

①肌筋膜性腰痛

③骶髂关节障碍

图9　臀上皮神经嵌顿性障碍

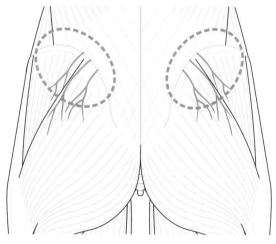

前移动和胸腰椎没有充分伸展，而通过膝关节屈曲代偿伸展运动（图12）。我们根据前述运动中疼痛的发生部位和压痛部位来预测产生疼痛的病源组织，并阐明在主动运动中诱发机械应力的因素。

图 10　伸展动作（正常）

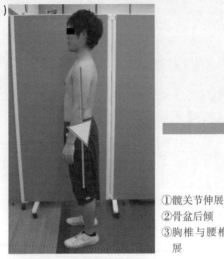

①髋关节伸展
②骨盆后倾
③胸椎与腰椎联动伸展

图 11　伸展动作（代偿实例①）

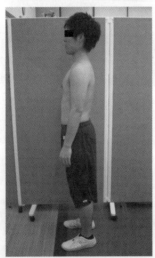

①髋关节伸展
②骨盆没有充分后倾
③胸椎未伸展，下位腰椎过度伸展

图 12　伸展动作（代偿实例②）

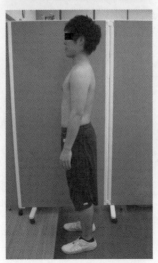

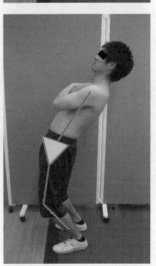

①髋关节无法伸展，膝关节屈曲
②骨盆没有充分后倾
③胸椎、腰椎都没有充分伸展

➤ 疼痛部位的减压试验

● 关节突关节减压试验

当发现关节突关节伸展时有疼痛和压痛时，为了确定产生疼痛的部位，需进行减压试验。具体地说，也就是从后方固定该关节突上位椎体棘突的下端后再次伸展。例如，当存在 L4/5 关节突关节障碍时，固定 L4 棘突下端，使关节突关节不受压迫力。再次伸展时，发现疼痛减轻和活动范围扩大时为阳性（图 13）。

● 骶髂关节减压试验

在骶髂关节周围确认在伸展时有疼痛和压痛时，对骶髂关节进行减压试验。检查者从后方固定骶骨，从侧面固定髂骨。伸展时保持骶骨固定，诱导髋部向后旋转。此时，如果发现疼痛减轻或活动范围扩大，则为阳性（图 14）。如果骶髂关节不仅在伸展时有疼痛，在屈曲时也

图 13　关节突关节减压试验：怀疑 L4/5 关节突关节障碍

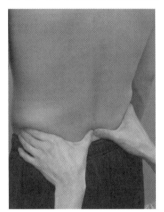
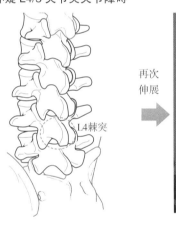
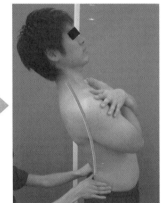

用两个拇指固定 L4 棘突的下端

如果发现疼痛减轻和活动范围扩大，则为阳性

图 14　骶髂关节减压试验：伸展时疼痛

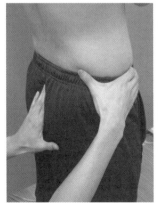
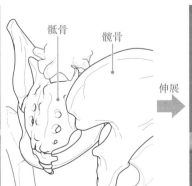
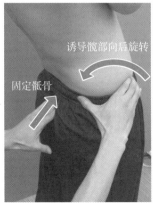

从后方固定骶骨，从侧面固定髂骨

如果发现疼痛减轻和活动范围扩大则为阳性

有疼痛，或者双侧有疼痛，则应怀疑是骶髂关节不稳定引起的疼痛。压迫两侧髋骨，再次伸展时保持压迫髋骨引导向后方旋转。若发现疼痛减轻或活动范围扩大时为阳性[27]（图 15）。

➤ 俯卧位伸展试验

这是对在主动伸展运动中发现有疼痛的患者进行的鉴别试验。从俯卧位开始，用两肘或双手按压床的同时，放松腰背部肌肉，被动地伸展脊椎。在该体位进行胸椎及上位腰椎伸展活动度的筛查。当疼痛被诱发时，怀疑是关节突关节的问题，当疼痛减弱或消失时，怀疑是肌筋膜性腰痛（图 16）。

图 15　**骶髂关节减压试验：伸展时痛，伴有屈曲痛或双侧疼痛**

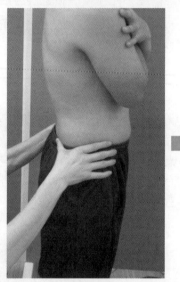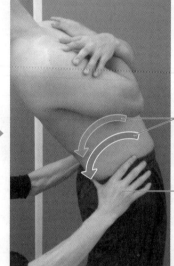

诱导双侧髋部
向后旋转

保持髋部固定

压迫两侧髋骨　　　　　　　　　　如果发现疼痛减轻或活动范围扩大则为阳性

图 16　**俯卧位伸展试验**

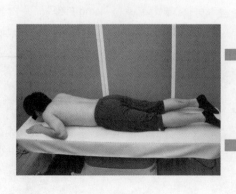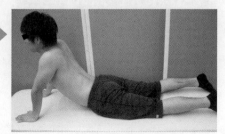

用胳膊支撑面床

用双手支撑床面

➤ 髋关节活动度评定

在静态身体对线异常引起的伸展型腰痛中，由于腰椎过度前凸以及骨盆前倾，进一步伸展会导致应力增大，往往会引起腰痛。其主要原因可能包括髋关节屈曲挛缩或者肌肉过度紧张，有必要鉴别与此相关的肌肉。柔韧性降低的肌肉包括髂腰肌、股直肌、股筋膜张肌，可用改良 Thomas 试验[28] 进行鉴别。患者坐在床边，屈曲非检查侧的髋关节和膝关节，双手抱住膝关节（图 17 a）。患者保持该体位直接变成仰卧位，确认腰椎处于屈曲位、骨盆处于后倾位、非检查侧髋膝关节处于最大屈曲位，然后被动地降低检查侧下肢（图 17b）。正常情况下，检查侧的大腿能接触到床，轻微地压迫可使髋关节达到 10° ~ 15° 的伸展位。

● 髋关节外展位

如果将髋关节被动外展位 15° ~ 25°，当检查者将患者大腿置于中立位时，若存在髋关节屈曲角度增加，则可以确认大腿阔筋膜张肌有缩短。

● 膝关节屈曲 80°

髋关节伸展 0° 时，股直肌能伸直到膝关节屈曲 80°。若只能伸展到膝关节屈曲 80° 以下时，可以考虑股直肌缩短。

● 髋关节屈曲

当患者大腿无法到接触到床时，检查者伸展其膝关节，使双关节肌的屈髋肌松弛。如果髋关节的屈曲角度没有变化，则应考虑单关节肌的屈髋肌缩短。

图 17　髋关节活动度评定

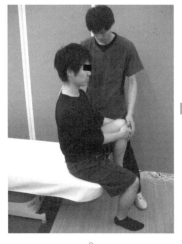
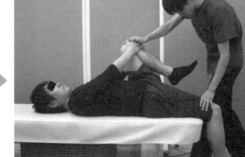

a

b

➤ 胸廓活动度评定

在后凸 – 前凸、摇摆（swayback）姿势等胸椎后凸并伸展腰痛的病例中，由于上部腹肌群的过度紧张和缩短，胸椎伸展的活动度降低，特别是下部胸廓扩张性降低的情况较多。胸廓活动度是根据胸骨下角的角度进行评定的，一般认为正常情况下为70° ~ 90°。首先，患者取站立位，检查者将两拇指放在患者胸骨下角下缘，确认角度和左右的差异，并评估在躯干伸展时该角度是否扩大。腰痛患者有时由于腹直肌和腹外斜肌的过度紧张和缩短，胸骨下角也存在不扩大的情况（图18）。

➤ 肌肉触诊

对胸最长肌、腰髂肋肌、腰方肌、腰部多裂肌、腹外斜肌上部以及腹直肌进行触诊，如果这些肌肉表现出过度紧张，会影响胸椎和胸廓的活动性。

另外，对影响髋关节活动度的阔筋膜张肌、臀中肌、髂腰肌进行触诊检查。

➤ 躯干稳定性评定

众所周知，腹横肌的活动对于躯干和骨盆的稳定性很重要。在此，对用于评定腹横肌功能的"收腹法（draw-in）"进行详细描述。

ASIS:
anterior superior iliac spine，髂前上棘

在膝伸直仰卧位，检查者可以在两侧髂前上棘（ASIS）的内下方以及腹直肌的外侧触诊腹横肌。让患者保持脊椎中间位，在呼吸的同

图 18 **胸骨下角评定**

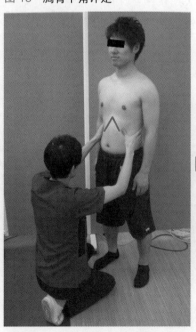 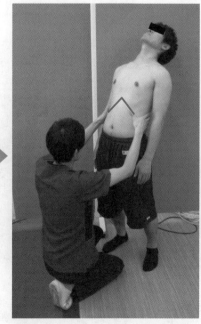

两个拇指放在胸骨下角下缘。　　　　　　确认躯干伸展时胸骨下角的角度是否变化。

时尽量不移动脊椎和骨盆，做收腹动作。正常情况下，在腹部深层能感到腹横肌紧张，腰围会变窄。另外，在难以解释伸展型腰痛原因的情况下，也可以在呼气的最后时刻停止呼吸，使深部肌群活动激活后重新开始呼吸。收腹法是逐渐从仰卧位进行到四点跪位、坐位和立位，在改变姿势时阶段性地进行评定。

➤ 负荷传递试验

ASLR:
active straight leg raising，主动直腿抬高

PASLR:
prone active straight leg raising，俯卧位主动直腿抬高

PSIS:
posterior superior iliac spine，髂后上棘

主动直腿抬高（ASLR）试验和俯卧位主动直腿抬高（PASLR）试验用于评定骶髂关节产生的疼痛以及与骨盆稳定性相关的负荷传递障碍。笔者调查了 ASLR 试验与腰痛存在与否以及腹横肌厚度之间的关联性。腰痛组在腰痛侧的 ASLR 测试阳性率明显偏高，腹横肌的厚度明显偏薄，说明 ASLR 试验能反映腹横肌的功能[30]。

ASLR 试验的方法是：患者取仰卧位，在床上伸直双下肢，嘱患者上抬一侧下肢，询问左右两侧的用力感是否有差异，哪条腿更重。下肢上抬时，有时会出现骨盆旋转、胸腰椎伸展等代偿动作。接下来，在被动压迫骨盆的状态下进行 ASLR，如果主诉疼痛和代偿动作减轻，则试验为阳性。ASIS 水平的骨盆压迫可以模拟腹横肌下部纤维和腹内斜肌的收缩，髂后上棘（PSIS）水平的骨盆后方压迫可以模拟腰部多裂肌的收缩[31]（图 19）。

PASLR 试验的方法是：患者取俯卧位，在伸直腿部的情况下上抬一条腿，用双手触摸两侧的臀大肌和竖脊肌，确认有无疼痛和肌肉收

图 19　ASLR 试验

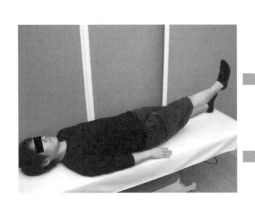

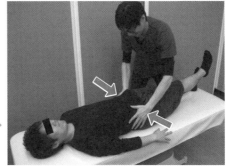

ASIS 压迫

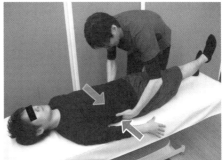

PSIS 压迫

缩的传递情况（图20）。正常的模式是按①腘绳肌、②臀大肌、③对侧的胸腰椎伸肌、④同侧的胸腰椎伸肌的顺序收缩的[32]。异常模式大致分为两种：①早期同侧胸腰椎伸肌过度收缩，引起腰椎伸展、旋转和骨盆前倾，臀大肌收缩不良，髋关节不伸展。②由于阔筋膜张肌和臀中肌前部纤维的代偿性收缩，可见髋关节外展、外旋，臀大肌和对侧的胸腰椎伸肌缺乏收缩。这种情况被判断为试验阳性，应怀疑存在臀大肌和腹横肌功能不全。

伸展型腰痛的治疗

　　伸展型腰痛的治疗目的是，减少局部受到伸展时的机械应力。图21显示了与伸展型腰痛相关的异常姿势、功能障碍和机械应力，图22显示的是治疗流程图。首先进行必要的肌肉紧张调整和牵伸，以减轻疼痛和矫正静态身体对线，并改善胸椎和髋关节的活动范围，然后对躯干深部肌肉进行训练，使躯干骨盆稳定在中立位，并训练脊椎骨盆的静态对线。目的是逐步提高躯干稳定性，获得抗重力位的动态对线。最终，通过在自我管理下进行这些操作，掌握不易引起腰痛的姿势和动作，可以预防腰痛的复发。

图20　PASLR试验

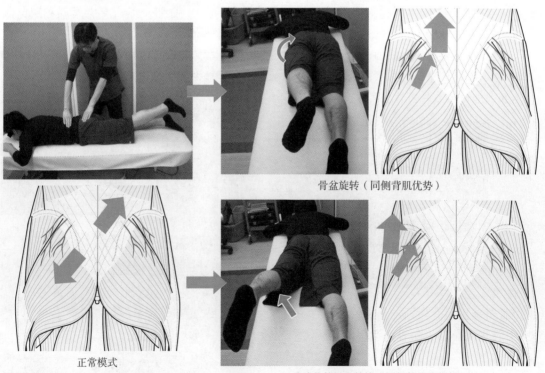

骨盆旋转（同侧背肌优势）

正常模式

髋关节外展和外旋（同侧外展肌优势）

图 21　伸展型腰痛相关影响因素

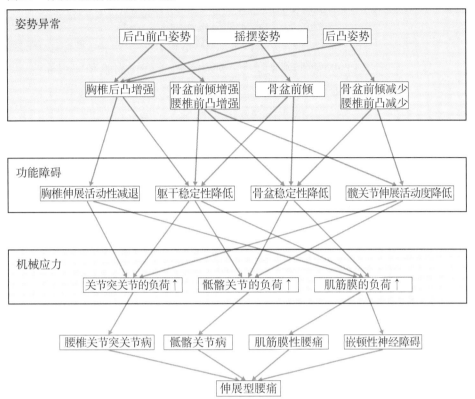

图 22　伸展型腰痛的治疗方针

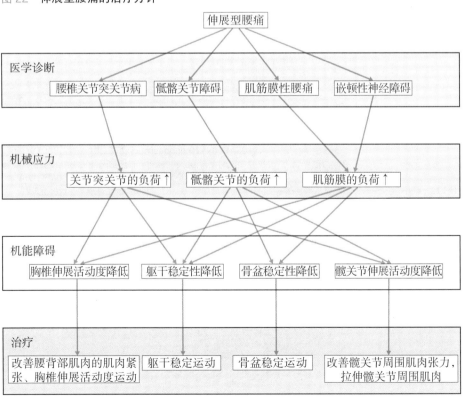

➤ 改善肌肉紧张

通过治疗肌肉和筋膜的缩短、过度紧张、滑动不足，可以改善肌肉滑动性和肌肉紧张。Lanvin 等人[33, 34] 报告，腰痛患者的胸腰筋膜肥厚，且滑动性明显降低。因此，改善胸腰筋膜和邻近筋膜的滑动性和肌肉紧张的方法，对于减轻疼痛和改善活动度是有效的。另外，Cholewicki 等人[35] 的报告显示，伸展型腰痛时，对脊椎节段稳定性有贡献的躯干深层肌肉会被浅层肌肉的过度代偿活动所抑制，因此，控制浅层肌肉过度活动的方法可作为进行躯干稳定性运动训练的第一步。具体的方法是：患者取放松的体位，配合呼吸，同时对该肌肉施加静态压迫。当肌肉的紧张度减轻，肌肉和关节的活动度改善时，就可以活动治疗部位。另外，配合缓慢的主动运动也可以提高效果。作为生理学的依据，Schleip[36] 报道，对筋膜和腱膜的持续压迫可以使高尔基腱器官的张力感受器产生反应，从而导致肌张力下降。

● 改善腰背部肌肉紧张度（图 23）

当以胸最长肌胸部纤维作为治疗对象时，可在 T7 ～ 12 之间按摩松动腰髂肋肌和胸最长肌的边界部分。另外，以腰髂肋肌胸部纤维为治疗对象时，可在 T10 ～ L4 之间按摩松动胸最长肌和腰髂肋肌的边界部分。特别是在 T12 肋骨下端深部附着有腰大肌和腰方肌，容易产生滑动不足。

图 23　改善腰背部的肌肉紧张

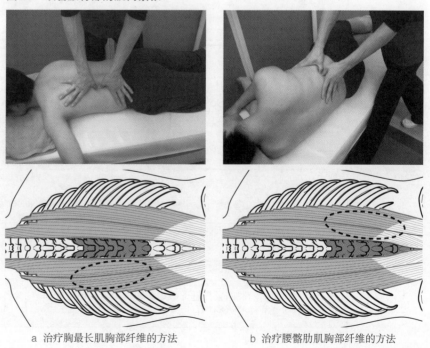

a 治疗胸最长肌胸部纤维的方法　　　　b 治疗腰髂肋肌胸部纤维的方法

臀上皮神经障碍（图 9）是由于该神经在穿过胸腰筋膜和髂嵴上方时被嵌顿而引起的。除此之外，森本等人[37]发现在神经穿过部位被卡压的状态下进行躯干屈伸运动时竖脊肌（胸最长肌、腰髂肋肌）的过度紧张都与该障碍有关。

● 改善髋关节周围的肌肉紧张（图 24）

在后凸 – 前凸姿势和后凸姿势的病例中，常常表现为髋关节周围肌肉缩短和过度紧张。另外，在骶髂关节障碍中，髋关节前方肌肉的过度紧张会引起髋骨相对于骶部的向前旋转，容易发生反点头型腰痛。需要处理和改善阔筋膜张肌和臀中肌前部纤维、臀中肌后部纤维和臀中肌上部纤维重叠分布的边界部分产生的滑动不足。

● 改善胸椎伸展受限和下位胸廓扩张受限（图 25）

呈现后凸姿势的病例几乎都是胸椎伸展活动度下降。当胸椎伸展活动度下降时，下位腰椎会代偿性过度伸展。作为锻炼方法，如果在保持下躯干深层肌肉收缩的同时，配合吸气进行动作，下胸廓容易扩张。另外，在腹直肌和腹外斜肌等上腹肌群的过度紧张和僵硬（tightness）的情况下，应该一边进行该肌肉的自我松动（release），一边进行旋转运动。此外，气道阻力的反馈可以在呼吸时促进下胸廓向后外的扩张运动。

图 24　改善髋关节周围的肌肉紧张

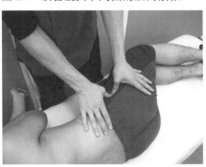

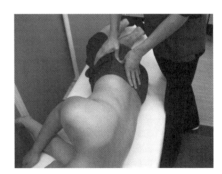

大腿阔筋膜张肌和臀中肌前部纤维重叠的部分

臀中肌后部纤维和臀大肌上部纤维重叠的部分

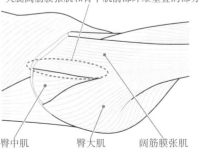

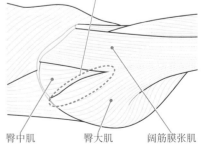

臀中肌　　臀大肌　　阔筋膜张肌

臀中肌　　臀大肌　　阔筋膜张肌

a

b

图 25　改善胸椎伸展活动度

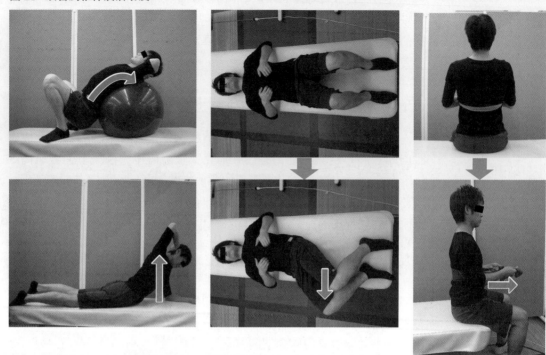

● **改善髋关节的伸展受限（图 26）**

在后凸 – 前凸姿势和后凸姿势的病例中，因髂腰肌、阔筋膜张肌、股四头肌紧张（tightness），活动容易受限。在进行牵伸时，要注意不要出现骨盆前倾和腰椎过度伸展的情况。

➤ **躯干稳定运动**

躯干稳定运动在运动疗法中也非常重要，可以减轻腰痛和预防复发。该运动的目的，第一是通过收腹（draw-in）法对训练患者对腹横肌收缩和运动时的感觉，第二是在维持脊椎中立位的同时进行四肢运动，从而获得脊椎的动态稳定性。Reeve 等[38] 的报告指出，腰椎骨盆的中立位姿势比摇摆姿势更容易激活腹横肌，对维持脊椎稳定性有积极的影响。出于这个原因，必须时刻注意维持中立位，以便能有效地对腹横肌进行再训练。

第一阶：收腹。腰椎和骨盆保持不动，脊柱保持在中立位，一边缓慢呼吸，一边收腹，将肚脐吸向脊椎（图 27a）。一旦掌握了通过收腹法激活腹横肌，可以根据体位提高运动水平，并根据四肢改变运动的负荷。

第二阶：打开和闭合髋关节。在对侧下肢提供支撑的同时，进行躯干对抗水平面旋转负荷的稳定运动，能够激活躯干深部肌肉（图 27 b）。

图 26　改善髋关节的伸展活动度

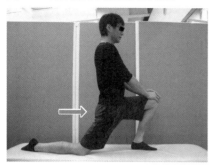

a 髂腰肌

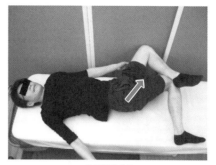

b 阔筋膜张肌

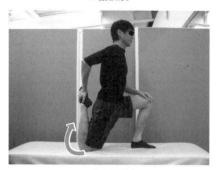

c 股四头肌

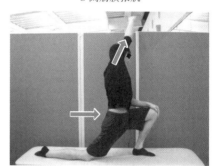

d 腰髂肌和阔筋膜张肌

图 27　躯干稳定运动（仰卧位）

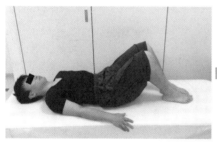

a 第一阶：收腹法

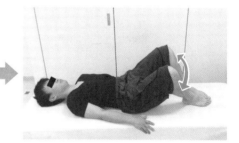

b 第二阶：打开和闭合髋关节

　　从第三阶开始，四肢的负荷分为 A（将屈曲的膝关节抬起至髋关节 90°），B（在床上滑动脚后跟），C（伸膝位将脚抬至 45°）3 个级别进行（图 28）。第三阶：患者取屈膝仰卧位，用对侧下肢支撑身体。第四阶：在用对侧上肢保持髋关节 90° 屈曲位的同时进行第三阶的三个级别的动作。第五阶：保持对侧髋关节屈曲 90° 以及下肢主动上抬位，提高了难度。

　　学习了在脊椎中立位收腹法后，在四点跪位也同样以四肢为负荷推进训练（图 29）。笔者报告指出，对于腰部多裂肌的选择性收缩，与桥式动作相比，四点跪位的运动更为有效[39]。通过以下方法可以阶段性地提高运动训练难度。

　　A：单侧上肢上抬，B：单侧下肢在床上滑动伸展，C：单侧下肢伸展上抬，D：单侧上肢上抬的同时对侧下肢伸展上抬，按照这样的顺序阶段性地提高训练的难易度。先重复同侧运动，然后是四肢交替运动。

图 28 躯干稳定运动（仰卧位）

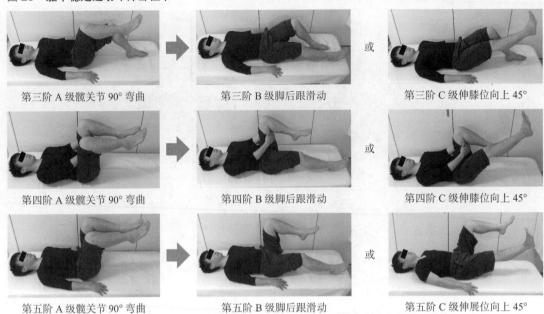

第三阶 A 级髋关节 90° 弯曲	第三阶 B 级脚后跟滑动	或	第三阶 C 级伸膝位向上 45°
第四阶 A 级髋关节 90° 弯曲	第四阶 B 级脚后跟滑动	或	第四阶 C 级伸膝位向上 45°
第五阶 A 级髋关节 90° 弯曲	第五阶 B 级脚后跟滑动	或	第五阶 C 级伸展位向上 45°

图 29 躯干稳定运动（四点跪位）

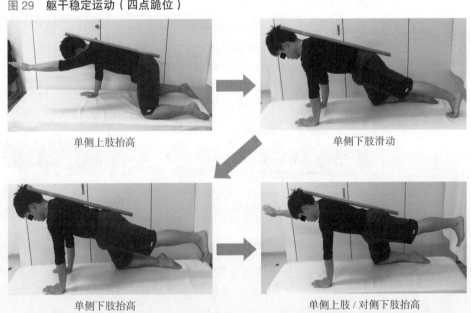

| 单侧上肢抬高 | 单侧下肢滑动 |
| 单侧下肢抬高 | 单侧上肢 / 对侧下肢抬高 |

通过使用导杆，接触背部的枕隆凸、胸椎部、骶骨部这 3 点，使患者更容易理解脊椎的中立位置。通过这些方法，可以让患者学习调整腹部深层肌和多裂肌以及整体肌的协调性。

➤ 骨盆稳定性运动（图 30）

如果从躯干向下肢的负荷传递偏离正常，就无法维持骶髂关节的稳定性，由于这种不稳定，会引发骶髂关节障碍产生疼痛。如图 30 所

图 30 骨盆稳定性训练

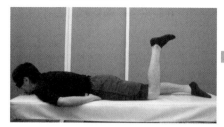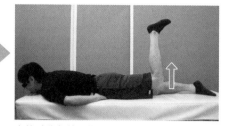

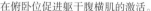

在俯卧位促进躯干腹横肌的激活。

在俯卧位保持腹横肌收缩的同时伸展髋关节。在伸展位更容易进行抑制阔筋膜张肌等的活动。

示的运动是为了通过胸腰筋膜提高骶髂关节的稳定性，同时促进臀大肌的激活并增强肌力。但是，在上述 PASLR 试验阳性病例中，除了臀大肌的肌力下降以外，大多还伴有躯干深部肌的功能不全、阔筋膜张肌和臀中肌的缩短、过度紧张。因此，首先对这些进行纠正后，再训练臀大肌，更容易改善肌力和增加活动量。

结语

我们希望每位物理治疗师都能以功能解剖学和运动生理学的知识为基础，从生物力学的视角来把握腰痛的病情，并进行分析研究。我们认为，理解机械应力和腰椎障碍，以及存在的腰椎功能不全和对线异常，是了解腰痛真正原因的线索，也是开展有效物理治疗的捷径。

参考文献

[1] 小形洋悦：メカニカルストレスからみた腰椎障害と理学療法. 理学療法, 31(7)：706-712, 2014.

[2] Bogduk N：Clinical and Radiological Anatomy of the Lumbar Spine, 5th Edition, p73-91, Churchill Livingstone, Edinburgh, 2012.

[3] Yang KH, et al：Mechanism of facet load transmission as a hypothesis for low-back pain, Spine (Phila Pa 1976), 9 (6)：557-565, 1984.

[4] Vleeming A, et al：The function of the long dorsal sacroiliac ligament：its implication for understanding low back pain, Spine(Phila Pa 1976), 21(5)：556-562, 1996.

[5] Lee D：The Pelvic Girdle, An Integration of Clinical Expertise and Research, 4th edition, p61-69, Churchill Livingstone, Edinburgh, 2010.

[6] Bogduk N：Clinical and Radiological Anatomy of the Lumbar Spine, 5th Edition, p93-116, Churchill Livingstone, Edinburgh, 2012.

[7] Richardson CA, et al：Therapeutic Exercise for Lumbopelvic Stabilization, A Motor Control Approach for the Treatment and Prevention of Low Back Pain, 2nd edition, p59-73, Churchill Livingstone, Edinburgh, 2004.

[8] Bogduk N, et al：A reappraisal of the anatomy of the human lumbar erector spinae. J Anat, 131(Pt 3)：525-540, 1980.

[9] Macintosh JE, et al：1987 Volvo award in basic science. The morphology of the lumbar erector spinae. Spine (Phila Pa 1976), 12(7)：658-668, 1987.

[10] 松尾　隆：脳性麻痺と整形外科, p29-42, 南江堂, 1991.

[11] 松尾　隆：脳性麻痺と機能訓練, p19-37, 南江堂, 2002.

[12] Bogduk N：Clinical and Radiological Anatomy of the Lumbar Spine, 5th Edition, p93-116, Churchill Livingstone, Edinburgh, 2012.

[13] Barker PJ, et al：The middle layer of lumbar fascia and attachments to lumbar transverse processes：implications for segmental control and fracture. Eur Spine J, 16(12)：2232-2237, 2007.

[14] Barker PJ, et al：Tensile transmission across the lumbar fasciae in unembalmed cadavers：effects of tension to various muscular attachments. Spine(Phila Pa 1976), 29(2)：129-138, 2004.

[15] Tesh KM, et al : The abdominal muscles and vertebral stability. Spine(Phila Pa 1976), 12(5) : 501-508, 1987.

[16] Hodges P, et al : Intervertebral stiffness of the spine is increased by evoked contraction of transversus abdominis and the diaphragm : in vivo porcine studies. Spine(Phila Pa 1976), 28(23) : 2594-2601, 2003.

[17] Barker PJ, et al : Effect of tensioning the lumbar fasciae on segmental stiffness during flexion and extension : Young Investigator Award winner. Spine(Phila Pa 1976), 31(4) : 397-405, 2006.

[18] Vleeming A, et al : The posterior layer of the thoracolumbar fascia, Its function in load transfer from spine to legs. Spine(Phila Pa 1976), 20(7) : 753-758, 1995.

[19] Barker PJ, et al : Tensile transmission across the lumbar fasciae in unembalmed cadavers : effects of tension to various muscular attachments. Spine(Phila Pa 1976), 29(2) : 129-138, 2004.

[20] Barker PJ, et al : Anatomy and biomechanics of gluteus maximus and the thoracolumbar fascia at the sacroiliac joint. Clin Anat, 27(2) : 234-240, 2014.

[21] van Wingerden JP, et al : Stabilization of the sacroiliac joint in vivo : verification of muscular contribution to force closure of the pelvis. Eur Spine J, 13(3) : 199-205, 2004.

[22] Sahrmann SA : 運動機能障害症候群のマネジメント—理学療法評価・MSIアプローチ・ADL指導—(竹井　仁, ほか監訳), p9-49, 医歯薬出版, 2005.

[23] Carolyn K, et al : Therapeutic Exercise : Foundations and Techniques, 6th edition, p409-437, Jaypee Brothers Medical Publishers, New Delhi, 2012.

[24] Van Dillen LR, et al : Classification of patients with low back pain. Phys Ther, 2001.

[25] Sahrmann SA : 運動機能障害症候群のマネジメント—理学療法評価・MSIアプローチ・ADL指導—(竹井　仁, ほか監訳), p51-109, 医歯薬出版, 2005.

[26] Kuniya H, et al : Prospective study of superior cluneal nerve disorder as a potential cause of low back pain and leg symptoms. J Orthop Surg Res, 9 : 139, 2014.

[27] 金岡恒治, ほか : 腰痛の病態別運動療法 体幹機能向上プログラム, p62-81, 文光堂, 2016.

[28] Page P, et al : Assessment and Treatment of Imbalance : The Janda Approach, p93-110, Human Kinetics, 2010.

[29] Carolyn K, et al : Therapeutic Exercise : Foundations and Techniques, 6th edition, p485-538, Jaypee Brothers Medical Publishers, New Delhi, 2012.

[30] 石垣直輝, ほか : 腰椎骨盤痛患者における自動下肢伸展挙上テストと腹横筋筋厚に関する検討. 第20回日本腰痛学会, 2012.

[31] Lee D : The Pelvic Girdle, An Integration of Clinical Expertise and Research, 4th edition, p173-254, Churchill Livingstone, Edinburgh, 2010.

[32] Page P, et al : Assessment and Treatment of Imbalance : The Janda Approach, p77-91, Human Kinetics, 2010.

[33] Langvin HM, et al : Ultrasound evidence of altered lumbar connective tissue structure in human subject with chronic low back pain. BMC Musculoskeletal Disord, 10 : 15, 2009.

[34] Langvin HM, et al : Reduced thoracolumbar fascia shear strain in human chronic low back pain. BMC Musculoskeletal Disord, 12 : 203, 2011.

[35] Cholewicki J, et al : Stabilizing function of trunk flexor-extensor muscles around a neutral spine posture. Spine (Phila Pa 1976), 22(19) : 2207-2212, 1997.

[36] Schleip F : Fascial plasticity–A new neurobiological explanation : Part1. J Bodyw Mov Ther, 7(1) : 11-19, 2003.

[37] 森本大二郎, ほか : 上殿皮神経障害の外科的治療成績. Spinal Surgery, 28(1) : 86-89, 2014.

[38] Reeve A, et al : Effects of posture on the thickness of transversus abdominis in pain-free subjects. Man Ther, 14(6) : 679-684, 2009.

[39] Ishigaki N, et al : Measurement of low back muscle activities during lumbar stabilization exercises. 39th International society for the study of the lumbar spine : p329, 2012.

第3章 屈曲型腰痛

摘要

■ 与其他脊柱疾病的物理治疗相同，在对屈曲型腰痛进行物理治疗时，把握机械应力也很重要。

■ 腰椎屈曲时，腰部椎体前方的椎间盘受到压迫，存在于椎体后方的椎间关节和后方软组织被分离或牵伸。

■ 腰椎屈曲时，为了不对腰部静态稳定结构施加过多的机械应力，脊柱周围肌群（腹横肌、多裂肌）的稳定作用、相邻关节（髋关节、胸椎部）的活动性是很重要的。

引言

在"第1篇第1章脊柱物理治疗的概述"中，我们描述了在判断疼痛发生的部位之后，有必要评定（力学推理）对该部位施加了什么样的机械应力，以及该机械应力导致的功能障碍是什么。把握机械应力，通过评定寻求身体功能的改善，这在进行屈曲型腰痛的物理治疗时也是一样的。

我们将腰部屈曲时的腰痛定义为屈曲型腰痛，本节将解释腰椎屈曲动作时施加的机械应力，并介绍确定屈曲型腰痛中常见疼痛发生部位的方法，以及功能评定和运动疗法。

基础知识

腰椎屈曲时腰部椎体的活动[1]如图1所示。

图1　腰椎屈曲时各组成部分的活动

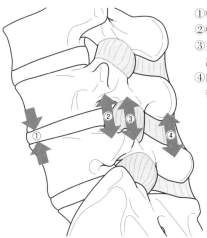

①椎间盘：前部被压迫，后部被牵伸
②椎间孔：扩大
③关节突关节：上位椎体的下关节突起向上移动，离开下位椎体的关节突
④后方软组织：韧带（黄韧带、棘间韧带、棘上韧带、后纵韧带）、肌肉、关节囊等被牵伸

屈曲型腰痛的结构学推理（图2）

　　我们将功能性腰部障碍（非特异性腰痛）分为椎间盘性、关节突关节性、骶髂关节性、肌肉筋膜性四类。关于各种病理，在"第二章了解病理"中进行了阐述。

　　在"第1篇第1章脊柱物理治疗的概念"（p2）部分中，简要介绍的用于评定各种病理情况（确定疼痛发生部位）的疼痛消除试验，在此将详细介绍。由于篇幅的关系，只叙述腰椎屈曲时容易产生疼痛的椎间盘障碍的评定方法。

➤ 椎间盘障碍的疼痛消除试验

（改良SNAGs：椎间盘 disc SNAGs，图3）

SNAGs:
sustained natural apophyseal glides，动态关节松动术，维持自然体位下小关节滑动技术

　　腰椎屈曲位时的L3椎间盘内压是站立位的1.5倍[2]。腰椎屈曲时引起的椎间盘内压增加，是出现椎间盘源性疼痛的基础。通过问诊、主动运动判断腰痛病因为椎间盘源性腰痛时，可进行疼痛消除试验，它是通过徒手减少对椎间盘的压力，观察疼痛减轻效果来判断的。

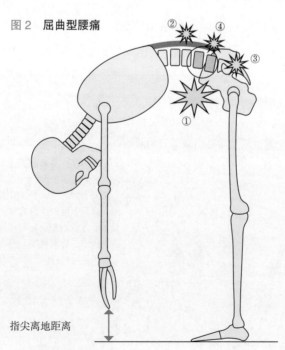

图2　**屈曲型腰痛**

指尖离地距离

屈曲动作引起的腰痛
①：椎间盘障碍
②：肌筋膜性腰痛
③：骶髂关节障碍
④：关节突关节障碍

图 3　椎间盘障碍的疼痛消除试验

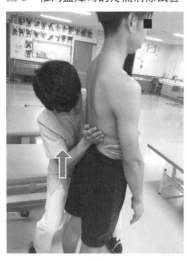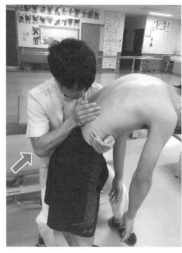

a b

a：检查者将腕部放在患者的棘突上，用双手将判断存在障碍的节段向椎间关节的关节面方向上抬。
b：用双手支撑判断存在障碍的节段，同时利用检查者的下肢向上施加力量，让患者做屈曲动作，评定腰痛减轻的程度。

临床要点

抓住棘突的诀窍

将腕部放在棘突上时，建议从棘突稍下方抬起软组织。

椎间盘引起的腰痛

在针对椎间盘障碍通过 disc SNAGs 进行的疼痛消除试验中，疼痛评分从 NRS10 变为 0 的情况很少，大多停留在 2～3 左右，据推测，这是因为椎间盘性腰痛的原因是炎症。因此，如果原来前屈时的疼痛从 NRS10 改善到 4 以下，则认为疼痛消除试验是有效的。

NRS：numerical rating scale，数字评定量表

屈曲型腰痛的力学推理

运动障碍的主要原因是对组织施加了过度的机械应力。一旦确定了产生疼痛的部位，下一步是确定对组织产生过度机械应力的功能障碍。

腰椎屈曲时，会对静态稳定结构增加应力。为了避免对这些组织施加过大的应力，需要通过脊柱周围的肌肉群为脊柱提供稳定性。有稳定脊柱作用的肌肉包括腹横肌和多裂肌[3-5]。另外，当腰椎的邻接关节，如髋关节、胸椎的屈曲活动度降低时，可以推测腰椎、骶髂关节的活动度会代偿性地过度增加，从而受到应力，引发腰痛。

关于腰痛患者的动作分析、肌肉形态和功能的相关报告有很多，身体特征包括前屈时腰椎过度活动、腘绳肌的柔韧性降低[6-8]、髋关节屈曲角度小[9]、臀大肌萎缩[10]和活动性下降[11]等。因此，对于屈曲型腰痛，具有脊柱稳定作用的腹横肌和多裂肌功能，以及相邻的髋关节屈曲活动

第3篇　按部位、症状进行评定和管理

度和髋关节伸展的离心控制作用被认为是重要的,必须进行评定(图4)。

▶ 屈曲型腰痛的功能评定

在这里介绍包括具有腰椎稳定作用的多裂肌功能,作为邻接关节评定的腘绳肌柔韧性以及髋关节伸展的离心控制功能这些方面的评定方法。

● 俯卧脊柱伸展试验(prone spine extension test):多裂肌功能评定(图5)

评定多裂肌是否能进行有功能的节段性脊柱伸展。

图4　躯干屈曲时的重要肌肉功能

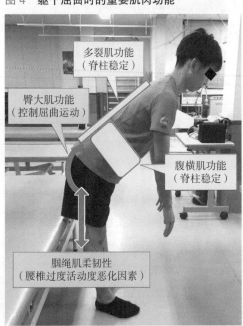

图5　俯卧脊柱伸展试验 (prone spine extension test)

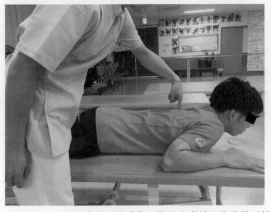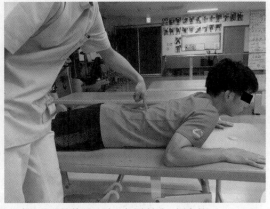

让患者处于俯卧位,指示患者从上位胸椎开始进行脊柱节段性伸展运动。如图所示,评定是否能够仅对手指指示的部位进行伸展。

临床要点

上位胸椎伸展不良的原因？

例如，尽管指示仅伸展上位胸椎，但仍发生腰部伸展不良的病例（图6），存在上位胸椎水平的多裂肌功能降低的可能性。另外，由于胸椎的被动活动能力降低，也有可能无法伸展，因此需要进行鉴别。

图6 俯卧脊柱伸展试验不良的示例

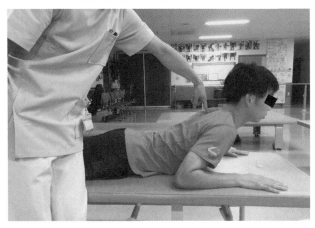

SLR:
straight leg raising,
直腿抬高试验

● 直腿抬高试验（SLR test）：髋关节屈曲活动度的评定（图7）

评定被动抬高下肢时的抵抗感和骨盆代偿动作的有无。

图7 SLR试验

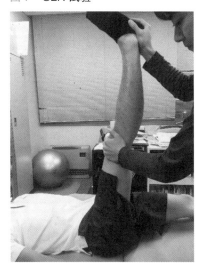

临床要点

SLR 角度临界点

Huna 等人将日本成年人的 SLR 角的临界点设置在男性为 65°以下，女性为 75°以下，当超过临界点时，腘绳肌反射性紧张痉挛为阳性。

● 俯卧位髋关节伸展试验（prone hip extension test）：臀大肌功能评定（图8）

评定臀大肌内侧纤维在髋关节伸展过程中的收缩情况。臀大肌的功能对于躯干屈曲时的脊柱控制是必不可少的。在臀大肌收缩的评定中，需要采用视诊和触诊肌肉紧张感等方法。

图8　髋关节伸展运动

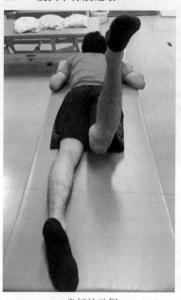 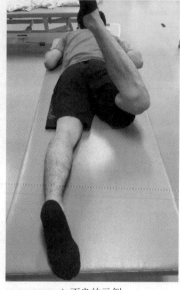

a 良好的示例　　　　　　　　　　　　　b 不良的示例

①在俯卧位下，上抬一侧下肢，保持膝关节屈曲约90°。
②收缩臀大肌内侧以及下腹部和髋关节内收肌，使髋关节伸展。
③评定髋关节能否在臀大肌内侧纤维的作用下在矢状面上进行伸展。

 临床要点

髋关节伸展时的代偿动作

临床上常见的代偿动作，包括下肢上抬侧的骨盆旋转及髋关节外展、外旋（图8b）。在这种情况下，阔筋膜张肌和臀中肌可能过度活动。仔细观察这些代偿行为，并在发现时加以纠正。在进行纠正的过程中，如果让患者把注意力放到收腹（draw-in）和髋关节内收肌收缩上，大多能够顺利进行。如果口头指示难以纠正，也可以徒手辅助正确的运动方向。

髋关节伸展动作不良的原因是什么？

与上述脊柱节段性伸展运动一样，需要判断髋关节伸展的被动活动范围受限是否是动作不良的原因。

离心收缩评定！

由于髋关节伸展的离心性控制很重要，因此，还需要评定下肢上抬、放下时臀大肌内侧纤维的紧张度和动作。

进行阶段性的锻炼！

如果能够正确学习在俯卧位下的髋关节伸展运动，那么在臀桥（back bridge）和下蹲等运动中也要提高负荷，使同部位肌肉能够收缩，并进行评定。

屈曲型腰痛的运动疗法

在上述评定中发现多裂肌功能低下时，需要通过运动治疗进行改善。功能评定中的运动可以直接作为运动疗法来使用。

● 手 – 膝（hand–knee）：激活多裂肌的运动疗法（图 9）

激活多裂肌的运动有 hand–knee 和 back bridge 等[13]。我们经常使用容易进行指导的 hand–knee 来激活多裂肌。

图 9　hand–knee

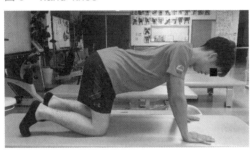

起始位置为四点跪位，肩胛骨轻度内收，骨盆轻度前倾位。

a 起始位置

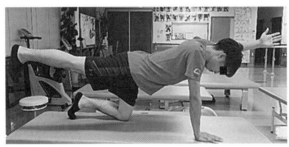

保持腹横肌内收（draw–in）的同时，抬起一侧上肢和对侧下肢。

b 上下肢上举

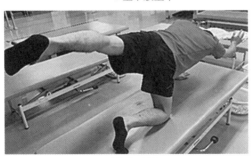

注意不要发生下肢上抬侧的骨盆旋转和骨盆向支撑脚侧移动等代偿动作。如果发现存在这些代偿动作，需要及时进行纠正。

c 不良的示例

 临床要点

激活多裂肌的方法

做 hand–knee（抬起右上肢和左下肢）动作时，左侧多裂肌的活动增强[14]。

● 牵伸腘绳肌（图 10）

骨盆前倾以防止腰椎屈曲，并通过屈曲髋关节牵伸腘绳肌。

用上述方法难以保持骨盆前倾时，可以用如下其他方法（图 11）。

图 10　牵伸腘绳肌

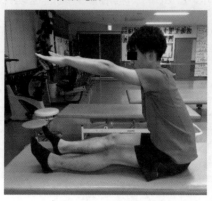

图 11　腘绳肌牵伸法

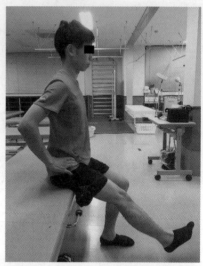

在保持骨盆前倾的坐姿，慢慢伸展膝关节。
注意不要随着膝关节伸展使骨盆后倾。

 临床要点

一定要判定效果！

在进行运动疗法时，一定要进行效果的判定。在初期评定中，若前屈时有腰痛，进行功能改善运动后，须再次评定前屈动作，以确认腰痛是否改善。如果腰痛反而加重，就不再进行这种改善功能的运动，而是寻找其他方法。

结语

图 12 总结了本章所描述的屈曲型腰痛的物理治疗流程。本章重点介绍了在明确屈曲型腰痛发生机制基础上的物理治疗。作为第一步，重要的是进行问诊和主动运动评定，评定患者自己判断的产生疼痛的部位，并假设产生疼痛的机制。

为了提供更有效的物理治疗，进行高质量的假设和反复验证是很重要的，希望本章所述的内容能作为治疗师思考过程的一部分而发挥作用。

图 12 针对屈曲型腰痛的物理治疗流程

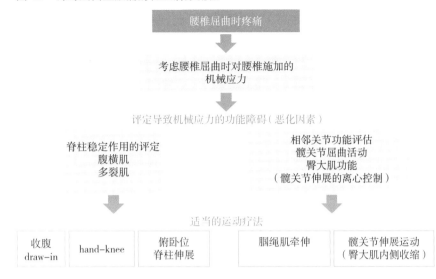

参考文献

[1] Kapandji AI：カラー版 カパンジー機能解剖学 Ⅱ 脊椎・体幹・頭部, 原著第6版(塩田悦仁, 訳), 医歯薬出版, 2008.

[2] Nachemson A：The load on lumbar disks in different positions of the body. Clin Orthop Relat Res, 45：107-122, 1966.

[3] Hodges P, et al：Intervertebral stiffness of the spine is increased by evoked contraction of transversus abdominis and the diaphragm：in vivo porcine studies. Spine(Phila Pa 1976), 28(23)：2594-2601, 2003.

[4] Barker PJ, et al：Effects of tensioning the lumbar fasciae on segmental stiffness during flexion and extension：Young Investigator Award winner. Spine(Phila Pa 1976), 31(4)：397-405, 2006.

[5] Wilke HJ, et al：Stability increase of the lumbar spine with different muscle groups. A biomechanical in vitro study. Spine(Phila Pa 1976), 20(2)：192-198, 1995.

[6] Esola MA, et al：Analysis of lumbar spine and hip motion during forward bending in subjects with and without a history of low back pain. Spine(Phila Pa 1976), 21(1)：71-78, 1996.

[7] McClure PW, et al：Kinematic analysis of lumbar and hip motion while rising from a forward, flexed position in patients with and without a history of low back pain. Spine(Phila Pa 1976), 22(5)：552-558, 1997.

[8] Tully EA, et al：Lumbofemoral rhythm during hip flexion in young adults and children. Spine(phila Pa 1976), 27(20)：E432-440, 2002.

[9] Kim MH, et al：Comparison of lumbopelvic rhythm and flexion-relaxation response between 2 different low back pain subtypes. Spine(Phila Pa 1976), 38(15)：1260-1267, 2013.

[10] Amabile AH, et al：Atrophy of gluteus maximus among women with a history of chronic low back pain. PLoS One, 12(7)：e0177008, doi：10.1371/journal.pone.0177008, 2017.

[11] Leinonen, et al：Back and hip extensor activities during trunk flexion/extension：effects of low back pain and rehabilitation. Arch Phys Med Rehabil, 81(1)：32-37, 2000.

[12] 忽那龍雄, ほか：成人における下肢挙上伸展角度について-特にSLRテストに対する考察-. リハビリテーション医学, 21(4)：215-219, 1984.

[13] Okubo Y, et al：Electromyographic analysis of transversus abdominis and lumbar multifidus using wire electrodes during lumbar stabilization exercises. J Orthop Sports Phys Ther, 40(11)：743-750, 2010.

[14] 大久保 雄, ほか：腰椎Stabilization Exercise時の四肢挙上による体幹筋活動変化. 日臨スポーツ医学会誌, 19(1)：94-101, 2011.

第4章 旋转型腰痛

摘要

- 旋转型腰痛是旋转时产生的腰痛的总称，由于多种病理和关节功能障碍复杂地交织在一起，所以很难确定真正的原因。
- 腰椎旋转的活动范围较小，因此，在防止过度旋转的同时，必须使胸椎和髋关节能够充分旋转，这样才能从根本上解决问题。
- 在分析腰椎受到的旋转应力时，不仅仅是骨盆的旋转，通过骶骨（中轴骨）和髋骨（附肢骨）连接的骶髂关节的动作也很重要。

引言

　　本章将旋转型腰痛定义为"旋转时产生的腰痛"的总称。多种病理（椎间盘性、关节突关节性、骶髂关节性、肌肉筋膜性、神经性和关节功能障碍）错综复杂，有时还与屈曲型和伸展型腰痛混合在一起。本来腰椎旋转的活动范围就很小，所以如果不能在防止腰椎过度旋转的同时，使胸椎和髋关节充分旋转，那么就不能从根本上解决包括防止复发在内的问题。本章的重点是介绍未发现有明显器质性损伤，主要由运动功能障碍引起的旋转型腰痛，并叙述了在进行评定和物理治疗时应该知道的基础知识，介绍了如何进行功能障碍评估和运动治疗。

基础知识

➤ 概述

　　旋转型腰痛是"旋转时产生的腰痛"的总称。据推测，可能是由于某些原因，旋转动作对腰椎施加了局部应力，而导致了某些组织损伤。如果损伤是由于不正常的对线或动作造成的，即使损伤部分愈合，也不能说损伤从根本上得到了解决。

　　因为旋转动作涉及多个关节，所以很难确定腰痛真正的原因。物理治疗师不仅要了解旋转动作中腰椎的运动，还要了解髋关节和胸椎等相邻关节是如何运动的，起到怎样的作用。在此，将介绍需要了解的基础知识，方便您进行评定和治疗。

➤ 腰椎

　　腰椎的矢状面（屈曲 – 伸展）和冠状面（侧屈）的活动度较大，水平面（旋转）的活动度较少。这是因为在结构上关节突关节的关节面角度接近矢状面（图1）[1]。也有报告称，各个关节突关节的旋转活动范围左右合计约为2°[2]。与旋转方向相反侧的关节突关节发生碰撞时，若以此旋转轴产生进一步的旋转运动，就会导致关节囊破裂（图2）[3]。有尸体解剖报告称，当骶骨侧屈状态下产生旋转时，关节突关节的接触应力进一步增加[4]，相邻关节的对线不良也可能会对其产生影响。由于关节突关节囊有伤害性感受器，如果频繁发生局部应力，就可能成为疼痛的源头[5]。

椎间盘对屈伸和侧屈有耐受性，但容易受到旋转应力的影响。有数据显示，如果椎间盘扭转 2° ～ 3°，就会发生破裂[6]。下腰椎椎间盘退变患者，其上位相邻椎间的旋转角度可能会增大[7]。综上所述，腰椎本来旋转的范围就有限，如果再叠加其他关节的对线不良和活动性降低，

图1 腰椎和胸椎关节突关节的关节面角度

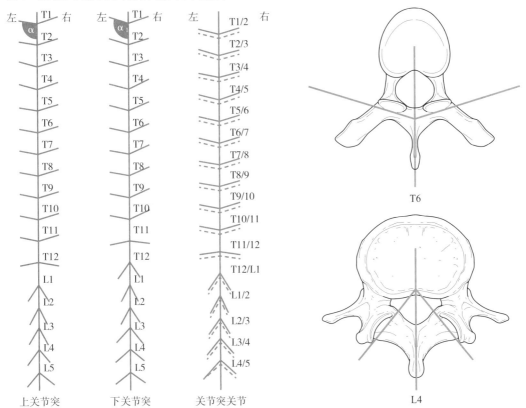

上关节突　　　下关节突　　　关节突关节

腰椎关节突关节的关节面接近矢状面。T10/11 以上的关节面在冠状面内朝前，T11/12 以下的面在冠状面内朝后。

（引用自文献 1）

图2 旋转时的关节突关节

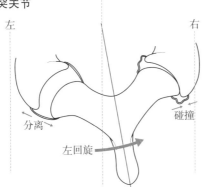

与旋转方向相反侧的关节突关节发生碰撞，如果以此为旋转轴发生进一步的旋转运动，就会导致关节囊破裂。

（引用自文献 3）

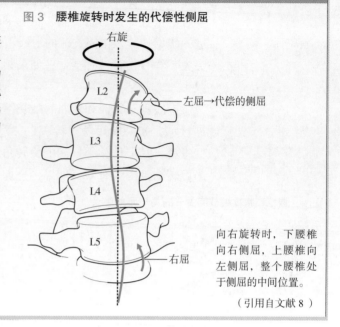

小贴士　腰椎的代偿性侧屈

　　旋转运动中伴随着侧屈运动，上位腰椎和下位腰椎发生相反的侧屈运动，腰椎整体的侧屈处于中间位置，这称为代偿性侧屈（图3）。旋转和侧屈的协调运动可能会分散局部的应力。

图3　腰椎旋转时发生的代偿性侧屈

右旋

L2

L3

L4

L5

左屈→代偿的侧屈

右屈

向右旋转时，下腰椎向右侧屈，上腰椎向左侧屈，整个腰椎处于侧屈的中间位置。

（引用自文献8）

　　就会对腰椎产生影响。

➤ 胸椎胸廓

　　胸椎是产生上半身旋转的主要关节。健康成人的CT测量显示，胸椎中T7/8～10/11的旋转角度较大（图4）[9]。T11/12和T12/L1的旋转活动度较小，但侧屈角度较大（图4）[9, 10]。从关节突关节的关节面角度来看，T10/11以上的椎间关节面朝向冠状面的前方，有利于旋转，但T11/12和T12/L1的关节面角度接近矢状面，不利于旋转[1]。也就是说，T10以上胸椎不受限制的旋转活动度是很重要的。

　　胸廓由胸骨和肋骨组成，可能成为限制胸椎伸展和旋转的因素[11]。可分为连接胸骨的第1～7肋骨（真肋），连接肋骨弓的第8～10肋骨（假肋），以及浮动的第11～12肋骨（浮肋）[12, 13]。上位胸廓的泵柄运动占优势，下位胸廓的桶柄运动占优势[14]。这种胸廓运动可以用连接肋骨和胸椎的肋椎关节的旋转轴来说明，因为上位肋椎关节的旋转轴与冠状面呈35°，下位肋椎关节的旋转轴与矢状面呈35°[13]。

➤ 髋关节

　　骨盆在水平面旋转的过程中，髋关节的旋转是很重要的。在骨盆旋后（外旋）的一侧，髋关节内旋，在骨盆旋前（内旋）的一侧，髋关节外旋。根据用体表标记测量到的立位旋转时的旋转角度数据，骨盆水平旋转59.4°时，旋转侧的髋关节屈曲19.6°，内旋18.8°，内收8.9°[15]。也就是说，在负重下的旋转侧，虽然股骨自身外旋，但骨盆向后方旋转（外旋）更多，因此可以解释为髋关节产生了"内旋"。如果连接股骨和髋骨的髋外旋肌群（闭孔内肌、股方肌、上下孖肌）失去延展性，髋关节的内旋也会受到限制（图5）[16]。另外，如果连接股骨和骶骨的梨状肌和臀大肌失去延展性（图6），就有可能限制骶骨的侧方倾斜，从而可能对腰椎关节突关节的接触压增加造成影响[4]。

图4　胸椎旋转和侧屈的活动范围

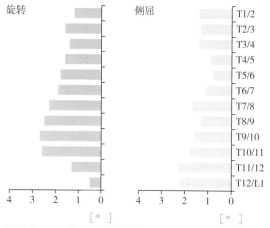

胸椎中 T7/8 到 T10/11 的旋转运动范围较大，而 T11/12 和 T12/L1 的旋转范围较小，但侧屈较大。

（引用参考文献 9）

图6　连接股骨和骶骨的梨状肌和臀大肌

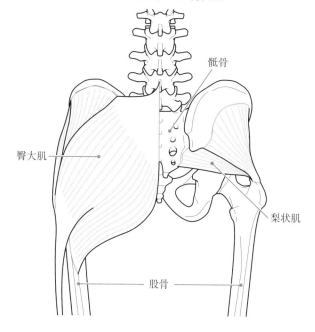

图5　髋骨（骨盆）相对于股骨的旋转

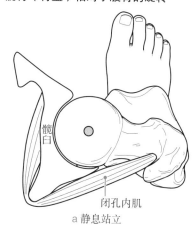

a 静息站立

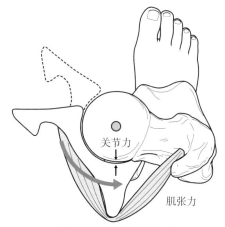

b 股骨固定时的髋关节外旋

当闭孔内肌伸展时，髋关节内旋，髋骨（骨盆）向后旋转（外旋）（a）。当闭孔内肌（外旋肌）收缩时，髋关节外旋，髋骨（骨盆）向前旋转（内旋）（b）。

（引自文献 16）

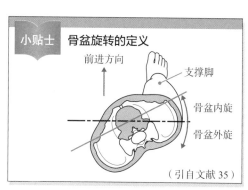

小贴士　骨盆旋转的定义

（引自文献 35）

第3篇　按部位、症状进行评定和管理

➤ 骨盆（骶髂关节、耻骨联合、腹股沟）

关于骨盆在水平面上的旋转，不仅要了解髋关节的旋转，还要了解骶髂关节的活动，这是很重要的。骶髂关节由骶骨（中轴骨）和髋骨（附肢骨）连接[16]，是传递脊柱和下肢负重的重要关节。骨盆有稳定的关节结构形成骨盆环，并被周围的韧带牢固地固定。此外，骶髂关节是由透明软骨构成的滑膜关节，一般认为具有 1°～2° 和 1～2mm 的轻微活动度[17]。在单脚立位中，负荷侧的髋骨相对于骶骨后倾 5° 左右，这表明关节闭合位（closed pack position）的匹配度得到了改善[18]。关于旋转动作，旋转侧的髋骨后倾，骶骨在前倾的同时向侧方倾斜，从而提高骶髂关节的匹配度（图 8）[19, 20]。

耻骨联合在下肢伸展时也会产生 2° 左右的后倾[21]。有数据显示，骶髂关节疼痛患者的耻骨往往垂直向下移位[22]。也就是说，作为包括形成骨盆环的骶髂关节（髋骨 – 骶骨）和耻骨联合（耻骨 – 耻骨）在内的骨盆内运动，提高匹配度的"髋骨后倾"、"耻骨后倾"和"骶骨前倾且侧倾"在旋转动作中是一个重要点。

临床要点

一定要判定效果！

将骶髂关节分为中轴骨和附肢骨后，骶髂关节的运动更容易被理解(图7)[16]。中轴骨是指脊柱(头部、颈椎、胸椎、胸廓、腰椎、骶椎、尾椎)，附肢骨是指下肢带骨(髋～大腿以下)和上肢带骨(锁骨、肩胛骨、上臂以下)。也就是说骶髂关节是连接中轴骨(骶骨)和附肢骨(髋骨)的关节。

图 7 **中轴骨和附肢骨**

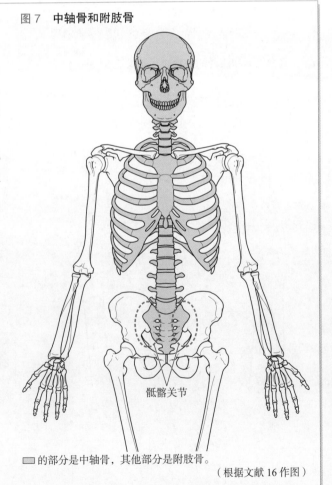

骶髂关节

■ 的部分是中轴骨，其他部分是附肢骨。

（根据文献 16 作图）

➤ 运动学和生物力学

从运动学（kinematics）和动力学（kinetics）的观点来理解伴有旋转运动的活动（挥杆、投球等），在推测动作产生的机械应力方面是很重要的。投球和高尔夫挥杆动作在后摆阶段（backswing phase），躯干的转旋跟随骨盆的旋转并超越骨盆，在顶部（top），骨盆的旋转向相反的方向（投球方向，挥杆方向）切换时，骨盆和躯干的扭转最大（图 9，10）[23, 24]。在投球的投出阶段，即使骨盆的旋转达到最后阶段，躯干的旋转仍然继续，在释放之前躯干超过骨盆直到投出球（图 10）[24]。从高尔夫球挥杆的地面反作用力矢量[25]和足压分布[26]可以看出，在后摆的顶部，后侧腿的负重量和足底压力增加，另一方面，从冲击到跟随（Follow through）阶段，负重转移到前侧腿（图 11）。即使在站立位下单纯旋转上半身时，质量中心（COM）也向旋转侧的脚后跟移动[15]。

COM:
center of mass，质量中心

图 8　旋转时骨盆环的变形

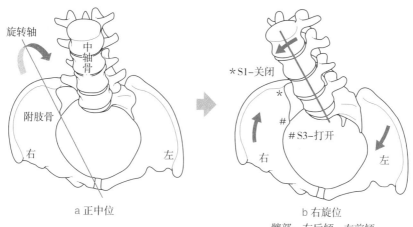

旋转侧的髋骨后倾，骶骨前倾和右倾，骶髂关节的匹配度提高。耻骨联合产生后方旋转。

图 9　高尔夫挥杆时骨盆与躯干的旋转角度

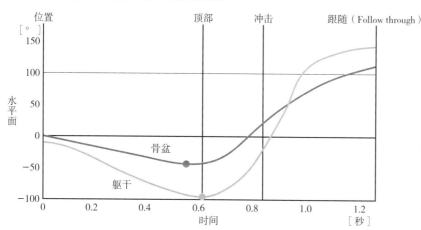

在后摆阶段（backswing phase），躯干的旋转跟随骨盆的旋转并超越骨盆，在顶部，骨盆的旋转向相反方向切换时，骨盆和躯干的扭转最大。

（根据文献 23 作图）

图 10　投球动作时的骨盆和躯干的旋转角度

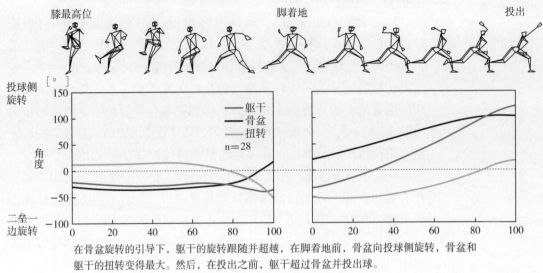

在骨盆旋转的引导下，躯干的旋转跟随并超越，在脚着地前，骨盆向投球侧旋转，骨盆和躯干的扭转变得最大。然后，在投出之前，躯干超过骨盆并投出球。

（参考文献 24 部分修改）

图 11　高尔夫球挥杆的地面反作用力矢量

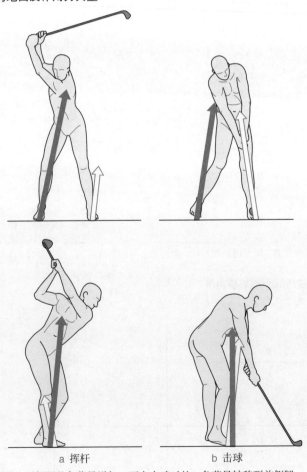

a 挥杆　　　　　　b 击球

在后摆的顶部，后侧腿的负荷量增加，而在击球时的，负荷量转移到前侧腿。

（引用自文献 25）

旋转型腰痛的评定

➤ 概述

如"第 1 篇第 1 章脊柱物理治疗的概念"中（p2）的"评定"所述，首先根据各种可能性的原因进行问诊，建立假设。然后，根据主动运动产生的疼痛再现和仔细触诊压痛部位，推断损伤的结构、组织。在这些顺序的基础上，分别评定相邻关节的旋转活动度和功能是否下降，并推断疼痛部位的机械应力。

为了提高旋转检查的准确性，笔者对骨盆和胸廓分别进行评定。通过固定胸廓进行骨盆的轴向旋转，固定骨盆和头部进行胸廓的旋转，可以较好地再现活动度的降低（图 12）。在大致掌握了骨盆和胸廓的影响之后，通过下面所述的方法对各关节功能进行分别评定，进一步缩小鉴别各种可能原因的范围。虽然是客观上难以把握的旋转限制，但是通过明确治疗目标并告知患者，患者的接受度和治疗效果会提高。

图 12　**骨盆和胸廓旋转活动度的试验**

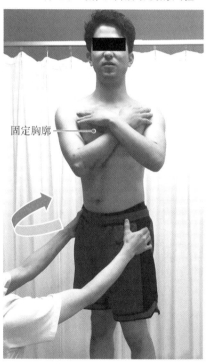

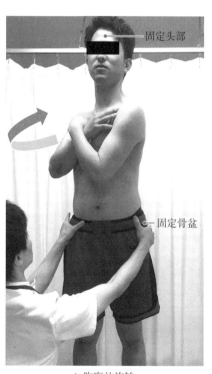

a 骨盆旋转
固定胸廓，确认骨盆旋转活动度的左右差异。

b 胸廓的旋转
固定头部和骨盆，确认胸廓旋转活动度的左右差异。

> ➤ **对各关节功能障碍的评定**

● **骨盆（骶髂关节、耻骨关节、腹股沟、髋关节）**

骶髂关节

骶髂关节是传递脊柱和下肢负重的关节，在骨盆向后旋转的一侧"髋骨后倾"和"骶骨前倾"，提高了骶髂关节的匹配度（图8）。

首先触摸髋部髂前上棘（ASIS）和髂后上棘（PSIS）的位置以及骶骨的倾斜度，根据骨盆的静态对线掌握其形状特征[27]。基于这种静态对线，骶髂关节的动态评定需要 Stork 试验[28]和 Gillet 试验[29]（图13）。这些都是对 PSIS 相对于骶骨后下方的轻微动作进行评定，Stork 试验评定站立侧，Gillet 试验评定抬高侧。如果 PSIS 向后下方移位或保持原样，则判断为正常（阴性），如果 PSIS 向上移位，则判断为异常（阳性）。首先，笔者想说的是先观察不负重状态下的动作（Gillet 试验），再观察负重状态下的动作（Stork 试验），并评定载荷有无引起的运动差异。但是，骶髂关节的活动非常小，很难辨别异常和正常。特别是在立位时，整个骨盆会向后倾斜，使判断变得更加困难。由于这两个试验都不是灵敏度很高的试验，因此应该根据其他观察结果进行综合判断。

ASIS:

anterior superior iliac spine，髂前上棘

PSIS:

posterior superior iliac spine，髂后上棘

图13 骶髂关节的动态试验

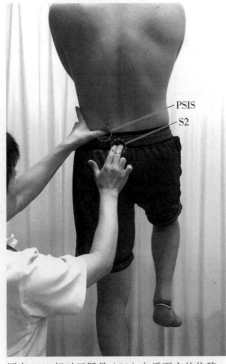

PSIS
S2

评定 PSIS 相对于骶骨（S2）向后下方的位移。Stork 试验以站立侧为评定对象，Gillet 试验以抬高侧为评定对象。如果 PSIS 向后下方移位，则判断为正常。

 临床要点

Stork 试验

关于Stork试验的信度两点判断比三点判断匹配度更高。

表1　Stork试验的信度

两点判定 （匹配度90%）	PSIS 相对于骶骨向上移位（阳性），不移位或向后下移位（阴性）
三点判定 （匹配度80%）	PSIS 相对于骶骨向上移位或中位移位或向后下移位

骶髂关节发生传导障碍时，下肢主动直腿抬高（ASLR）就会感到困难。这个 ASLR 试验是检测髋骨向前旋转不稳定的试验[30]。患者取仰卧位，保持膝伸展位，将下肢抬高 5 ～ 20cm，分 4 个等级评定功能障碍的程度。判定标准是根据受试者的主观性的"下肢抬起困难"、"疼痛"、"不适感"和检查者观察到的"下肢上抬速度"、"摇摆"、"躯干代偿运动"的差异来判定的（见"临床要点"）。

笔者为了鉴别髋关节功能障碍的原因，徒手诱导 ASIS 向后倾斜以降低 ASLR 的难度感（ASLR 髋骨诱导试验）。如果通过这个操作动作得到改善的话，可以判断是髋骨向前旋转不稳定引起的骶髂关节传导障碍。

ASLR:
active straight leg raising，主动直腿抬高

 临床要点

ASLT 试验

ALST 试验分为 4 个等级。

0：受试者不会感到受限；

1：受试者下肢难以上抬，而检查者认为没有功能障碍的体征；

2：受试者下肢难以上抬，而检查者认为有功能障碍的体征；

3：下肢不能抬起。

耻骨联合

X 线影像显示，耻骨向下移位，ASLR 试验显示阳性的可能性很大[30]。在耻骨向下移位的一侧，髋骨在骶髂关节的关节轴上向前旋转。另外，由于同侧的髂腰韧带牵拉 L4、5，引起腰椎的同侧侧屈和反侧旋转（图 14）[30]。也就是说，髋骨和耻骨可能会改变骨盆环的形状，也会影响下腰椎的对线，这一点需要考虑在内。

图 14 伴随耻骨向下位移的髋骨向前旋转

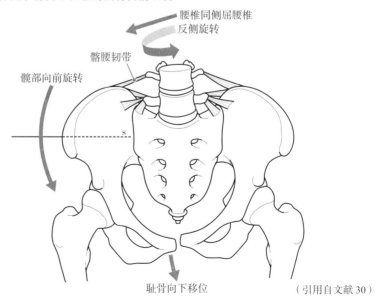

腰椎同侧屈腰椎反侧旋转

髂腰韧带

髋部向前旋转

S

耻骨向下移位

（引用自文献 30）

腹股沟

当骨盆向后旋转的一侧发生"髋骨后倾"和"骶骨前倾"时，如果腹股沟有挛缩，髋骨后倾就会明显受限。因此，笔者徒手将 ASIS 引导到后倾方向，可触摸到腹股沟韧带上的皮下组织和腹股沟韧带下下行的髂腰肌之间的滑动不足（图 15）。徒手操作的要点是以从腹股沟韧带沿髂嵴的旋转轨迹进行引导。如果耻骨周围有强烈的抵触或不适，则怀疑耻骨的旋后不足。根据经验，这种腹股沟滑行不足，与患者感到"僵硬"的主观感觉相吻合，而且往往是在有症状的一侧。笔者认为上述徒手诱导是能够引出腹股沟部活动受限感和不适感的方法。

髋关节（前部）

跨髋关节前面肌群（髂腰肌、股直肌等）的滑动不足，可能成为诱发髋骨向前旋转不稳定的因素。Thomas 试验（髂腰肌）和 Ely 试验（股直肌）是评定髋关节前肌肉紧张度的代表性试验。另外，笔者为了评定股神经（从腰丛经大腿前面下行的神经）的滑动性，采用侧卧位下股神经的伸展位（髋关节伸展位＋膝关节屈曲位），评定下肢前面肌肉的抵抗感（图 16）。特别是确认有无在腹股沟深处强烈抵抗的紧张感。

图 15　髋骨后倾和耻骨后旋的引导

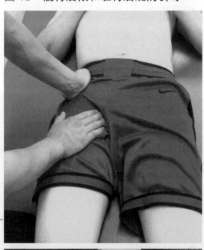
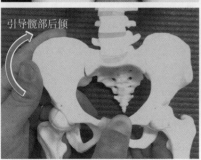
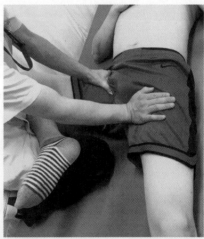
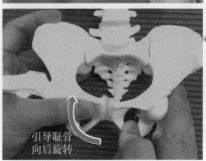

关节引导图　　引导髋部后倾　　　　　关节引导图　　引导耻骨向后旋转

a 髋骨后倾　　　　　　　　　b 耻骨后旋

徒手引导 ASIS 向后方倾斜，可触摸到腹股沟韧带上的皮下组织和腹股沟韧带下下行的髂腰肌之间的滑动不足。从腹股沟韧带沿髂嵴旋转的轨迹进行引导。

或者，一边聆听患者主诉疼痛出现的部位，一边感受肌肉组织张力的不均匀，从而推断出滑动不足的部位。

髋关节（后部）

骨盆向后旋转时旋转侧的髋关节会发生内收、内旋和屈曲[15]，因此如果外展肌群和外旋肌群的挛缩导致内收、内旋受限，骨盆的向后旋转也会受到限制。笔者对负重下固定股骨诱导髋骨后倾时骨盆向后旋转（髋关节内旋）的活动度进行了评定（图 17 a）。连接髋骨和股骨的外旋肌群（内外闭孔肌、股方肌，上下孖肌）的滑动不足，会强烈限制髋关节的内旋（图 5）。另外，臀中肌和臀小肌具有强大的外展作用，会强烈限制内收。

梨状肌附着在骶骨前面，臀大肌附着在骶骨后面，不仅对髋骨的活动，对骶骨的侧方倾斜也会产生影响。笔者评定了在骨盆旋转过程中通过徒手引导骶骨侧方倾斜时，骨盆的旋转是否更容易进行（图 17b）。这个方法利用了骨盆旋转侧的"髋骨后倾"和"骶骨前倾"，

图 16　股神经的牵伸试验与牵伸

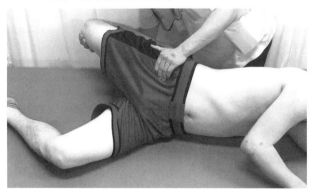

在髋关节伸展位＋膝关节屈曲位评定下肢前面肌肉的抵抗感。重复该操作可以消除股神经滑动不足。

图 17　负重下髋骨后倾和骶骨侧方倾斜的诱导

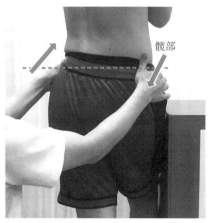

a 右侧髋骨后倾

评定在负重下固定股骨诱导髋骨向后倾斜时骨盆向后方旋转（髋关节内旋）的活动度。

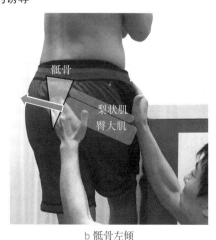

b 骶骨左倾

徒手引导骶骨向侧方倾斜，评定骨盆旋转的难易程度。

引导骶骨向另一侧倾斜（图 8）[19, 20]。

● **腰椎、胸椎、胸廓**

腰椎

　　Kemp 手法是一个著名的测试，它通过对腰椎施加伸展旋转应力诱发关节突关节的疼痛。这个试验的准确度偏差很大，很难做出正确的诊断[31]。即使能够判断有无疼痛，它对评估脊柱的关节功能障碍也是有限度的。腰椎原本就缺乏旋转活动度，旋转主要由胸椎承担。腰椎主要根据上半身的重心移动通过侧屈、屈曲、伸展来调节[32-34]。

　　例如，在矢状面上，上半身前屈时腰椎屈曲呈 C 形，而上半身水平向前移时，下位腰椎弯曲，上位腰椎伸展，呈 S 形。如果腰椎功能只能进行 C 形动作时，由于在一侧产生压缩应力，在对侧产生牵伸应力，因此有可能导致局部负荷不均匀。在冠状面上的侧屈也是如此，C 形侧屈时局部负荷集中在一侧，S 形侧屈时腰椎的各关节更接近中间位，能够在负荷较少的关节位置进行动作（图 18）。

　　可以推测，即使在 S 形侧屈状态下发生胸椎的旋转，更接近中间位置的腰椎的局部负荷也会较小，但如果在 C 形侧屈状态下发生胸椎旋转时，腰椎的局部负担就会增加。正如采用了 Kemp 手法那样的体位。

　　因此，我们认为腰椎能够侧屈成 S 形是一项重要功能，它可以减轻旋转动作中的局部负荷。

　　笔者不仅对患者侧屈、屈曲、伸展进行了定量的评定，还对其能否做出 S 形动作进行了评定。坐位时，在不使骨盆和胸廓倾斜的同时，

图 18　C 形侧屈和 S 形侧屈

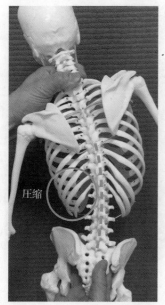 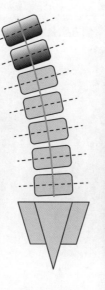
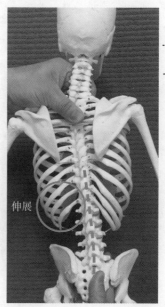 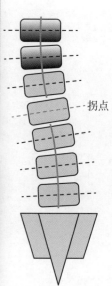

a C 形侧屈　　　　　　　　　　　　b S 形侧屈

上半身要水平侧向移动。此时，最低的合格标准是上半身中心能够移动到坐骨上（负荷线）。如果不能到达坐骨上，或者骨盆和胸廓倾斜时，判断为不能进行 S 形侧屈。在水平侧向移动的那一侧，附着在下部胸廓和附着在第 11、12 肋骨（浮肋）上的腰方肌、腹斜肌的伸展功能下降通常是 S 形侧屈的限制因素。

　　为了腰椎的动态稳定，下腹部肌肉的紧张度也很重要，但是缺乏定量的判断标准。从根本上说，不是说有数量上的肌肉紧张度就可以了，能应对多个任务的功能更为实用。需要评定下腹部肌肉能否在逐渐增加负荷的情况下持续地维持紧张，例如，能否在保持下腹部肌肉紧张的情况下进行呼吸和讲话，能否进行各种各样的四肢动作等。

胸椎、胸廓

　　腰胸部的旋转主要由胸椎承担，特别是 T 7/8 ～ 10/11 的旋转度较大 [9]。在评定旋转功能时，笔者首先通过观察体表，比较左右两侧的胸廓相对于骨盆的旋转活动度。为了不被肩胛骨的后倾所迷惑，重点是比较下胸廓向后移动的程度（图 19）。另外，为了提高评定的准确性，还规定头部固定在正中位置，使胸廓的旋转不偏离正中轴。限制旋转运动的因素有很多，有连接骨盆和胸廓的肌群（腰方肌、腹斜肌群、髂肋肌），连接椎体间的多裂肌和最长肌，限制胸廓扩张的肌群（腹直肌、腹斜肌群、背阔肌）等，需要单独探索各项限制性因素。

　　在旋转时胸廓运动的过程中，评定泵柄运动和桶柄运动是否左右不对称（图 20）。观察胸廓能否在对角线上扩张的同时，寻找肋椎关

图 19　**胸椎和胸廓的旋转**

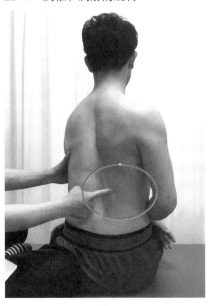
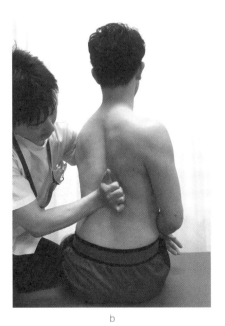

a　　　　　　　　　　　　　　　　　　b

为了不被肩胛骨后倾所迷惑，比较下胸廓向后移动的程度。

通过固定的胸椎棘突诱导上位胸椎的旋转。

节和肋间的活动度降低的部位。由于皮下组织（浅筋膜，深筋膜）的滑动不足而引起的活动度降低也很常见。

旋转型腰痛的治疗

➤ 概述

关于旋转型疼痛的治疗，目前还没有国际公认的方法。本章介绍的是基于笔者一系列评估的治疗方法。虽然我们已针对各个关节的功能障碍列出了相应的治疗方向，但如果多个关节的功能障碍得不到改善，症状也不可能好转，因此要在反复进行尝试和纠错的同时，来逐一解决问题。

➤ 各关节功能障碍的治疗

● 骨盆（骶髂关节、耻骨联合、腹股沟、髋关节）

骶髂关节

当有骶髂关节匹配不良和传递障碍时，笔者的治疗方向是矫正髋部向前旋转的不稳定，即引导髋骨相对于骶骨向后倾。应用骶髂关节匹配度评定（参照 p154 的"骶髂关节"），首先尝试改善运动控制（motor control）。在 Stork 试验和 Gillet 试验中，为了判断 PSIS 向后向下移动是正常的（阴性），可在下肢上抬的同时，通过辅助髋骨相对于骶骨向后方旋转来进行运动练习（图 13）。如果有腹股沟挛缩或存在髋骨向前旋转的挛缩情况，就会产生活动受限感等，运动练习的效果就不会太理想。

图 20　胸廓对角线扩张运动

在旋转时的胸廓运动中，左右不对称地进行泵柄运动和桶柄运动，并在对角线上扩张。

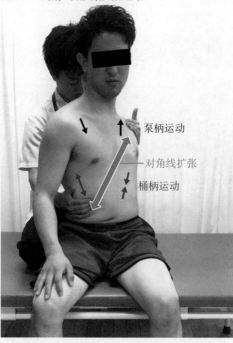

泵柄运动

对角线扩张

桶柄运动

腹股沟、耻骨联合

如果存在腹股沟挛缩，则将评定方法（见 p156 中的"腹股沟"）应用于治疗，以诱导 ASIS 向后倾斜，并消除腹股沟韧带滑动不足（图 15a）。这样做直到沿着腹股沟韧带的走向形成一种硬邦邦的感觉为止，但绝不是在多个方向上有抵抗的硬质感。此外，当耻骨联合部有阻力时，要诱导耻骨向后旋转。这时应固定另一侧的耻骨结节，使耻骨向后旋转（图 15b）。

髋关节（前部）

消除使髋骨和耻骨向前旋转的肌肉组织的过度紧张，特别是在消除股神经系统支配的肌群（腰髂肌和股四头肌等）和闭孔神经系统支配的肌群（内收肌群）以及这些神经自身的滑动不足时，评定方法作为治疗方法大多是有效果的。患者取侧卧位，使股神经处于伸展位（髋关节伸展位 + 膝关节屈曲位），让股神经一点点滑动（图 16），一边感觉下肢前面的阻力感逐渐减小，一边反复进行，直到解除不均匀的紧张为止。

髋关节（后部）

将臀部肌群的评定方法 [见 p157 中的"髋关节（后部）"] 用于治疗，在负重下固定股骨，引导髋骨后倾并后旋（髋关节内旋）（图 17 a），进行持续和反复的牵伸，促进旋外肌和臀部肌群的滑动。我希望患者的状态是旋转侧的骨盆能够在与冠状面呈 30° 角以上的同时，在水平面上向后旋转没有抵抗感。如果腹股沟仍有挛缩，可能会导致腹股沟处有活动受限感。

当髋骨相对于股骨的外旋（髋关节的内旋）扩大时，引导骶骨相对于股骨的侧倾（图 17 b）。这是为了牵伸连接骶骨和股骨的梨状肌和臀大肌。如果徒手诱导骶骨远离股骨，就会进一步促进骨盆的回旋，从而促进髋关节的内旋。骶骨的倾斜不仅可以提高骶髂关节的匹配度，还可以防止强制使腰椎椎间过度侧屈和旋转。

● 腰椎、胸椎、胸廓

腰椎

关于腰椎的屈曲、伸展、侧屈，可在坐位和四点跪位进行 C 形和 S 形的运动（图 18）。C 形运动是为了提高活动度，而 S 形运动是为了提高运动控制。观察腰椎的动作，并随时向受试者指出活动度受限的部位。由于受试者可能不会注意到自己腰椎的动作，因此可以通过照片或视频来提高自我察觉能力。

在脊椎活动性下降的部位，徒手诱导棘突，辅助椎体间运动。在 S

形运动中，引导从上位腰椎（L1～2）到下位胸椎（T10～12）相对于下位腰椎（L3～5）进行反向运动。

作为腰椎动态稳定的第一阶段，要让患者学会在保持下腹部肌群收缩的同时呼吸和说话。接着，利用四肢动作和姿势保持的任务来提高负荷（图21）。希望"腹部紧张"、"呼吸"和"四肢动作"三个要素互不影响，实现独立功能的同时，能够共同完成这些动作。

胸椎胸廓

在主动旋转时，特别要诱导T7/8～T10/11的活动度。必要时徒手固定下棘突以促进诱导上棘突的旋转（图19b）。当伴随胸廓活动受限时，诱导上胸廓泵柄运动和下胸廓桶柄运动，使它们左右不对称（图20）。联合使用呼吸法诱导胸廓对角线上的扩张和收缩是有效的。当附着在胸廓上的肌肉和皮下组织因不滑动而限制胸廓运动时，应徒手松动该部位。

图 21　腹部持续紧张

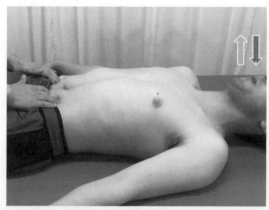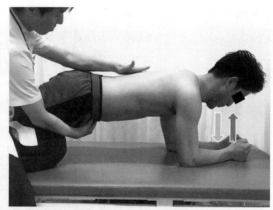

患者应学会在保持下腹部肌群收缩的同时可以呼吸和说话。接着，利用四肢动作和姿势保持等练习来提高负荷

参考文献

[1] Masharawi Y, et al : Facet orientation in the thoracolumbar spine : three-dimensional anatomic and biomechanical analysis. Spine(Phila Pa 1976), 29(16) : 1755-1763, 2004.

[2] Li G, et al : Segmental in vivo vertebral motion during functional human lumbar spine activities. Eur Spine J, 18 (7) : 1013-1021, 2009.

[3] Farfan HF, et al : The effects of torsion on the lumbar intervertebral joints: the role of torsion in the production of disc degeneration. J Bone Joint Surg Am, 52(3) : 468-497, 1970.

[4] Popovich JM Jr, et al : Lumbar facet joint and intervertebral disc loading during simulated pelvic obliquity. Spine J, 13(11): 1581-1589, 2013.

[5] Bucknill AT, et al : Nerve fibers in lumbar spine structures and injured spinal roots express the sensory neuron-specific sodium channels SNS/PN3 and NaN/SNS2. Spine(Phila Pa 1976), 27(2) : 135-140, 2002.

[6] Hickey DS, et al : Relation between the structure of the annulus fibrosus and the function and failure of the intervertebral disc. Spine(Phila Pa 1976), 5(2) : 106-116, 1980.

[7] Passias PG, et al : Segmental lumbar rotation in patients with discogenic low back pain during functional weight-bearing activities. J Bone Joint Surg Am, 93(1) : 29-37, 2011.

[8] Shin JH, et al : Investigation of coupled bending of the lumbar spine during dynamic axial rotation of the body. Eur Spine J, 22(12) : 2671-2677, 2013.

[9] Fujimori T, et al : Kinematics of the thoracic spine in trunk rotation : in vivo 3-dimensional analysis. Spine(Phila Pa 1976), 37(21) : E1318-1328, 2012.

[10] Fujimori T, et al : Kinematics of the thoracic spine in trunk lateral bending : in vivo three-dimensional analysis. Spine J, 14(9) : 1991-1999, 2014.

[11] Brasiliense LB, et al : Biomechanical contribution of the rib cage to thoracic stability. Spine(Phila Pa 1976), 36 (26) : E1686-1693, 2011.

[12] Graeber GM, et al : The anatomy of the ribs and the sternum and their relationship to chest wall structure and function. Thorac Surg Clin, 17(4) : 473-489, 2007.

[13] Vallières E : The costovertebral angle. Thorac Surg Clin, 17(4) : 503-510, 2007.

[14] Wilson TA, et al : Respiratory effects of the external and internal intercostal muscles in humans. J Physiol, 530(Pt 2) : 319-330, 2001.

[15] Wada O, et al : The correlation between movement of the center of mass and the kinematics of the spine, pelvis, and hip joints during body rotation. Gait Posture, 39(1) : 60-64, 2014.

[16] Neumann DA : 筋骨格系のキネシオロジー, 原著第2版(嶋田智明, ほか総編集), 医歯薬出版, 2012.

[17] Kissling RO, et al : The mobility of the sacroiliac joint in healthy subjects. Bull Hosp Jt Dis, 54(3) : 158-164, 1996.

[18] Hungerford B, et al : Altered patterns of pelvic bone motion determined in subjects with posterior pelvic pain using skin markers. Clin Biomech(Bristol, Avon), 19(5) : 456-464, 2004.

[19] Lavignolle B, et al : An approach to the functional anatomy of the sacroiliac joints in vivo. Anat Clin, 5(3) : 169-176, 1983.

[20] Vleeming A, et al : Movement, Stability & Lumbopelvic Pain : Integration of research and therapy, ed2, Churchill Livingstone, Elsevier, 2007.

[21] Walheim GG, et al : Mobility of the pubic symphysis. In vivo measurements with an electromechanic method and a roentgen stereophotogrammetric method. Clin Orthop Relat Res, 191 : 129-135, 1984.

[22] Becker S, et al : Is sacroiliac joint pain associated with changes in the pubic symphysis? A radiographic pilot study. Eur J Orthop Surg Traumatol, 25(Suppl 1) : S243-249, 2015.

[23] Meister DW, et al : Rotational biomechanics of the elite golf swing : benchmarks for amateurs. J Appl Biomech, 27 (3) : 242-251, 2011.

[24] 蔭山雅洋, ほか : 大学野球投手における体幹の伸張-短縮サイクル運動および動作が投球速度に与える影響. 体育学研究, 59 (1) : 189-201, 2014.

[25] McNitt-Gray JL, et al : Regulation of reaction forces during the golf swing. Sports Biomech, 12(2) : 121-131, 2013.

[26] Worsfold P, et al : Kinetic assessment of golf shoe outer sole design features. J Sports Sci Med, 8(4) : 607-615, 2009.

[27] 蒲田和芳 : リアライン・トレーニング <体幹・股関節編> 関節のゆがみ・骨の配列を整える最新理論, 講談社, 2014.

[28] Hungerford BA, et al : Evaluation of the ability of physical therapists to palpate intrapelvic motion with the Stork test on the support side. Phys Ther, 87(7) : 879-887, 2007.

[29] Vincent-Smith B, et al : Inter-examiner and intra-examiner reliability of the standing flexion test. Man Ther, 4 (2) : 87-93, 1999.

[30] Mens JM, et al : The active straight leg raising test and mobility of the pelvic joints. Eur Spine J, 8(6) : 468-473, 1999.

[31] Stuber K, et al : The diagnostic accuracy of the Kemp's test : a systematic review. J Can Chiropr Assoc, 58(3) : 258-267, 2014.

[32] Harrison DE, et al: How do anterior/posterior translations of the thoracic cage affect the sagittal lumbar spine, pelvic tilt, and thoracic kyphosis? Eur Spine J, 11(3) : 287-293, 2002.

[33] Harrison DE, et al : Anterior thoracic posture increases thoracolumbar disc loading. Eur Spine J, 14(3) : 234-242, 2005.

[34] Harrison DE, et al : Radiographic pseudoscoliosis in healthy male subjects following voluntary lateral translation (side glide)of the thoracic spine. Arch Phys Med Rehabil, 87(1) : 117-122, 2006.

[35] 西守　隆, ほか : 歩行と走行の移動速度変化における骨盤と体幹回旋運動の相互相関分析. 理学療法学, 33(6) : 318-323, 2006.

第5章 骨盆负荷传递障碍（骶髂关节的一种病症）

摘要

■ 骨盆负荷传递障碍是指应力无法通过骨盆在下肢和躯干之间充分传递的状态。
■ 目前尚无客观判断骨盆负荷传递障碍的方法，也没有有效的治疗方式。
■ 通过纠正骨盆环的对线不良来改善关节面的适配度（形态闭合，form closure）的同时，还须要通过适当的肌肉活动来实现稳定（力量闭合，force closure）。

引言

骨盆负荷传递障碍是指应力不能通过骨盆在下肢和躯干之间充分传递的状态。其结果是，在单脚站立和步行等负重运动，以及下肢上抬等非负重运动中，会出现无力（肌力下降），也就是表现出所谓的"腰无力"的运动功能下降。多数病例伴有骶髂关节周围疼痛，有时也会存在因疼痛导致患侧不能承受负荷。据推测，负荷传递障碍的原因是骶髂关节的稳定性降低[1]。本章整理了骨盆负重传递障碍的病理状况，并提出其评定方法和治疗方法。

负荷传递障碍概述

➤ 定义

负荷传递（load transfer）是指力学负荷在关节面上的有效传递[2]。而负荷传递障碍（failed load transfer）是指负荷（load）在所有可动关节中不能正常传递的状态。这里所说的负荷（load）并不一定只限于抗重力体位的负重，还包括非负重位在内的整体负荷传递。"负荷传递障碍"的典型例子是"骨盆负荷传递障碍"（failed load transfer through the pelvis）"[2, 3]。在本章中，"负荷传递障碍"专指骨盆负荷传递障碍。除了一般的负重运动外，在仰卧位下的主动下肢直腿抬高试验（ASLR test）（图1）等中，负荷传递障碍是指负荷不能通过骨盆在下肢和躯干之间有效传递的状态[4]。

ASLR:
active straight leg raising，主动直腿抬高

图1 ASLR 试验

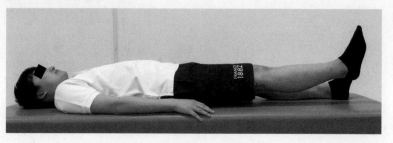

PGP:

pelvic girdle pain，骨盆带痛

病理

据了解，骨盆带痛（PGP）是由于骶髂关节的适配性和稳定性不佳，使其周围的肌肉和韧带受到过大的应力而引起的[5]。在欧洲腰痛指南中，PGP 被定义为"发生在髂骨翼内侧，特别是骶髂关节附近的疼痛"[6]。骶髂关节不稳定引起的疼痛被称为 PGP，功能障碍可以解释为负荷传递障碍，但其病理分类尚未确定。

骨盆负荷传递障碍的代表性症状有，负重位单腿站立困难，非负重位下肢上抬困难。功能障碍包括单腿站立困难、步行困难等。另一方面，作为 PGP 的代表性症状，有前屈后伸时的剧痛、步行时不规律地出现剧痛、翻身和改变动作等体位变换时出现的剧痛等。有些患者说，因为他们很难从床上起来、站起来和走路，所以他们用四肢着地爬到厕所。由于坐在椅子上骶髂关节疼痛，不能坐着吃饭。对于这些症状，通常无法通过影像学诊断确定症状的病理，因此听说很多患者作为"腰痛难民"到好几家医疗机构就诊。首先，我们希望能够了解这些病理状况，并可以研究发现影像学诊断之外的诊断学和病理分析方法。

流行病学

目前还没有关于负荷传递障碍的流行病学研究，也很少有研究可以将其与 PGP 和腰痛明确区分出来。Bernard 等[7]的病例系列研究显示，在 1293 例成人腰痛患者中，22.6% 患有 PGP。根据 Schwarzer 等[8]的病例系列研究，在 43 例有下位腰痛的慢性腰痛患者中，30% 的患者通过对骶髂关节的局部神经阻滞使症状减轻。Vermani 等[9]在一篇文章中指出，PGP 或腰痛的发生率在 4% ~ 76% 之间不等，差异大的原因包括诊断标准、样本大小、研究设计和疼痛部位定义等。Wu 等[10]发表了一份关于孕妇 PGP 和腰痛流行病学的系统综述。45% 的怀孕妇女和25% 以上的产后妇女都有 PGP 或腰痛。如上所述，在 PGP 的流行病学研究中，数据的偏差很大，希望能确立诊断标准。

诊断

通过医学影像无法对负荷传递障碍作出诊断。通过问诊、临床症状、徒手检查、骶髂关节评分和诊断阻滞注射可以诊断 PGP。无论哪种方法都是以疼痛程度为判断标准，并不是着眼于负荷传递障碍这一功能性的诊断方法。在 PGP 的诊断中，因为局部麻醉能减轻症状，可以使用诊断性阻滞注射来确定 PGP 的疼痛源[11]。Kurosawa 等人提倡不使用阻滞注射[12]的方法，使用骶髂关节评分。当患者自己用指尖指向髂后上棘（PSIS）附近时为 3 分，腹股沟部疼痛 1 分，坐在椅子上时疼痛 1分，对骶髂关节的剪切应力试验阳性 1 分，PSIS 压痛 1 分，骶结节韧带压痛 1 分，合计 4 分以上可以诊断为 PGP（灵敏度 90.3%，特异度

PSIS:

posterior superior iliac spine，髂后上棘

86.4%）。这种评分法的特点是，只根据临床症状就可以很容易地进行评分，具有很高的通用性。此外，虽然很多人提倡诱发疼痛的徒手检查，但它们的诊断价值受到了质疑[13, 14]。科恩等[13]研究人员在综述文章中指出，与诊断性阻滞注射的效果相比，各种徒手检查的诊断价值较低。

ASLR 试验（图1）是观察仰卧位下下肢上抬困难程度的功能评定法，在国际上已被作为骨盆稳定性的检查方法[2, 15, 16]。Mens 等人[15]以200名骶髂关节障碍患者为对象，比较了骨盆疼痛诱发试验（P4 test）和 ASLR 试验。结果显示，ASLR 试验的灵敏度为87.0%，特异性为94.0%，证明 ASLR 试验的可靠性更高。Mens 等[17]对20名患有 PGP 的产后妇女进行了研究，结果表明盆腔固定带（pelvic belt）对 ASLR 试验存在影响。结果，除一名受试者外，所有受试者的 ASLR 受限都得到了改善。Hu 等人[16]对 ASLR 中的躯干、骨盆周围的肌肉活动进行了测量，结果发现 ASLR 的运动速度因佩戴骨盆固定带而上升，随着重量的增加而下降。在肌肉活动方面，同侧的腹横肌、腹内斜肌、股直肌和对侧的股二头肌的活动明显。如上所述，ASLR 试验的阳性症状可通过使用骨盆固定带和肌肉活动而减轻，因此可以认为 ASLR 试验的阳性症状与骶髂关节的不稳定性有关。

P4 试验：
posterior pelvic pain provocation test，骨盆后部疼痛诱发试验

负荷传递障碍评估

➤ 对线不良综合征（Malalignment Syndrome）

对线不良综合征[18]指的是一种疾病症候群，关节周围的疼痛和功能下降只是对线不良的结果，重点应评估导致这些症状的对线异常和运动学异常的发病机制（图2）。我们将导致对线不良和运动异常的原因分为五个因素：解剖学因素（形态的变异），不稳定性（包括关节松弛），滑动不足（包括组织间粘连），肌肉功能不全和不协调（动

图2　对线不良综合征

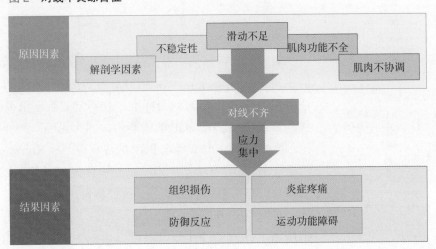

作异常）。在五个原因中，解剖学因素和不稳定性是保守治疗无法解决的因素，因此滑动不足和肌肉功能不全的矫正才是物理治疗师的目标。

▶ 负荷传递障碍的特点

负荷传递障碍被认为是骶髂关节不稳定的一种症状。因此，除了对症状进行评定外，还需要对骨盆环对线不良和骶髂关节的不稳定性进行评定。在对线不良的分析中，通过触诊来判定体表标志——髂前上棘（ASIS）和 PSIS 随着腰椎前屈后伸向哪个方向移动。也就是说，前屈中 PSIS 的位置变化多是由于髋关节后面的肌肉等软组织的过度紧张，后伸中 ASIS 的向上移动延迟（髋骨后倾受限）多是由于髋关节前面的软组织的过度紧张（图 3）。通过这种方式，确定滑动不全是骶髂关节分离的原因因素，对于确定针对发病机制的治疗方式是必不可少的。

▶ 对线评定

目前还没有任何论文或书籍能够完整描述骨盆环中可能出现的对线不良的类型。另外，根据髋骨和骶骨的观察位置不同，可以观察到的对线不良也会有所不同。笔者推荐从外部观察骨盆进行对线评定。以下的描述是以两条腿的长度完全没有差异为前提的。

图 3 后伸时两侧髂前上棘（ASIS）相对位置关系的变化

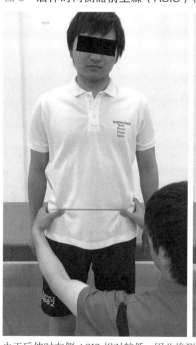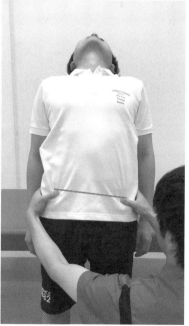

由于后伸时左侧 ASIS 相对较低，因此推测左髋后倾不足，其原因是左腹股沟粘连。

ASIS:
anterior superior
iliac spine，髂前上
棘

● 髋骨对线不良

分别从矢状面、冠状面和水平面观察左右髋骨对线情况，然后检查前屈和后伸运动中的动态变化。

①在矢状面上，出现一侧髋部前倾，对侧髋部相对后倾（图4a）。这种情况下，在躯干后伸时，前倾侧的ASIS相对向下移动，对侧的ASIS向上移动。而在前屈时，前倾侧的PSIS相对向上移动。另外，在极少数情况下，由于矢状面对线不良，会出现耻骨联合发生上下位移。

②在冠状面上，髂嵴有时在前屈或后伸期间横向分离（图4b）。仿照肩胛骨的运动学术语，将其称为向下旋转。在ASIS和PSIS的触诊中，由于与下面所述的水平面的髋骨旋转无法区分，所以用手掌向内侧按压髂嵴的最上部附近，判断有无异常运动。

③在水平面上，有时左右PSIS之间因前屈而分离（ASIS之间不变或接近），两侧ASIS可能因后伸而接近（PSIS之间分离）。这些都被认为是在水平面内伴随髋部内旋的异常运动（图4c）。

当在前屈、后伸过程中，伴随着对线不良加重而出现疼痛等症状时，

图4　代表性的骨盆对线不良模式

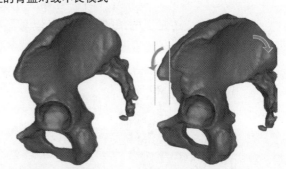

a 矢状面对线不良（右髋骨前倾，左髋骨后倾）

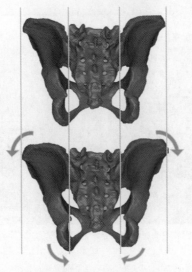

b 冠状面对线不良（髋骨向下旋转）

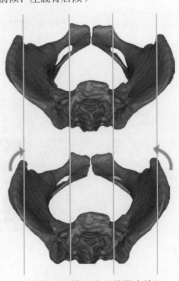

c 水平面对线不良（髋骨内旋）

可徒手或使用骶髂关节稳定装置抑制骨盆环的运动，确认症状是否会发生变化（图5）。如果症状减轻，则证明是对线不良引起了症状。另外，前屈时的疼痛很可能是髋关节后部的滑动不足所致，后伸时的疼痛则是髋关节前部的滑动不足造成。

● 骶骨的对线不良

骶骨可能在冠状面内产生倾斜。随着上述矢状面上的髋骨前、后倾，前倾侧的 PSIS 向上移动，后倾侧的 PSIS 向下移动，骶髂关节髋骨侧的关节面必然会上下移动。因此，为了维持关节面的适配度，骶骨向后倾斜。如果尾骨位于左右 PSIS 连线的垂直平分线上，则可以认为左右骶髂关节保持了适配性（图6a）。有时尾骨相对于上述的垂直平分线向左或向右移动（图6b，c），究其原因，可能与附着在骶骨、尾骨的一侧肌肉过度紧张有关。

骶骨在冠状面内的倾斜与症状之间的关系，可以通过矫正对线不良后症状的改变来证实。可以从侧面徒手推动骶骨远端矫正尾骨对线

图5 佩戴骨盆稳定装置时的后伸运动

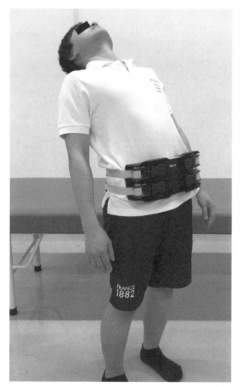

在通过固定装置抑制髋骨前后倾，使后伸活动范围得到改善的情况下，可认为髋骨前后倾的对线不良是使后伸受限的原因。

图6 骶骨在冠状面上倾斜的模式

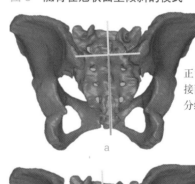

正常情况下，尾骨位于连接两个 PSIS 连线的垂直平分线上

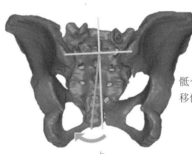

骶骨向右倾斜而尾骨向左移位的状态。

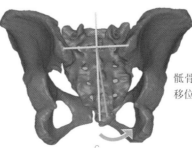

骶骨向左倾斜而尾骨向右移位的状态。

不良，使其与垂直平分线对齐，并用上肢支撑辅助进行脊柱伸展，以确定疼痛是否减轻（图7）。另一方面，骶骨在冠状面内的倾斜使髋关节分离，导致骶髂关节面分离（图8）。因此，通过施加使 PSIS 彼此靠近的力，症状可能会减轻。通过徒手或佩戴装置（图5）使左右髋骨后部靠近的同时进行前屈或后伸，并确认其操作的效果。如果疼痛减轻和活动范围增加，表明矫正骶骨在冠状面的倾斜对治疗是有益的。

➤ 结果因素（病理）的评定

● 疼痛评定

压痛

压痛评定在影像学诊断价值较低的骶髂关节障碍评定中极为重要。仔细触摸容易因骶髂关节分离和剪切而受到机械应力的组织，并探索有无压痛。主要的触诊点如表1所示。骶髂关节障碍引起的多裂肌疼痛，不仅存在于跨越骶髂关节的部位，有时还存在于其起始部位的 L4 棘突附近。因此，L4 水平的多裂肌疼痛有可能来自腰椎或者骶髂关节。在皮下组织中，长期炎症可能导致浅筋膜局部粘连，从而导致皮下组织的慢性疼痛。

图7　徒手矫正冠状面骶骨倾斜状态下的脊柱伸展

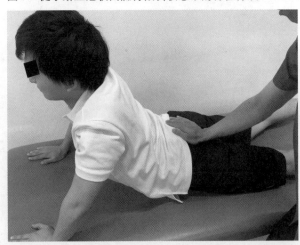

当通过矫正骶部对线不良改善了症状和活动范围时，表明这些症状可能是由于骶部对线不良引起的。

图8　骶骨在冠状面的倾斜导致髋关节分离，进而导致骶髂关节面分离

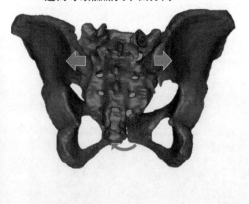

表1　骶髂关节周围的触诊点

皮下组织	PSIS 内侧皮下组织（superficial fascia）
神经	臀上皮神经、臀中皮神经、坐骨神经、臀上神经、臀下神经
肌肉	臀中肌后缘、臀小肌后缘、梨状肌、多裂肌外侧缘
韧带	后骶髂韧带、骶结节韧带、髂腰韧带

运动时疼痛

骶髂关节障碍特有的疼痛包括躯干前屈疼痛和后伸疼痛。前屈时疼痛的特征是疼痛在运动的中间区域加重，然后减轻。当疼痛明显时，不能通过中间区域，前屈活动范围会明显受限。后伸时疼痛的特征是伴有无力感，活动区域明显受限。同样，旋转和侧屈时也能观察到剧烈的疼痛和运动受限。

上述运动时的疼痛也可能发生于腰椎病变。因此，为了验证是否是骶髂关节产生的疼痛，可以徒手或使用装置压迫骶髂关节，确认运动时疼痛是否减轻（图 5）。假设如果骶髂关节的压迫减轻了疼痛并增加了活动范围，那么疼痛更有可能源自骶髂关节。上述 L4 水平的多裂肌疼痛的原因，也可以通过压迫骶髂关节的操作来确定。

● 功能评定

ASLR 试验

ASLR 试验（图 1）主要用于评定骶髂关节的稳定性[4]。从两脚相距 20cm 的仰卧位开始，嘱患者"在伸展膝盖的同时，左右两腿交替抬高 5cm"。0 分为"受试者没有感觉到任何受限"，将"受试者感到困难，而观察者未发现异常"记为 1 分，"受试者和观察者都发现困难"记为 2 分，"不能上抬"记为 3 分，进行量化评定。

ASLR 试验为阳性（1～3 分）时，通过徒手操作确认骶髂关节稳定后的变化。参照髋骨对线不良模式，对髋骨内旋位进行髋骨外旋诱导，对髋骨下旋位进行髋骨上旋位诱导，对髋骨前后倾进行髋骨反向诱导，在进行诱导的同时实施 ASLR（图 9）。如果这些操作减少了 ASLR 的主观困难程度，则推测需要在诱导方向上矫正对线不良，然后通过肌

图 9　徒手矫正骨盆对线不良操作下的 ASLR 试验

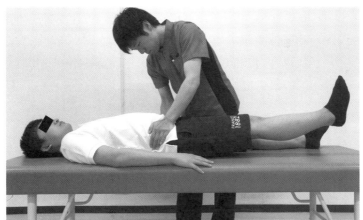

如果徒手操作使下肢抬高变得容易，则解释为需要进行对线不良的治疗。

肉训练维持稳定。另外，对于患病时间较长的病例，以及下肢外伤后的负荷传递障碍，有时也会因髋关节屈肌的肌力下降而导致 ASLR 试验阴性（0分）。在分析 ASLR 试验的结果时，需要结合病史以及端坐位下屈髋肌肌力的评定结果。

肌力

对于肌力的下降，需要判断是骶髂关节疼痛和不稳定性而导致的结果因素，还是症状出现之前就存在的原因因素。对于作为结果因素的肌力下降进行肌力强化训练，就如同在漏雨的家中清洁地板一样，无法从根本上解决问题。应与对导致漏雨的屋顶进行修补一样，我们应该先解决引起肌力下降的病因——骶髂关节不稳定性。

为了确定肌力下降是结果因素还是原因因素，应该在人为固定骶髂关节的状态下进行肌力测试。如果 1 名检验人员很难同时完成骨盆固定和施加阻力这两项工作，可使用骶髂关节压迫装置，使得在骶髂关节稳定化操作下的肌力检查更加准确且结果易复制。当通过装置使肌力得到明显改善时，肌力下降就是一个结果因素，为优先治疗原因因素提供了依据。

活动范围

髋关节挛缩会导致髋骨的代偿活动，是影响骶髂关节适配性的一个原因因素。疼痛引起的活动范围受限被认为是结果因素。在评定过程中，确定被动运动和疼痛的发生之间是否存在对线变化是很重要的。一方面，存在对线变化时，髋关节屈曲，因屈曲受限的代偿，诱发了髋骨后倾，因此髋关节屈曲受限是原因因素。另一方面，不存在对线变化时，被动屈曲髋关节，在骶髂关节的对线没有变化的状态下，由于臀大肌牵伸而诱发骶髂关节引起的疼痛。

活动范围的治疗也在判断它是原因因素还是结果因素的基础上进行。如果通过使用固定装置使骶髂关节稳定后，活动范围获得改善，活动范围受限被视为结果因素，应首先进行对线不良的治疗（图 10）。如果通过稳定骶髂关节后，活动范围并未发生变化，则可以认为是原因因素，应优先对其进行治疗。

> ### ➤ 原因因素的评定

● 解剖学因素

解剖学因素是指骨的形态和软组织附着部位的改变以及左右两侧长短不齐，不能期待通过保守治疗而发生变化。此外，通过触诊判断骨的形态位置和左右差异并不容易。另外，识别是形态问题还是对线问题非常重要。俯卧位两侧 PSIS 间距离超过 12 cm 时，则有骶髂关节

图 10　佩戴装置后的活动范围

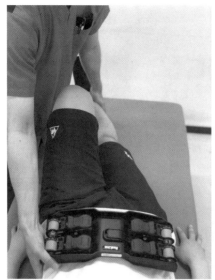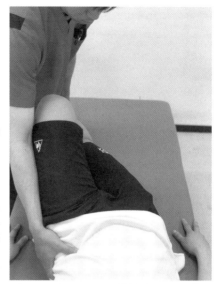

如果存在骨盆环不稳定，并且在测量髋关节活动范围时引起骨盆内运动代偿时，可通过装置固定骨盆减少活动范围。

分离的可能性，但是，也不能否定这只是骶骨宽的形态特征。因此，在使两侧 PSIS 接近的同时测量 PSIS 间距离的变化，可以对上述问题进行鉴别。

● 不稳定性

　　这里所说的不稳定性是指关节运动过度的状态，包括先天性关节松弛和后天的韧带损伤。一旦出现不稳定性，除了因长期骨关节炎恶化和周围软组织粘连的情况外，很难通过数月的保守治疗解决韧带和关节囊缩短以消除不稳定性，因此，这些被定义为通过保守治疗无效的因素。此外，由于在评估骨盆负荷传递障碍时并没有像膝关节的 Lachman 试验和 pivot shift 试验那样能确定不稳定性的徒手诊断方法，因此很难判断有无不稳定性。如果通过使用固定骶髂关节的装置使骶髂关节稳定后，患者的疼痛、活动范围、肌力等结果因素明显减弱，则提示存在骶髂关节不稳定。

● 滑动不足

　　滑动不足是指组织间失去正常滑动性的状态，也可以理解为广义的粘连。髋关节周围软组织之间的粘连可能导致髋关节挛缩，并可能导致髋骨的代偿运动。例如，髋关节的伸展受限引起髋骨前倾，内收受限引起髋骨向下旋转，外旋受限引起髋骨内旋。只有当运动范围受限导致髋骨运动对骶髂关节造成应力时，才被归类为原因因素。表 2 显示了可能导致骶髂关节对线不良的髋关节挛缩和滑动不足之间的关系。髋关节活动范围的限制因素通常是骶髂关节对线不良的原因。通过消除这些粘连，应该会减少导致骶髂关节对线不良的软组织张力。

粘连的评定并不容易。在影像学诊断中，近年来，基于在超声回波中发现的叠加影像来确定水分离靶点（Hydro release target）的方法应用广泛。对于没有发现叠加影像的粘连，根据在被动运动中回声影像的滑动性异常推定粘连也是可行的。笔者提出的组织间分离®技术，是通过将手指末节远端滑入到组织之间来消除粘连的技术。使用这种技术，可触摸保持滑动性的区域（滑动区域）和滑动不足的区域（非滑动区域）之间的边界（滑动极限）。也就是说，存在滑动界限意味着存在粘连，不存在滑动界限则意味着组织间的滑动性得以保持。据此，可以确定臀小肌和股直肌、股直肌返折头和关节囊的粘连等可能对骶髂关节对线产生影响的粘连，并将其作为治疗对象。

● 肌肉功能不全

肌肉功能不全包括在从大脑皮层向肌肉传递刺激的过程中出现的中枢性功能下降，以及肌肉本身的滑动性下降引起的外周性功能下降。无论在哪种情况下，即使随意提高用力程度，肌肉也不会产生与之相对应的肌肉张力。另外，肌肉张力产生的时机不佳时，会导致肌肉无法在适当的时机对骶髂关节的应力做出反应。例如，骶髂关节障碍患者在站立位髋关节屈曲运动时，支撑腿部的腹内斜肌、臀大肌、多裂肌的活动会发生延迟，这是一个收缩时机不佳的例子[19]。

表2　对骶髂关节产生应力的髋关节挛缩和周围组织的滑动不足

髋关节运动受限	髋骨代偿运动	滑动不足
伸展受限	髋骨前倾	腹股沟韧带、股神经、股动脉、股静脉、缝匠肌、阔筋膜张肌、股直肌、臀小肌前缘、臀中肌前缘、髂肌、腰大肌、髂腰肌、关节囊
屈曲受限	髋骨后倾 尾骨向同侧位移（冠状面骶骨倾斜）	臀大肌、腘绳肌、坐骨神经、外旋肌群
内收受限	髋骨向下旋转	髋关节伸展时：阔筋膜张肌、臀中肌前缘、臀小肌前缘 髋关节屈曲时：臀中肌后缘、臀小肌后缘、关节囊
外展受限	髋骨向上旋转	内收肌群 股方肌、骶结节韧带与臀大肌的粘连
内旋受限	髋关节屈曲、内收（例如，坐在椅子上）而导致的髋骨内旋	股方肌、骶结节韧带与臀大肌的粘连
外旋受限	站立位后伸等髋关节伸展动作引起的髋骨内旋	缝匠肌、腹股沟韧带、髂肌、股神经、股动脉、股静脉

跨越骶腰关节的臀大肌和多裂肌等的功能障碍会导致骶髂关节稳定性下降。多裂肌主要对骶髂关节的上部起到稳定作用，臀大肌则主要对骶髂关节下部的稳定有贡献。解剖学研究表明，臀大肌产生的张力可通过胸腰筋膜传导到对侧背阔肌[20]。

腹横肌下部附着于髋部，具有向内侧拉动髋前部的作用，可被理解为在冠状面稳定骶髂关节的肌肉[21, 22]。数字模型显示，在水平面上，腹横肌下部具有使髋骨内旋的作用，可使两侧 PSIS 分离[21, 22]。根据以上情况，当在髋骨内旋时诱发疼痛，应考虑腹横肌活动有可能导致疼痛恶化。

臀中肌和臀小肌是在负重位控制骨盆倾斜的重要肌肉[23]。但是，关于臀中肌活动和骶髂关节稳定性之间关系的论文仅有个案报告[24]。与臀中肌的滑动不足在冠状面引起髋骨向下旋转的理由相同，臀中肌的活动可向外侧拉动髂嵴，具有使骶髂关节上部分离的作用。因此，对于有髋骨向下旋转对线不良的患者，应该考虑到臀中肌的拉伸训练有加重疼痛的危险。

● 误用

误用（动作异常）是指可能导致骨盆对线异常的运动异常。由于负荷量的不对称、下肢关节活动范围不对称而导致的髋关节运动的不对称等，被认为是导致骨盆对线不良的典型误用。

负荷传递障碍的治疗和管理

▶ 治疗的顺序

在负荷传递障碍和骶髂关节障碍的治疗中，先前的研究没有给出具体的治疗顺序，因此不可能根据循证构建治疗方案。因此，笔者根据重新对线概念（re-align concept），按照重新对线阶段、稳定阶段、协调阶段的顺序进行治疗（图 11）[18]。另外，在重新对线阶段中，通过对原因因素的治疗，矫正对线不良，尽可能改善骶髂关节的适配度。在这个阶段，对于残留的疼痛，需要对结果因素进行对症治疗。因此，在消除可能妨碍训练实施的症状后，过渡到进行正式肌力强化的稳定阶段。另外，重新对线阶段和对症治疗过程的主导者是医生和物理治疗师，而在稳定阶段以后则需要患者在适当的管理下靠自身努力完成。

➤ 治疗的实施

● 重新对线阶段

在重新对线阶段中，对滑行不足和肌肉功能不全这两个原因因素进行集中治疗，至少应在仰卧位可以让患者获得理想的骨盆对线。滑动不足常会造成肌张力的不平衡，产生骨盆的对线不良，因此保证治疗的完整进行是很重要的。在髋关节被动运动中没有诱发出骨盆对线不良的状态，则表明是由于髋关节挛缩引起的髋关节代偿运动减少（图12）。

当在床上被动运动中疼痛减弱时，需要确认床上主动运动中症状的变化，并对诱发该症状的肌肉功能异常进行治疗。在这个阶段，最好让肌肉活动模式正常化，特别是臀大肌、多裂肌的活动和通过筋膜（fascia）张力传递模式的正常化，以防止骶髂关节对线异常。在重新对线阶段，以获得主动运动和负荷位下的基本动作中的肌肉活动模式正常化为目标，在稳定阶段则进行施加负荷的训练。我们认为，肌肉的恢复应定位为"保持理想的对线"，而不是"创建理想的对线"。

图11　基于重新对线概念的治疗过程

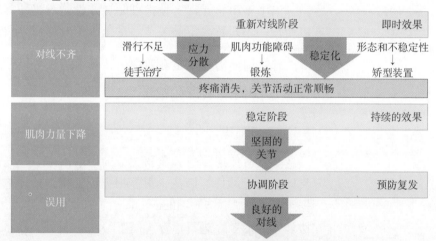

图12　在抑制髋骨后倾代偿状态下，评定髋关节的屈曲活动范围

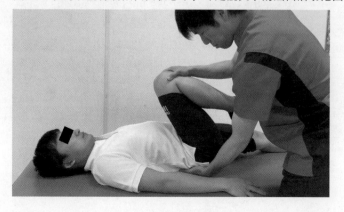

小贴士 fascia

fascia 并不是筋膜这一狭隘的概念，而是包括肌腱、韧带、椎间盘纤维环等在内的宽泛概念，没有确切的日语翻译。因此，在本节中使用筋膜。superficial fascia 有时被翻译成浅筋膜，但它并不是肌肉的附属物，而是提供皮下脂肪内水分转移和神经传导的途径，对此，也没有翻译成"筋膜"，而是沿用原词。

在髋关节的主动运动中，主动肌和周围肌肉的滑行不足有可能会妨碍正常的肌肉活动模式。在髋骨内旋位的 ASLR 试验阳性时，通过从内收肌群和股内侧肌分离髋骨内旋肌——缝匠肌，使其张力正常化，有时可使症状减轻。如果症状出现在髋骨向下旋转位、俯卧位髋关节伸展位的，对髋关节前外侧臀小肌和臀中肌的滑行不足进行分离能减轻症状。这两种症状都是由于滑动不足的肌肉产生的张力导致的骨盆对线不良，消除这些肌肉的滑动不全即可改善症状。

当髋关节的主动或被动运动不再诱发症状时，应确认坐位或站立位时前屈后伸等基本运动时的症状。应该注意的是，即使在床上已经感觉到了患者的肌肉松弛，但在负重站立位时抗重力肌的活动也可能导致滑行不足的影响放大出现。常见的治疗方法是通过触诊过度紧张的肌肉，了解过度紧张与对线不良的关系，并分离导致肌紧张的肌肉滑动不足。

有时即使滑动不足和肌肉活动模式均恢复正常，也无法消除关节不稳定性的影响。例如，在从侧卧位到端坐位的动作中，推动坐骨结节向内的力可迫使髋骨向下旋转，结果会出现只有从侧卧位起身时才会出现剧痛的症状。由于滑行不足和肌肉功能的治疗难以改善不稳定的影响，因此需要骨盆固定带等外部支撑。这种装置最合适用于关节不稳定导致的疼痛或异常运动，其效果应根据是否能够控制由不稳定所致疼痛引起的异常运动来确定。从这个意义上说，改善 ASLR 试验阳性症状的装置是治疗骨盆不稳定的有效装置。

负荷传递障碍症状的最后治疗阶段是使患者的负荷运动正常化。理想情况下，通过双足站立位的重心移动、踏步、步行、爬楼梯、跑步、单脚跳跃等方式，逐渐增加骶髂关节的应力，确认有无症状出现。

● 对症治疗

患者主诉为疼痛时，应根据上述压痛点的评定，进行组织间松解（release），常能使症状减轻。与此相对，当主诉为负荷传递障碍时，要对在负重运动进行过程中出现症状的动作进行重新分析，确认是否存在破坏骶髂关节稳定性的粘连、肌肉功能不全以及装置效果不充分等问题。

● 稳定阶段

稳定阶段，观察症状的同时，在安装或未安装装置的情况下，进行臀大肌、多裂肌、腹横肌等的抗阻训练。这些训练是以重新对线阶段和对症治疗后疼痛已经减弱为前提的训练，如果训练中出现症状，则被认为是应该返回到重新对线阶段的信号。在进入负重位之前，充分学习俯卧位和四点跪位下压迫骶髂关节的肌肉训练模式，之后，进行下蹲和起跳，作为利用自身体重负重训练的一部分。在施加杠铃等负荷时，要考虑对骶髂关节的剪切应力，应在左右对称的位置充分进行负荷运动，以免引起症状的复发。

● 协调阶段

对于不断重复非对称性体育运动的运动员来说，步行和跑步对保持下肢和躯干的对称性有很大的帮助。因此，推荐进行步行、跑步、自行车和游泳等可以强烈意识到对称性的动作模式。此时，虽然不需要完全对称，但在安全的非对称性范围内稳定骨盆对线是很重要的，在这一点上，臀大肌和多裂肌起到了很大的作用。

➤ 疑难病例的管理

如前所述，即使有效地治疗了原因因素，也很难消除由不稳定性和解剖学因素引起的骶髂关节分离。虽然可以选择骶髂关节融合术这一有创方案，但也应该同时考虑到融合术后有可能会增加对侧骶髂关节和腰椎的应力。因此，如果选择保守治疗，给疑难病例佩戴矫形装置应该是一个最佳选择，患者可以每天甚至能在负重体位活动几个小时，可以做家务、吃饭、办公桌工作等，迈出改善生活质量的第一步。从这样的观点来看，除了站立位下的骨盆稳定装置之外，椅子（或无腿椅）也可以发挥很大的作用，当然这些装置的开发也需要治疗师提供设计思路。

 临床要点

应对负荷传递障碍
- 虽然不存在客观且绝对的负荷传递障碍评定方法，但是受此病痛折磨的患者确实很多。
- 负荷传递障碍被认为是由于骶髂关节稳定性异常引起的一种症状，为了使骶髂关节保持稳定，改善不良对线是必不可少的。
- 要使 ASLR 转为阴性，需要充分考虑改善骶髂关节对线不良的原因——滑动不足和肌肉功能障碍。
- 对于疑难病例，应考虑关节不稳定所造成的影响，并建议使用适当的矫形装置。

参考文献

[1] Buyruk HM, et al : The measurements of sacroiliac joint stiffness with colour Doppler imaging : a study on healthy subjects. Eur J Radiol, 21(2) : 117-121, 1995.

[2] Snijders CJ, et al : Transfer of lumbosacral load to iliac bones and legs Part 2 : Loading of the sacroiliac joints when lifting in a stooped posture. Clin Biomech(Bristol, Avon), 8(6) : 295-301, 1993.

[3] Lee DG, et al : Stability, continence and breathing : the role of fascia following pregnancy and delivery. J Bodyw Mov Ther, 12(4) : 333-348, 2008.

[4] Mens JM, et al : The active straight leg raising test and mobility of the pelvic joints. Eur Spine J, 8(6) : 468-473, 1999.

[5] Thompson JA, et al : Altered muscle activation patterns in symptomatic women during pelvic floor muscle contraction and Valsalva manouevre. Neurourol Urodyn, 25(3) : 268-276, 2006.

[6] Vleeming A, et al : European guidelines for the diagnosis and treatment of pelvic girdle pain. Eur Spine J, 17(6) : 794-819, 2008.

[7] Bernard TN Jr, et al : Recognizing specific characteristics of nonspecific low back pain. Clin Orthop Relat Res, 217 : 266-280, 1987.

[8] Schwarzer AC, et al : The sacroiliac joint in chronic low back pain. Spine(Phila Pa 1976), 20(1) : 31-37, 1995.

[9] Vermani E, et al : Pelvic girdle pain and low back pain in pregnancy : a review. Pain Pract, 10(1) : 60-71, 2010.

[10] Wu WH, et al : Pregnancy-related pelvic girdle pain(PPP), I : Terminology, clinical presentation, and prevalence. Eur Spine J, 13(7) : 575-589, 2004.

[11] 村上栄一 : 仙腸関節の痛み-診断のつかない腰痛, 南江堂, 2012.

[12] Kurosawa D, et al : A Diagnostic Scoring System for Sacroiliac Joint Pain Originating from the Posterior Ligament, Pain Med, 2016.

[13] Cohen SP, et al : Sacroiliac joint pain : a comprehensive review of anatomy, diagnosis, and treatment. Anesth Analg, 101(5) : 1440-1453, 2005.

[14] Slipman CW, et al : The predictive value of provocative sacroiliac joint stress maneuvers in the diagnosis of sacroiliac joint syndrome. Arch Phys Med Rehabil, 79(3) : 288-292, 1998.

[15] Mens JM, et al : Reliability and validity of the active straight leg raise test in posterior pelvic pain since pregnancy. Spine(Phila Pa 1976), 26(10) : 1167-1171, 2001.

[16] Hu H, et al : Understanding the Active Straight Leg Raise(ASLR) : an electromyographic study in healthy subjects. Man Ther, 17(6) : 531-537, 2012.

[17] Mens JM, et al : The active straight leg raising test and mobility of the pelvic joints. Eur Spine J, 8(6) : 468-473, 1999.

[18] 蒲田和芳 : リアライン・トレーニング 体幹・股関節編-関節のゆがみ・骨の配列を整える最新理論, 講談社, 2014.

[19] Hungerford B,et al : Evidence of altered lumbopelvic muscle recruitment in the presence of sacroiliac joint pain. Spine(Phila Pa 1976), 28(14) : 1593-1600, 2003.

[20] Vleeming A, et al : The posterior layer of the thoracolumbar fascia. Its function in load transfer from spine to legs. Spine(Phila Pa 1976), 20(7) : 753-758, 1995.

[21] Richardson CA,et al : The relation between the transversus abdominis muscles, sacroiliac joint mechanics, and low back pain. Spine(Phila Pa 1976), 27(4) : 399-405, 2002.

[22] Pel JJ, et al : Biomechanical analysis of reducing sacroiliac joint shear load by optimization of pelvic muscle and ligament forces. Ann Biomed Eng, 36(3) : 415-424, 2008.

[23] Rutherford DJ, et al : Explaining the hip adduction moment variability during gait : Implications for hip abductor strengthening. Clin Biomech(Bristol, Avon), 24(3) : 267-273, 2009.

[24] Yoo WG : Effects of individual strengthening exercises on subdivisions of the gluteus medius in a patient with sacroiliac joint pain. J Phys Ther Sci, 26(9) : 1501-1502, 2014.

第6章 伴有臀部、下肢神经症状的腰痛

摘要

■ 为了更好地理解腰部疼痛的评定方法，需要掌握肌肉神经支配和感觉区域等解剖学、姿势和步行等运动学、神经动力学检查等骨科学的多个相关领域的知识。
■ 如果存在从腰部到大腿前面刺痛的神经症状，应怀疑是股神经痛；如果存在从腰部到大腿后面，直至膝盖以下的同样症状，应该怀疑是坐骨神经痛。
■ 当怀疑股神经痛或坐骨神经痛时，应通过神经动力学检查进行评定，进行神经松解，并指导家庭锻炼。

引言

腰椎骶骨水平的主要神经症状分为：①马尾神经症状引起的脊髓症状，如下肢无力、感觉障碍、疼痛、膀胱直肠障碍、勃起功能障碍、间歇性跛行；②周围神经症状，如腰部疼痛、麻木、下肢感觉减退、下肢肌力下降和神经痛。

马尾神经症状需要由专业医生来评定和诊断、治疗。本章重点介绍如何消除周围神经症状，特别是伴有坐骨神经症状以及股神经症状的腰痛，并对基础知识、骨科徒手检查、鉴别诊断、物理治疗等进行描述。

周围神经症状是由于受损组织引起的疼痛，以及受损组织周围环境的状态以电信号的形式传入中枢神经而引起的症状反应，但中枢神经的处理方式受个人经验、信念、知识、身体形象、文化、运动模式等的影响[1, 2]。基于此，有人指出，当中枢神经系统的影响较大时，物理治疗的效果会降低，因此，我们认为鉴别是否存在中枢神经系统的影响是非常重要的[3, 4]。

基础知识

解剖学、运动学、生物力学

关于臀部和下肢出现神经症状的腰痛相关的解剖学、运动学、生物力学知识，请参阅本篇的伸展型腰痛、屈曲型腰痛、旋转型腰痛中提及的共同部分。在这里，我们总结与神经症状有关的部分。

股神经是由第2～4腰神经的腹侧分支形成的神经，分为在大腿前侧的感觉神经以及支配髂腰肌、耻骨肌、缝匠肌、股四头肌（股直肌、股外侧肌、股中间肌、股内侧肌）的肌支[5]。股神经痛的特征是疼痛放散到大腿前部。坐骨神经由第4、5腰神经和第1～3骶神经构成，经过梨状肌的前面，下行于大腿后面（臀大肌和股二头肌的前面），肌支发出分支支配腘绳肌（股二头肌、半腱肌、半膜肌）和大收肌，并

在腘窝处分成腓总神经和胫神经。坐骨神经痛是指沿着坐骨神经走向在下肢后侧产生的放射痛，近年来，将远至膝盖以下的放射痛称为坐骨神经痛。

表 1 总结了从第 2 腰神经到第 1 骶神经的典型的神经根感觉障碍、肌力下降、反射减弱（消失）和神经动力学检查。在神经动力学检查中，对坐骨神经最可靠的检查方法是 slump 试验（图 1）。以前对股神经的诱发检查是俯卧位屈膝（Prone Knee Bend，PKB），但目前在髋关节更容易伸展的侧卧位进行 femoral slump 试验已变得越来越普遍（图 2）。

存在坐骨神经或股神经的神经源性压迫性神经症（NPCN）的患者喜欢采取躯干的屈曲和向对侧侧屈的姿势，因为这样可使椎间孔扩大，从而使症状减轻，这一点值得注意。周围神经敏化（PNS）患者呈现的姿势与 NPCN 患者不同。一般来说，坐骨神经的 PNS 的特征性姿势为躯干向同侧侧屈和下肢屈曲。该体位是可以让坐骨神经放松张力的舒适姿势。股神经的 PNS 的舒适姿势是躯干向同侧侧屈。由此可见，即使是相同的神经症状，在 NPCN 和 PNS 中也有不同的姿势偏好，如果随着症状的改善，患者的姿势偏好并未改变时，就需要针对姿势进行物理治疗。

此外，与姿势有关的步态也表现出各自的特征。存在股神经 PNS 的患者步行时，由于髋关节在伸展位的症状常常会加重，因此常减小步幅，采用小步行走。坐骨神经 PNS 患者步行时，有时会踝关节跖屈，只足尖负重来缓解坐骨神经的张力，使躯干向同侧侧屈。而同时患有 PNS 和 NPCN 两种症状的患者的姿势特征是躯干屈曲。

与坐骨神经症状相关的临床症状有梨状肌综合征，表现为臀部疼痛。梨状肌综合征被认为与髋外旋肌的梨状肌的肌张力亢进，从而压迫坐骨神经有关。但是，这些症状也可能与阔筋膜张肌和小腿外侧的肌紧力亢进、挛缩、疼痛和麻木有关。通过反复收缩和放松梨状肌，并对其进行持续牵伸，可使梨状肌综合征症状得到改善。

小贴士

神经动力学

中枢神经和外周神经在机械、电生理和化学上是相互关联的。通过运动脊柱和上肢、下肢，可使通过椎管的脊神经，以及分布于四肢、躯干的末梢神经产生运动，这被称为神经动力学。在对 PNS 进行的神经动力学检查中，利用了拉伸时会产生刺痛感这一事实。

PKB：
prone knee bend，
俯卧位屈膝

NPCN：
neuropathic compression neuropathy，神经源性压迫性神经炎

PNS：
peripheral nerve sensitization，周围神经敏化

表1　与股神经和坐骨神经有关的腰神经根和骶神经根感觉障碍、肌力下降、反射减弱、神经动力学检查

神经根	感觉障碍	肌力下降	反射减弱（消失）	神经动力学检查
L2	大腿前内侧	髂腰肌	内收肌反射	femoral slump 试验
L3	膝前内侧	股四头肌	髌腱反射	femoral slump 试验
L4	小腿内侧（内踝）	胫前肌	臀中肌反射	femoral slump 试验
L5	足背	足踇长伸肌	内侧腘绳肌	slump 试验
S1	足部后外侧	腓肠肌	跟腱反射	slump 试验

伴有神经症状（臀部、下肢）的腰痛的评定

➤ 与四种主要神经系统症状相关的试验

物理治疗的评定包括问诊、姿势评估、主动运动检查、筛查检查、神经触诊、神经动力学检查、感觉和反射、肌力检查等神经学检查、脊椎节段检查、疼痛诱发试验等。

当神经症状受到中枢神经的强烈影响时［如存在幻肢痛和与刺激水平不成比例的剧烈疼痛等复杂性区域疼痛综合征（CRPS）等］，在 LANSS 评分[3, 4] 为 12 分以上的情况时，被归类为神经源性感觉过敏（NPSH）。在这种情况下，徒手物理治疗大多是无效的，但有研究报告显示镜像治疗（mirror therapy）[6] 或运动想象治疗（motor imagery training）[7] 是有效的。

对于因局部肌肉骨骼异常而产生的神经症状，可以通过矫正关节位置异常的关节松解进行治疗[8, 9]。

在神经症状较明显的情况下，通过神经学检查发现传导障碍，即感觉低下，反射减弱或消失、肌力下降为特征的神经源性压迫性神经症，或者是在神经学检查中虽然正常，但在对股神经的 femoral slump 试验和对坐骨神经的 slump 试验等神经动力学检查为阳性，则为 PNS。

CRPS:
complex reginal pain syndrome，复杂性区域疼痛综合征

LANSS:
assesment of neuropathic signs and symptoms pain scale，利兹神经病理性疼痛症状与体征评定量表

NPSH:
neuropathic sensory hypersensitibity，神经源性感觉过敏

小贴士 **镜像治疗（Mirror Therapy）**

放置一面镜子，进行健侧上肢和下肢的运动，此时通过视觉能看到镜面两侧的上下肢对称的运动，从而改善瘫痪和症状较重的四肢症状。

运动想象训练（Motor imagery training）

通过展示上下、左右、内外等变化的图像，让人们思考是左边还是右边，以实现重组大脑皮层为目标。

➤ 对于具有神经症状（臀部、下肢）的腰痛进行的神经动力学检查以及疼痛诱发检查

对于有股神经症状的患者可以采用的神经动力学检查方法有 femoral slump 试验。对于有坐骨神经症状的神经动力学检查方法包括 slump 试验、下肢伸展抬高检查试验（SLR test）、Laségue 试验，以及针对梨状肌综合征的 FADIR（FAIR）试验。

SLR:
straight leg raising，直腿抬高

FADIR:
flexion-adduction internal rotation，屈曲内收内旋试验

● slump 试验

让患者将双手放在躯干后方交叉，采取坐位姿势，从颈部屈曲的状态开始，在踝关节背屈的状态下，使膝关节伸展。确认下肢后侧有

无症状，如果颈部伸展时症状有所改善，则判断为坐骨神经的症状。颈部伸展症状没有改善时，判断其症状为腘绳肌的牵拉痛（图1）。

● femoral slump 试验

患者取侧卧位，抱住膝关节的下方，颈部处于屈曲位，在上方的下肢膝关节屈曲、踝关节跖屈的状态下，使髋关节伸展。在大腿前面诱发症状，如果通过颈部的伸展可使症状减轻，则股神经症状为阳性，如果通过颈部的伸展症状没有变化，则判断为股四头肌的牵拉痛（图2）。

图1　slump 试验

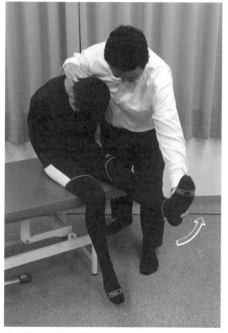

患者的双手放在躯干后方交叉，采取坐位姿势，颈部及躯干屈曲，跖屈踝关节，伸展膝关节。下肢后侧的症状如果在颈部伸展时得到改善，则判断为坐骨神经症状，如果在颈部伸展时没有得到改善，则为腘绳肌的牵拉痛。

图2　femoral slump 试验

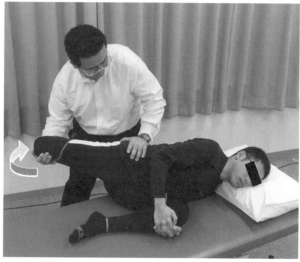

患者取侧卧位，抱住膝关节的下方，颈部保持屈曲位，使上方下肢的膝关节屈曲，踝关节跖屈，牵伸上方的髋关节。在大腿前面诱发症状，如果通过颈部的伸展而减轻的话，可以判断为股神经症状为阳性，如果没有变化的话，可以判断为股四头肌的牵拉痛。

临床要点

股神经症状检查的变迁

股神经的神经动力学检查方法，以前是在俯卧位进行屈曲膝关节的PKB。之后，slump test作为对坐骨神经的神经动力学检查得到了普及，人们开始认识到颈部屈伸运动的重要性。PKB包括受试者取俯卧位，胸部靠近床头，保持颈部屈曲、膝关节屈曲、髋关节伸展的姿势。通过伸展颈部检查是否可以减轻股神经症状。然而，目前在侧卧位下的femoral slump 试验已经变得更加普及。

● SLR 试验

患者取仰卧位，膝关节保持伸展，屈曲髋关节。检查者在靠近患者头侧的手放在患者膝盖以上的部位，保持膝关节伸展位，用另一只手握住小腿的远端并将其抬起。本检查的缺点是很难鉴别症状的原因是坐骨神经症状还是腘绳肌牵拉痛（图 3）。

● Laségue 试验

患者取仰卧位，髋关节和膝关节屈曲 90°，伸展膝关节。它具有与 SLR 试验同样的缺点。

● FADIR（FAIR）试验

患者取仰卧位，髋关节屈曲 60° ～ 90°，膝关节屈曲 90°，内收、内旋髋关节。出现非对称性臀部牵拉痛提示梨状肌综合征。

伴有神经症状（臀部、下肢）的腰痛的物理治疗

➤ 有 NPCN 时的物理治疗思路

NPCN 一般是由于椎间孔内的神经根嵌顿等引起神经传导障碍，会出现感觉障碍、肌力下降、肌腱反射减弱等症状。为了改善这种传导障碍，应该选择扩大椎间孔狭窄和改善神经压迫的关节松动等治疗手法，对棘突进行后前向运动、横向压迫[1]和基于 Milligan 概念的动态维持自然体位下小关节滑动技术（SNAGs）[10]等。SNAGs 方法：患者处于四点跪位，物理治疗师将手掌基部的豆状骨远端的软组织放在患者的上位椎体棘突上使棘突向上方滑动，同时患者反复进行臀部靠近

SNAGs:
sustained natural apophyseal glides，动态关节突松解术，维持自然体位下小关节滑动技术

图 3　直腿抬高（SLR）试验

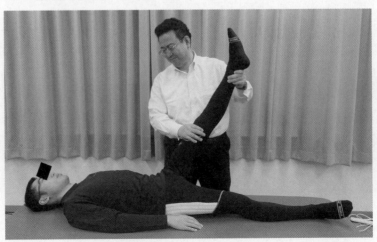

患者仰卧位，膝关节保持伸展位，屈曲髋关节。本检查的缺点是很难鉴别症状的原因是坐骨神经症状还是腘绳肌的牵拉痛。

脚后跟的动作。

➤ 存在 PNS 时的物理治疗思路

与存在传导障碍的 NPCN 不同，在只有神经过敏症状的情况下，基本上可以通过改善神经的滑动性来减轻神经过敏症状 [2, 11]。两种最具代表性的症状包括：坐骨神经痛，其特征是从腰部经大腿后面到膝盖以下的神经症状；股神经痛，其特征是经由大腿前面到膝盖以下的神经症状。对于坐骨神经痛，slump 试验多为阳性，对于股神经痛，femoral slump 试验多为阳性。另外，神经松动术对治疗坐骨神经痛和股神经痛都有效，也有几种家庭锻炼适用于这些症状。

● 坐骨神经的神经松动和家庭运动，针对从腰部到膝盖以下的坐骨神经症状

针对坐骨神经的神经松动术：受试者取侧卧位，有神经症状侧朝上，物理治疗师在向地面的方向按压第 5 腰椎棘突的同时，助手被动地对上方的下肢反复进行 SLR，髋关节屈曲时，指示患者伸展颈部，在 SLR 放松时，指示患者屈曲颈部。通过进行这种运动，坐骨神经在扩大的椎间孔中通过神经动力学反复进行滑动运动，从而改善坐骨神经引起的神经症状（图 4）。

存在坐骨神经症状的情况下，应用神经松动技术进行家庭锻炼，如下所述。进行坐骨神经的松动时，患者取坐位，屈曲颈部，同时将第 5

图 4　**坐骨神经的神经松动**

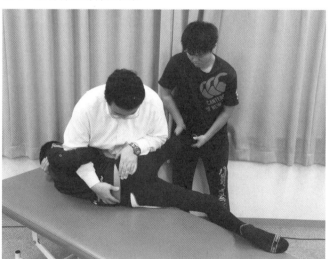

患者取侧卧位，有坐骨神经症状的一侧朝上，物理治疗师将第 5 腰椎棘突向地面的方向推。助手将上方的下肢一边背屈踝关节一边反复进行 SLR 运动。在进行 SLR 运动时，指示患者在髋关节的屈曲时进行颈部的伸展运动，在髋关节的伸展时进行颈部的屈曲运动。通过该运动，坐骨神经向尾侧反复进行滑动运动，坐骨神经症状可以得到改善。

棘突推向远离疼痛的方向（图 5a）。然后在伸展颈部的同时，保持踝关节背屈的状态下伸展膝关节（图 5b）。通过交替重复这两种姿势，使坐骨神经滑动，以达到消除坐骨神经症状的目的。

● 股神经的神经松动和家庭锻炼，针对从腰部到膝盖以下的股神经症状

在对股神经进行神经松动时，患者取俯卧位，上半身从床端伸出凌空，物理治疗师站在有神经症状的一侧。一般是在被动地反复进行膝关节屈伸运动的同时将第 2 腰椎棘突推向远离疼痛的方向，将第 3 腰椎棘突推向靠近疼痛的方向，当膝关节屈曲时指示患者伸展颈部，膝关节伸展时指示患者屈曲颈部。这样股神经在扩大的椎间孔中，通过神经动力学反复进行滑动运动，从而改善了由股神经引起的神经症状。

股神经松动技术的家庭锻炼方法如下所述：患者取侧卧位，有症状的一侧腿在上，在双手抱住无症状侧（下方）膝盖的同时，屈曲颈部（图 6a）。然后在保持膝关节屈曲的状态下，伸展颈部的同时伸展上方髋关节（图 6b）。通过交替重复这两种姿势，使股神经滑动，以消除股神经症状为目标。还有另一种替代方法：患者处于立位，屈曲有症状侧的膝关节，在握住小腿远端的同时，屈曲颈部。然后保持膝关节屈曲，在伸展颈部的同时伸展髋关节。通过交替重复这两种姿势，

图 5 坐骨神经松动的家庭训练

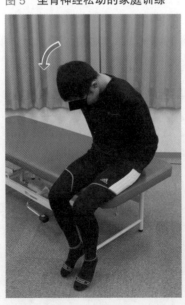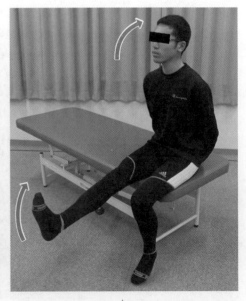

a   b

患者坐在椅子上，屈曲颈部(a)同时将第5棘突推向远离疼痛的方向。然后在伸展颈部的同时，保持踝关节背屈的状态下伸展膝关节（b）。通过反复进行这两种动作，使坐骨神经滑动，以达到消除坐骨神经症状的目的。

图 6　股神经松动的家庭训练

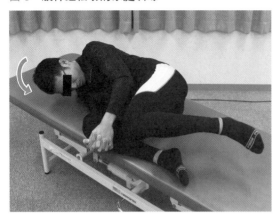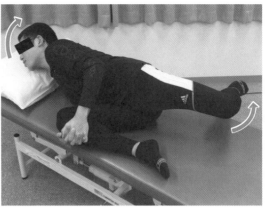

a　　　　　　　　　　　　　　　　　b

患者取侧卧位，有症状的一侧腿在上，双手抱住无症状侧的下方膝盖，弯曲颈部（a）。然后，在保持下方膝关节屈曲的状态下，伸展颈部的同时伸展上方髋关节（b）。通过交替重复这两种姿势，使股神经松动，以消除股神经症状为目标。

使股神经滑动，以恢复股神经症状为目标。

● 伴有臀部神经症状的梨状肌综合征的物理治疗

　　众所周知，臀部产生的神经症状被称为梨状肌综合征[11]，是由于梨状肌的缩短和过度紧张引起的。在梨状肌综合征的治疗时，患者取俯卧位，治疗师用手指末端按摩连接于骶骨上部和大转子的梨状肌区域（图 7a），或者患者取仰卧位同时旋转腰椎，保持髋关节屈曲、内收的牵伸位，同时治疗师利用肘部进行按摩（图 7b）。患者取仰卧位，髋关节屈曲 90°，通过在内收位反复进行髋关节的内外旋运动，以降低梨状肌紧张，减轻梨状肌综合征症状（图 7c）。治疗梨状肌综合征的家庭运动：使有症状侧的髋关节屈曲、内收 90° 以上，反复交替进行梨状肌的牵伸和松弛运动，以有效地改善梨状肌综合征为目标（图 7d）。

结语

　　在本节中，解说了在骨外科和康复科的门诊诊疗较多见的伴有臀部和下肢有神经症状的腰痛的评定和物理治疗。这些神经症状通常影响患者的日常生活活动（ADL）、体育活动和睡眠。通过充分的问诊、姿势评定、神经学评定、神经动力学检查等，选择合适的物理治疗，希望能有效地改善患者的症状。

图 7 针对梨状肌综合征的物理治疗和家庭锻炼

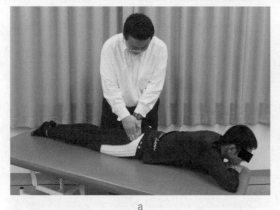

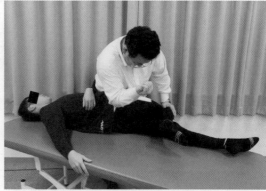

a

b

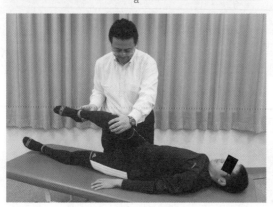

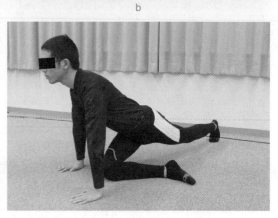

c

d

患者取俯卧位，物理治疗师用手指按摩连接于骶部和大转子的梨状肌（a）。患者取仰卧位并旋转腰椎，屈曲髋关节和膝关节，物理治疗师使用肘部按摩梨状肌（b）。患者取仰卧位，髋关节屈曲 90°，并之处于内收位，物理治疗师通过反复进行髋关节的内、外旋运动，降低梨状肌的紧张（c）。针对梨状肌的家庭锻炼，从四点跪位开始屈曲、内收有症状侧的髋关节，交替进行梨状肌的牵伸和松弛，以有效地消除梨状肌综合征的症状（d）。

参考文献

[1] Maitland GM, et al：メイトランド脊椎マニピュレーション, 原著第7版（赤坂清和, ほか監訳）, エルゼビア・ジャパン, 2008.

[2] 赤坂清和：ニューロパチーと神経過敏による腰痛に対する徒手的理学療法とクリニカルリーズニング. 理学療法−臨床・研究・教育, 13(1)：7-14, 2006.

[3] Bennett M：The LANSS Pain Scale：the Leeds assessment of neuropathic symptoms and signs. Pain, 92(1-2)：145-157, 2001.

[4] Hall T, et al：Neurodynamics：when and why? Oxford Textbook of Musculoskeletal Medicine, 2nd edition（Hutson M, et al, eds）, Oxford University Press, Oxford, 2015.

[5] 痛みと鎮痛の基礎知識 http://www.shiga-med.ac.jp/~koyama/analgesia/pain-spinal.html（2017年12月30日閲覧）

[6] Bittar RG, et al：Deep brain stimulation for phantom limb pain. J Clin Neurosci, 12(4)：399-404, 2005.

[7] Moseley GL, et al：Targeting cortical representations in the treatment of chronic pain：a Review. Neurorehabil Neural Repair, 26(6)：646-652, 2012.

[8] Moiler K, et al：The role of fibular tape in the prevention of ankle injury in basketball：A pilot study. J Orthop Sports Phys Ther, 36(9)：661-668, 2006.

[9] Paungmali A, et al：Hypoalgesic and sympathoexcitatory effects of mobilization with movement for lateral epicondylalgia. Phys Ther, 83(4)：374-383, 2003.

[10] Mulligan BR：マリガンのマニュアルセラピー（細田多穂, ほか監訳）, 協同医書出版社, 2002.

[11] Butler DS：バトラー・神経系モビライゼーション（伊藤直榮, 監訳）, 協同医書出版社, 2000.

第4篇

疾病管理（案例研究）

第1章 外伤性颈椎病（挥鞭综合征）

摘要

■ 在所有运动系统疾病的评定中，了解其生物-心理-社会医学模式是非常重要的，尤其是对挥鞭综合征的治疗。

■ 在治疗挥鞭综合征时，应避免其病程慢性化。

引言

外伤引起的颈部疼痛（外伤性颈部疼痛），特别是交通事故引起的外伤性颈部疼痛，根据在汽车碰撞时颈部的运动学特征，也被称为"挥鞭综合征"。受害者除了单纯的机械性颈部问题外，心理社会因素的影响也错综复杂地交织在一起，因此，往往需要采用生物-心理-社会医学模式进行治疗。为了避免症状长期存在和中枢神经水平变化导致的慢性疼痛，对患者进行包括心理社会因素的健康教育，防止其转为慢性病症不容忽视[1, 2]。所以，对于因早期未进行干预而导致损伤慢性化的病例，应使有限的资源得到适当运用，分层护理模式（stratified care mode）[3] 就显得尤为重要。

对于不需要精心干预的患者，过度干预反而会造成心理社会问题[4]。对于这类患者重要的是要提高他们的自我效能感，治疗者不要把问题扩大化。一般来说，在挥鞭样损伤后使用颈托可能会妨碍颈部机能的恢复，而保护性的运动治疗和日常生活技能指导可能更有效[5]。

基础知识

➤ 分层护理模式

分层护理模式（stratified care model）并不是将挥鞭综合征患者一概而论，而是将其视为几个亚组的集合体，针对每个亚组的特异性反应进行治疗。临床预测准则（clinical prediction rule, 以下用 CPR 表示）是一种用于评估挥鞭样损伤的分层护理模式。CPR 是使用一组统计学上预测力最高的变量将其分类为几个亚组。CPR 只有经过至少 3 个研究阶段中的 2 个才会被考虑是否可应用于临床，经过 3 个阶段的研究才会被推荐在临床上广泛使用。关于挥鞭样损伤，据报道，在临床应用中目前有两种较为有说服力的 CPR，在此介绍其中一种。

CPR:
clinical prediction rule, 临床预测规则

● 挥鞭综合征预测准则（whiplash prediction rule）[6, 7]

该 CPR 可预测创伤后 4 周内的急性挥鞭综合征患者能否在 1 年或

NDI:

neck disability index，颈部残疾指数

6 个月后达到 NDI 为 10% 或更低的完全恢复，或产生 NDI 为 30% 或更高的慢性疾病（表 1）。

> ## 肌肉骨骼系统临床转化框架

在基于生物 – 心理 – 社会医学模式较为有用的治疗方式中，近几年公认的是肌肉骨骼系统临床转化框架（图 1，https：//www.

PDS:

posttraumatic diagnostic scale，创伤后诊断量表

表 1　**挥鞭综合征预测准则 (whiplash prediction rule)**[6]

外伤后 6 个月完全康复	NDI ≤ 32% 且 35 岁以下	阳性预测值 =80%
外伤后 6 个月完全康复或有慢性损伤	NDI ≤ 32% 且 35 岁以上	
	NDI=33% ～ 39%	
	NDI ≥ 40% 且 35 岁以下	
	NDI ≥ 40% 且 35 岁以上且 PDS 的过度觉醒量表 ≤ 6	
外伤后 6 个月有慢性损伤	NDI ≥ 40% 且 35 岁以上且 PDS 的过度觉醒量表 ≥ 6	阳性预测值 =90%

图 1　**肌肉骨骼系统临床转化框架**　　　　　　（引用自文献 6）

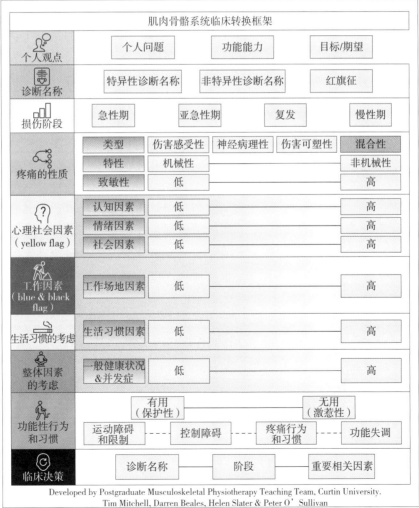

musculoskeletal framework.net/get-the-ebook）。有关详细信息，请参阅原著[8]，大致分为 9 个主要原因，在此基础上制定治疗方案。

病例信息

由于篇幅有限，要列出从初诊到物理治疗结束的所有临床判断内容是很困难的，在此仅针对初诊时的诊断思维流程进行介绍。

➤ 基本信息

年龄：20 岁（大学生）

性别：男性

诊断名称：挥鞭综合征

现病史：1 周前，驾驶微型车在十字路口停车时从后方被追尾而受伤。伤后无痛，直至事故处理完毕。为了安全起见，他到自己家附近的骨科就诊，并拍了 MRI 和 X 线片。在候诊过程中，患者逐渐从颈到肩出现紧张感。医生说："影像上没有特别的骨折和韧带断裂等现象，但由于颈椎是直的，且对外力的抵抗能力较弱，所以今后可能会慢慢出现疼痛"，并指示其服用止痛药和佩戴颈托。医生还建议，为了加强肌肉力量并减轻疼痛，可以去物理治疗师处就诊。诊察结束结账的时候，患者颈部出现疼痛，肩膀的紧张感也变成了疼痛感。虽然服用了止痛药，但症状没有什么变化，疼痛逐渐加重，于是第二天再次到附近的骨科就诊。跟昨天一样，医生说："跟我预想的一样，出现疼痛了吧？"但并没有提出进一步的建议和治疗，让患者 1 周后再来医院进行复诊。

因为即使服用止痛药颈部的疼痛也与日俱增，所以患者在网上搜索了物理治疗师后，到本院就诊。本院医师说，没有严重的症状，大多数情况下，事故发生后由于处于惊吓状态，很难感觉到疼痛，并表示"本院有专门的物理治疗师，所以什么都可以商量"，这样的话使患者感觉疼痛减轻了。从预约物理治疗师初次评定的第二天开始，疼痛的程度逐渐减轻，从持续性疼痛转变为间歇性疼痛。

既往病史：无（事故前无症状，无慢性病）

物理治疗评定

➤ 初次评定

- 观察：在候诊室等待期间，患者一直处于骨盆后倾、腰椎屈曲、头颈部屈曲位使用智能手机。摘下颈托的时候，观察到患者为了避免颈部移动，他小心翼翼地移动颈托。问诊时患者几乎没有笑容，感觉很紧张。

- 症状：从枕部到 T2 附近，出现双肩间歇性疼痛（疼痛性质为钝痛），事故后第 3 天开始慢慢出现改善倾向。

- 兴趣：开车（仅限周末，约 8 小时），泡温泉。

- 为什么会觉得有疼痛？因为事故导致颈部韧带损伤。

- 为什么会出现疼痛？韧带损伤较大。

- 我们应该做些什么来促进恢复？休息、固定（颈托）。

- 被限制的事情：开车（因为汽车报废），颈部的运动，学习时注意力不集中，社团活动（足球：位置是前锋，未达竞技水平的兴趣程度）。

- 需求：想知道脖子的疼痛会不会一直持续？想知道有什么办法能好起来。网上有各种各样的意见，想知道是用热敷还是冷敷。

- 保险：保险公司已联络了我，事故发生后的处理工作进展顺利。

- NDI：36%

- 最近 2 ～ 3 天的疼痛强度（0 ～ 10，0= 无疼痛）：3

- ÖMSQ-12-J[9]（1 ～ 120，120=最差情况）：39 分（5 分以上的项目为：问题 4 "在过去的几天里，您一天中有多少时间担心疼痛或症状？"（0%= 根本没有，100%= 总是）：100%；问题 5："在过去的几天里，你感觉有多紧张或焦虑？（0= 完全没有感觉，10= 非常有感觉）：7；问题 7 "你认为现在的症状不改善的可能性有多大？（0= 完全没有，10= 相当多）：7

- PSFS（0= 不能）：被搭讪时转身的动作（3），90 分钟不在意疼痛专心学习（3），在电车上 1 小时不会感觉疼痛（坐位）（3），照常参加社团活动的练习、比赛（0）*

  *事故发生后，觉得运动不好，所以减少了参加社团活动的时间，尽量在家睡觉。足球的位置是前锋，认为"头球之类的动作可能无法进行"。

- 打工：私塾教师（每周 1 次）。事故发生后休息，雇佣单位说"根据当天的诊察结果来商量今后怎么办"。患者喜欢做补习班讲师的工作，觉得即使有颈痛也能做。

- 严重症状的筛查：5D2N（dizziness：眩晕，diplopia：复视，drop attack：突然意识消失，dysarthria：构音障碍，dysphasia：吞咽障碍，nausea：恶心，nystagmus：眼球震颤）：无

- 抓握力筛查：没有明显下降，自称也和以前相同。

- 手部灵巧性筛查：自觉与以前相同。

- 睡眠障碍：在事故发生前，直到早上才起床，但在事故发生后入睡前，因为考虑到今后的各种事情而感到不安，从上床到入睡要花 3 个小时左右。现在平均睡眠时间约为 2 小时。

- 枕头：使用一个低回弹聚氨酯枕头，不是特别高，也不是特别低，从事故发生前就开始使用，感觉很好。

ÖMSQ-12-J：
Örebro musculo-skeletal screening questionnaire 12-J，日本肌肉骨骼筛查问卷

PSFS：
patient specifc functional scale，患者特定功能量表

第4篇 疾病管理（案例研究）

NSAIDs:

non-steroidal anti-inflammatory drugs,
非甾体抗炎药

- 家人：和父亲、母亲三人住在老家（父亲和母亲都是全职工作）。自己家和本医院稍有距离，2 周来医院 1 次左右是可行的，如果可能的话，想通过家庭锻炼来解决问题。
- 影响恢复的相关因素：不吸烟，无糖尿病，只有在疼痛强烈的时候服用非甾体抗炎止痛药（NSAIDs）。
- 问诊中症状恶化因素：持续坐位（包括学习中）
- 问诊中症状改善因素：立位、步行
- 姿势纠正中的变化：从颈部到双肩的症状消失
- 活动度筛查：颈部的运动检查如表 2 所示（颈部主动运动约占颈部被动运动活动度的 60%，疼痛从颈部到双肩的所有运动方向出现）。左右上肢上举、外展时从大约 60° 到最大活动度过程中，从颈部到双肩诱发症状。
- 抗阻运动检查：屈曲、伸展、左右旋转、左右侧屈均诱发颈部至双肩的症状。
- 反复运动检查：进行各 10 次保护性的全方位、最大活动度的反复运动。在运动到最大活动范围处诱发症状，运动后症状消失。
- 压痛检查：左右斜方肌上部纤维、左右头夹肌、左右胸锁乳突肌的压痛反应亢进，但这些部位的压痛反应会因为第 1 指间（拇指和食指之间的空间）按压而减轻。

CCF:

Cranio-Cervical Flexion，颅颈屈曲

- CCF 试验：无神经致敏，①能维持 24 mmHg 以下的压力，②耐力测试中能维持 24 mmHg 的压力两次。
- 眼颈部协调性筛查：无特别异常。
- 睁眼、闭眼平衡：睁眼、闭眼均可保持 30 秒以上。

➤ 分析（根据图 1）

■ 个人观点

- 问题：对颈部到双肩的钝痛引起的功能障碍以及本事件让患者对将来产生的影响感到不安。

表2　颈椎被动运动检查结果

动作	重度受限	中度受限	轻度受限	无受限	被动运动的终末感
头部前伸			×		empty*
头部后缩			×		empty*
屈曲		×			empty*
伸展		×			empty*
向右旋转		×			empty*
向左旋转		×			empty*
向右侧屈		×			empty*
向左侧屈		×			empty*

* 参见参考文献 10

- 功能受限：颈部旋转、持续坐位、睡眠不良。
- 目标、期待：希望物理治疗师告知预后和改善颈部疼痛的方法。通过自己的家庭运动治疗能恢复。

■ **诊断**
- 无红旗征。
- 没有明显的结构性破坏。

■ **疾病阶段**
- 亚急性

■ **疼痛的性质**
- 根据间歇性疼痛，姿势纠正的反应以及主动运动检查、被动运动检查、抗阻运动检查、反复运动检查的结果，可以考虑是机械性疼痛。
- 压痛检查的结果显示，下行性的疼痛抑制起主要作用，由于是间歇性的机械性疼痛，因此可以认为该类型的疼痛中有很多伤害性的因素。
- 从现有病史和压痛，以及 ÖMSQ-12-J 的分数（问题 4）可以判定患者敏感性较高。

■ **心理社会因素（黄旗征，yellow flag）**
- 认知因素：观察和问诊表明存在认知问题，对运动有恐惧，认为疼痛 = 结构性损伤的扩散，恢复 = 安静地休息。此外，从 ÖMSQ12-J 的分数（问题 7）来看，认为预后不良的可能性很高。
- 情绪因素：从 ÖMSQ-12-J 的分数（问题 5）可以推断患者存在轻度抑郁状态，从问诊时的表情、睡眠不足、不能开车或踢足球、不能集中精力学习等因素推断出患者存在较大的压力，存在对未来的不安，从准确地记得最初医生说过的话这一点也能推测出患者存在紧张不安的情绪。
- 社会因素：没有吸烟史，有社团运动史，无不良社会因素。

■ **工作因素（蓝旗征 & 黑旗征 blue&black flag）**
- 蓝旗征（blue flag）：从工作相关的谈话中可以看出似乎没有什么大问题。

■ **生活习惯的考虑**
- 虽然睡眠不足、事故后运动不足，但不吸烟，住在父母家，衣食无忧。

■ **整体因素的考虑**
- 无既往病史、并发症、遗传性疾病，无特殊问题。

■ **功能性行为和习惯**
- 从主动运动检查和被动运动检查的差异可以看出，有防御性的反应即存在活动度受限的运动功能障碍。CCF 试验的结果表明，动作的控制能力也有所下降，但没有出现头晕、头痛等伴随症状[11]，眼睛和颈部的协调性和平衡功能都无特殊问题。从通过矫正坐姿能减轻症状方面可认为，习惯性姿势的矫正也是影响症状的因素，特别是使用智能手机时的不良坐姿。

➤ 初诊时的治疗方案

■ 临床决策

- 根据 NDI 值和 CPR 可以分析出，这是一个需要采取措施预防疾病慢性化的病例。虽然疼痛是机械性的，但黄旗征（yellow flag）明显，笔者认为减轻黄旗征（yellow flag）可使治疗事半功倍，首先制定了如下方案。

- 解释疼痛不是结构性损伤的扩散
- 说明促进新陈代谢、适当负荷量的刺激是非常必要的，而不是安静休息或过度保护
- 患者的主诉和功能障碍是一致的，患者既不是在诈病，也不是莫名其妙的疾病
- 改善睡眠
- 纠正习惯性不良姿势 [12]
- 进行保护性的肌肉可动区域锻炼（激活颈部深层肌肉）[13]

临床要点

生物 - 心理 - 社会治疗

　　为了实践合适的生物–心理–社会治疗，笔者认为只进行物理治疗，或者只进行心理–社会的治疗任何一种单一的治疗模式都是不理想的。这两种治疗方法需要配合使用，如果疼痛受伤害感受性的影响较大，那么以物理治疗为主，如果疼痛受到非伤害性疼痛的影响比较大，那么应以心理–社会性治疗为主。

具体初诊时的程序如下。

- 解释说明疼痛的性质。
- 热敷，可以好好泡温泉或泡澡，观察能不能改善睡眠。
- 不要躺在床上，不要使用颈托，过正常的生活，参加社团活动，不要做对颈部有很大应力的长踢、滑球、铲球、头球等动作，可做简单的系列动作，观察症状是否有恶化。运动中即使出现暂时的颈部疼痛，如果 5~10 分钟后症状消失，第二天早晨症状没有恶化的话，说明负荷是合适的。按照这个标准慢慢地提高运动难度。
- 在学校坐在座位上时，要考虑在后背放一个腰垫，以减轻骨盆后倾，从而集中精力学习。
- 上下学时尽量不要低头使用智能手机 [14, 15]，特别是乘坐电车 1 小时内观察症状是否有变化。

- 保持骨盆中立位，肩胛骨轻度内收，使背部伸展。这个动作作为家庭锻炼应每天进行。每次练习时保持此姿势不少于 10 秒，每小时至少做 2 次。
- 在不使用表层肌肉的情况下，缓慢控制上位颈椎的屈曲运动（图 2）。一组 10 次，每次维持 10 秒，每天进行 2 组。
- 在调整颈部姿势的坐姿下，以一至两三个小时为间隔，在疼痛不会恶化的程度下，保护性地进行主动旋转（左右 10 次 / 组）。在调整姿势时，应首先调整强度（活动移动范围），而不是位置和频率。

➤ 一周后的回访

- 主观信息（Subjective）：在温泉里悠闲地泡澡，心情会更舒畅，更容易入睡。目前可以熟睡 6 个小时左右。不再使用颈托，按照以前的节奏生活。参加社团活动，简单的动作不会加重颈部疼痛，反而有时候会忘记了疼痛。打工也复工了，周围的人也很友好，也没有感到人际关系恶化的征兆。学习时在腰后垫上一条浴巾，改善姿势，症状已大幅减轻。因此，注意力受影响的情况也减少了。上下学的时候，尽量把智能手机的屏幕放在与脸相同的高度，靠着椅背把臀部全部坐在椅子上，这样在电车上的颈部症状也得到了大幅度的改善。姿势纠正练习的执行率虽然不是 100%，但每次想起时都会进行。大约一天做 10 次。也会有 1 ～ 2 天因忙而未能进行上位颈椎的屈曲运动，但在能进行的日子傍晚和睡前都会做 2 次。颈部的旋转运动大致每天做 4 ～ 5 次。与 1 周前相比，感觉到疼痛加重之前的活动范围扩大了。觉得坚持这样的锻炼会恢复得更好。
- 客观信息（Objective）：在候诊室等候时的坐姿大幅度改善，面部也时不时露出笑容。
- NDI：20%

图 2　肌肉控制能力改善练习

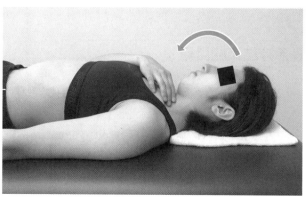

以与 CCF 试验相同的姿势，进行缓慢而轻柔的点头运动，同时移动视线，使视线从面朝天花板开始到屈曲的膝盖上方。运动时触诊胸锁乳突肌和斜角肌，在点头前确认它们是放松的。进行点头运动，直到感觉这些肌肉开始收缩为止，并在该状态下维持 10 秒。

- 最近 2 ～ 3 天的疼痛强度（0 ～ 10，0= 无疼痛）：2
- PSFS：被打招呼时转身的动作（5），90 分钟不感觉疼痛并专心学习（6），可以无痛感地在乘坐电车 1 小时（坐位）（6），照常参加社团活动的练习、比赛（3）。
- 评定（Assessment）：上肢前屈和外展约 90° 时，诱发从颈部到肩部的疼痛症状。虽然颈椎活动范围比初期评定时有所改善，但仍是头部前伸，头部后缩轻度受限，其他运动中度受限，被动运动的终末感（end feel）为空（empty）。
- 抗阻运动检查：与初期评定时的结果相同。
- CCF 试验：无神经致敏，①能维持压力在 26 mmHg 以下，②耐力测试中能维持 1 次压力在 26 mmHg。
- 计划和治疗（Plan）：根据初期评定的假设，治疗方案被认为是有效的，并显示出有良好的改善。可以推测患者的自我效能也在提高。患者比较认真，受医务人员言行的影响较大。因此，我们认为，对锻炼执行率的严格评定和进一步锻炼所带来的精神压力可能会阻碍恢复（参考小贴士）。因此，我们称赞患者说："这次锻炼的执行率比我们预想的更高，这是努力的证明"，强调"恢复良好"，让患者下决心继续进行治疗。

 小贴士

疼痛管理还需考虑免疫状态

最近的研究表明，免疫系统会影响疼痛和精神状态[16]。因此，保证睡眠时间，适度运动，规律生活，不仅在精神上可以起到提高痛阈的作用，而且在物理作用方面也可以抑制局部炎症，抑制组织致敏反应。

练习的进度

随着症状的减轻和活动范围的扩大，需要逐渐增加颈部深层屈肌的运动负荷量。家庭锻炼的例子[17] 如图 3 ～ 5 所示。

物理治疗结束的目标

澳大利亚关于挥鞭综合征的诊疗指南[18] 中规定，最低限度的回访是在初诊后 1 周、3 周、6 周和 3 个月后进行的。根据疼痛量表和 NDI 10% 以上的改善，则判断为"有改善"。一般认为，如果进行适当的管理，在初诊后 6 周时，45% 以上的人可以恢复（疼痛量表 <3/10 和 NDI<8%），初诊后 3 个月时，半数的人在没有功能障碍和对运动焦虑的情况下，物理治疗结束。

图 3　颈部伸肌群的训练

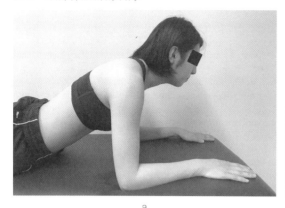

a

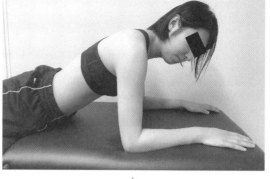

b

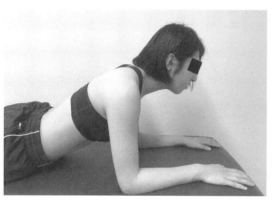

c

为了不产生翼状肩，在调整肩胛胸廓关节的对线之后进行。

a：保持这个姿势，集中注意力在下巴上，然后像 "yes" 一样点头。

b：在保持这个姿势的同时，像 "No" 一样一样慢慢地将颈椎左右旋转 30° 左右。

c：从颈椎的屈曲位开始进行后缩（retraction）。此时，视线要保持在两臂的中间。

a～c 的练习开始时训练 1 组，每组重复 5 次。逐渐增加到三组，最终进行三组，每组重复 10 次。

图 4　颈椎旋转肌训练

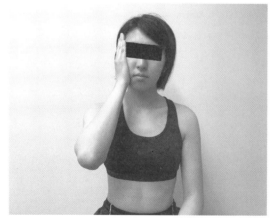

从颈椎的中间位置进行等长的旋转运动。用大约 10% 的最大用力程度进行 5 秒。左右交替各进行 5 次。

图 5　头部抬高训练

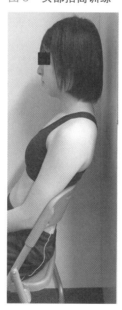

当疼痛消退后，在运动中不引起疼痛的负荷下逐渐开始这样的锻炼。

靠在椅子上，从头接触墙壁的地方轻轻地点头，使头离开墙壁，保持姿势 5 秒。最初从做 3 组，每组重复 2～3 次开始，直到做 3 组，每组重复 5 次为止。靠得越多，运动强度就越大。

参考文献

[1] Sterling M : Physiotherapy management of whiplash-associated disorders(WAD). J Physiother, 60(1) : 5-12, 2014.

[2] Meeus M, et al : The efficacy of patient education in whiplash associated disorders : a systematic review. Pain Physician, 15(5) : 351-361, 2012.

[3] Foster NE, et al : Stratified models of care. Best Pract Res Clin Rheumatol, 27(5) : 649-661, 2013.

[4] Côté P, et al : Early aggressive care and delayed recovery from whiplash : Isolated finding or reproducible result? Arthritis Rheum, 57(5) : 861-868, 2007.

[5] Teasell RW, et al : A research synthesis of therapeutic interventions for whiplash-associated disorder (WAD) : part 2 - interventions for acute WAD. Pain Res Manag, 15(5) : 295-304, 2010.

[6] Ritchie C, et al : External validation of a clinical prediction rule to predict full recovery and ongoing moderate/severe disability following acute whiplash injury. J Orthop Sports Phys Ther, 45(4) : 242-250, 2015.

[7] Ritchie C, et al : Derivation of a clinical prediction rule to identify both chronic moderate/severe disability and full recovery following whiplash injury. Pain, 154(10) : 2198-2206, 2013.

[8] Mitchell T, et al : Musculoskeletal Clinical Translation Framework : From Knowing to Doing. 2017 : http://hdl.handle.net/20.500.11937/58046.

[9] Takasaki H, et al : Cross-cultural adaptation of the 12-item Örebro musculoskeletal screening questionnaire to Japanese (ÖMSQ-12-J), reliability and clinicians' impressions for practicality. J Phys Ther Sci, 29(8) : 1409-1415, 2017.

[10] Kaltenborn FM, et al : Manual Mobilization of the Joints : Joint Examination and Basic Treatment. Volume II. The Spine, 6th ed, Oslo, Norway, Norli, 2012.

[11] Treleaven J, et al : Characteristics of visual disturbances reported by subjects with neck pain. Man Ther, 19(3) : 203-207, 2014.

[12] Horton SJ, et al : Changes in head and neck posture using an office chair with and without lumbar roll support. Spine(Phila Pa 1976), 35(12) : E542-E548, 2010.

[13] Falla D, et al : Recruitment of the deep cervical flexor muscles during a postural-correction exercise performed in sitting. Manual Therapy, 12(2) : 139-143, 2007.

[14] Choi JH, et al : An analysis of the activity and muscle fatigue of the muscles around the neck under the three most frequent postures while using a smartphone. Journal of physical therapy science, 28(5) : 1660-1664, 2016.

[15] Kim SY, et al : Effect of duration of smartphone use on muscle fatigue and pain caused by forward head posture in adults. J Phys Ther Sci, 28(6) : 1669-1672, 2016.

[16] Verma V, et al : Nociception and role of immune system in pain. Acta Neurol Belg, 115(3) : 213-220, 2015.

[17] Jull G, Sterling M : Whiplash injury recovery : a self help guide, 2nd ed, Brisbane, QLD, The University of Queensland, 2011.

[18] TRACsa : Clinical guidelines for best practice management of acute and chronic whiplash associated disorders : Clinical resource guide. Adelaide : Trauma and Injury Recovery, South Australia, 2008.

第2章　颈椎间盘突出症

摘要

■ 本病例主诉为左上肢麻木，通过C5/6椎间孔扩大操作和C5神经滑动操作的疼痛消除试验，症状暂时得到改善，因此，我们假设C5/6椎间孔狭窄，导致C5神经嵌顿、滑动性障碍是病因。另外，我们假设胸椎伸展活动度降低导致颈椎伸展位的对线不良是使椎间孔狭窄、C5神经嵌顿机械应力增大的恶化因素，因此对其进行了物理治疗。

■ 为了改善胸椎伸展活动度，展开了物理治疗，结果在物理治疗干预3个半月后，麻木从NRS10→0，得到了改善。颈椎椎间孔扩大，C5神经嵌顿性机械应力减少，C5神经滑动性提高，症状有所改善。

■ 进行病理分类（疼痛部位的结构学推断），评定和治疗患部、邻接关节的功能障碍是物理治疗的重点。

病例信息

NRS:
numerical rating
scale，数字评定量表

BMI:
body mass index，
体重指数

▶ 基本信息

年龄：76岁

性别：男性

身高：164cm

体重：59公斤

BMI：21.9（正常值：18.5～25.0）

主诉：左上肢常有麻木，双颈部疼痛。

诉求：希望能治好麻木和疼痛，重新开始运动。

参与的运动：高尔夫、慢跑、网球等

▶ 医学信息

诊断：颈椎病性神经根病，退行性颈椎病

▶ 影像信息

在X线影像中，存在C5/6椎体向左旋转（图1a），颈椎变形，骨硬化，骨赘形成（图1b），C5/6椎体活动过度（图1c，d）。

在MRI中，矢状位的影像显示，在C5/6水平可见轻度椎间盘突出。C5/6水平解剖影像显示左椎间孔狭窄，原因是椎间盘肿胀和黄韧带增厚（图2b）。

▶ 现病史

2015年8月出现颈部疼痛。同年10月中旬开始出现左上肢麻木和背部疼痛，左肩上举和左臂摆动困难。麻木、疼痛日益剧烈，日常散步也变得困难。后来接受民间治疗，症状没有改善，同年 12 月中旬到骨科就诊，开始了物理治疗。

图1　X线影像

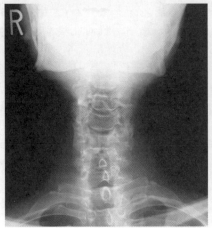
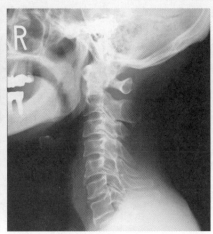

a 正位影像　　　　　　　　　　　　　b 侧位影像

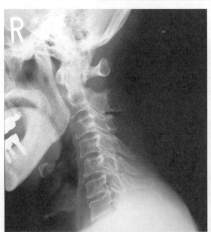
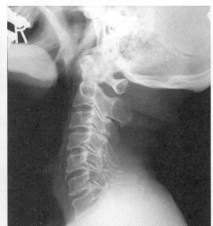

c 侧位影像（屈曲）　　　　　　　　　d 侧位影像（伸展）

图2　MRI（T2增强影像）

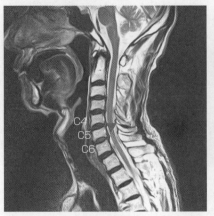
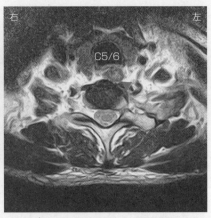

a 矢状面影像　　　　　　　　　　　b C5/6 椎体间的水平面影像

物理治疗评定

▶ 疼痛评定（图 3）

- 静息痛：左上肢麻木（＋）
- 保持同一姿势时痛：左上肢麻木（＋）
- 运动时疼痛：颈部做伸展动作时左上肢麻木增强，做侧屈动作、回旋动作时双颈部疼痛（＋）

▶ 对线和活动度评定

颈部可动性用 Performance Attainment Associates 公司生产的 CROM 进行了测量。颈部活动度评定结果如表 1 所示。颈部伸展时再次出现左上肢麻木。

▶ 姿势评定

端坐位（图 4），头部前伸位、胸椎后凸较强，不能通过主动运动纠正头部伸向后方的姿势。

▶ 徒手肌力检查（MMT）

上肢左右肌力没有发现差异。

MMT: manual muscle testing，徒手肌力检查

图 3　疼痛评定

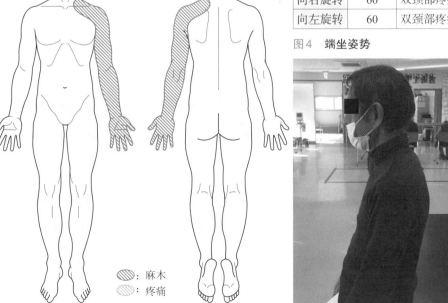

▨：麻木
▧：疼痛

表 1　颈部活动范围评定结果

运动方向	角度 ⎮°	备注
屈曲	50	
伸展	50	左上肢麻木(＋)
右侧屈	30	双颈部疼痛(＋)
左侧屈	30	双颈部疼痛(＋)
向右旋转	60	双颈部疼痛(＋)
向左旋转	60	双颈部疼痛(＋)

图 4　端坐姿势

第4篇　疾病管理（案例研究）

203

➤ 感觉检查

没有发现左右两侧的浅感觉有差异。

➤ 诱发试验（provocation test）（右 / 左）

- 桡神经：–/+，正中神经：–/–，尺神经：–/+

➤ 骨科试验

- Jackson 压迫试验：+
- Spurling 试验（右 / 左）：–/+

➤ 疼痛消除试验

● 椎间孔扩大操作[1]（图 5）

通过 C5/6 椎间孔扩大操作，安静时左上肢的麻木得到改善。但是，颈椎伸展动作会导致麻木复发。

● 神经滑动操作[1]（图 6）

通过 C5 神经滑动操作，安静时左上肢的麻木得到改善。但是，颈椎伸展动作会导致麻木复发。

● 筋膜方法（approach）[2]

- 浅筋膜方法：麻木，颈部疼痛无明显变化。
- 深筋膜方法：麻木无明显变化。颈部疼痛改善。

➤ 胸椎活动度评定

在 PA 关节松动（图 7）中发现 T1、T2 的活动度降低。

图 5　疼痛消除试验（椎间孔扩大操作）

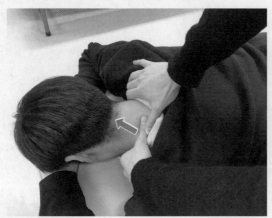
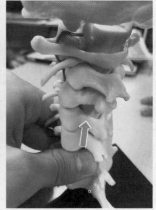

使患者处于俯卧位，颈部向与想要扩大的椎间孔相反的方向稍稍侧屈。治疗师将拇指放在患者椎弓上，向对侧的眼睛方向（45°上方）扩大椎间孔[1]。

图 6 疼痛消除试验（神经滑动操作）

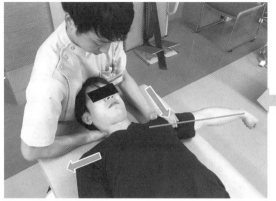 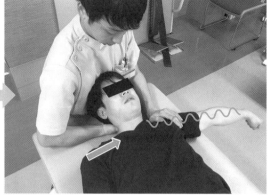

a 神经牵伸　　　　　　　　　　　　　　b 神经松弛

使患者处于仰卧位，上肢外展至不出现麻木的程度，使其保持适当牵伸神经的体位。治疗师将患者的颈椎棘突放在拇指和食指之间的虎口内，向与外展上肢相反的方向牵拉，另一侧的手放在外展上肢的肩胛带上，下压牵伸神经（a）。解除牵引时，放松神经（b）。重复这个过程若干次[1]。

图 7 PA 关节松动

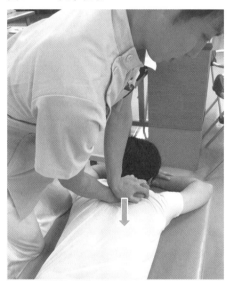

患者取俯卧位，治疗师从上方向床的方向垂直压迫棘突，一边感受抵抗感，一边评定胸椎的硬度。

> 小贴士　神经根症状和神经滑动性障碍的鉴别

　　通过进行疼痛消除试验（椎间孔扩大操作），常常能减轻神经根的压迫，改善麻木。这里需要注意鉴别的是神经根的症状还是神经滑动性障碍。如果发现与病变部位相同的脊髓水平的肌力下降、感觉减退、反射异常[3]，则很可能是神经根症状，如果没有发现这些症状，则很可能是神经滑行性障碍。

> 整理和分析

　　本病例的主诉是经常出现左上肢持续麻木。MRI 所见，在 C5/6 椎间的水平面影像图中观察到由于椎间盘的膨出和黄韧带的肥厚而引起的左椎间孔狭窄。Jackson 挤压试验和 Spurling 试验的结果呈阳性。另外，颈椎伸展动作使椎间孔变窄，左上肢的麻木感加重。通过 C5/6 椎间孔扩大操作和 C5 神经滑行操作的疼痛消除试验，休息时左上肢的麻木暂时得到改善。但是，神经根嵌顿的症状中没有发现有特征性的肌力下降和知觉下降[3]，因此，本病例的病理是，不存在神经根症状，而是椎间孔狭窄，神经根的通路变窄，引起 C5 神经的滑动性障碍，从而出现左上肢麻木。

通过疼痛消除试验（C5/6 椎间孔扩大操作，C5 神经滑动操作），症状暂时得到改善，但通过颈椎伸展动作，麻木感马上复发。在 X 线检查结果中发现，颈部屈曲、伸展时有 C5/6 椎体水平的过度活动度，胸椎活动度评定明确了上位胸椎的活动度不足。另外，姿势为头部前伸位，胸椎后凸较强。因此，我们可以假设胸椎伸展活动度降低引起了颈椎伸展位的对线异常，这是 C5/6 椎间孔狭窄、C5 神经嵌顿机械应力增大的恶化因素。

考虑到需改善以上这些问题，我们的方法是：①针对 C5/6 椎间孔狭窄进行椎间孔扩大牵伸；②针对 C5 神经滑动性障碍进行桡神经松动运动（滑动技术）；③针对胸椎活动性降低进行徒手 PA 松动和胸椎多裂肌滑动性提高方法，cat-dog 运动；④针对头部前伸位，胸椎后凸位的姿势进行姿势指导。

物理治疗方法和效果

➤ 物理治疗方法

● 颈椎椎间孔扩大牵伸（图 8）

以扩大左椎间孔为目的，进行了颈部屈曲＋右侧屈牵伸。

图 8　椎间孔扩大牵伸

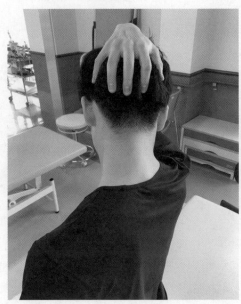

● **桡神经松动运动**（图 9）

为了提高周围神经的活动性，进行了桡神经松动运动（滑动技术）。

● **改善胸椎伸展活动度**

以改善胸椎伸展活动度为目的，徒手进行了 PA 松动（图 7）和改善胸椎多裂肌活动性的方法（图 10），以及作为主动运动进行了 cat-dog 运动（图 11）。

● **姿势指导**（图 12）

在保持头部前伸位、胸椎后凸位的姿势时，由于受到颈椎椎间孔狭窄的机械应力，因此要指导患者注意保持胸椎伸展位的姿势。

图 9　桡神经松动运动（滑动技术）

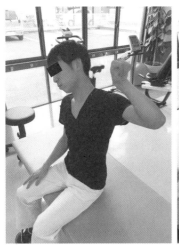
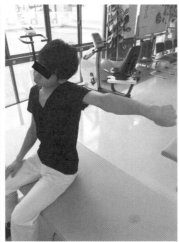

图 10　改善胸椎多裂肌活动性的方法

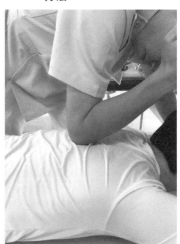

图 11　cat-dog 运动

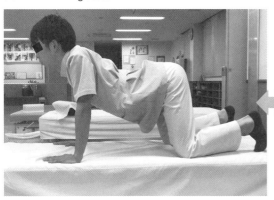
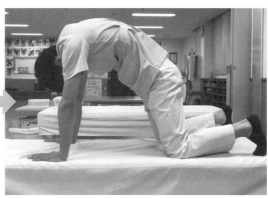

图 12　姿势指导

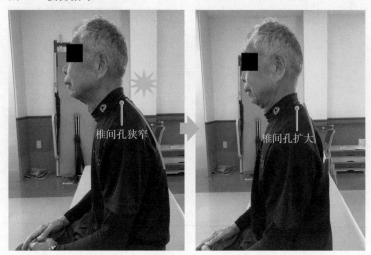

椎间孔狭窄　　　　　　　椎间孔扩大

➤ 物理治疗效果（物理治疗开始后约 3 个半月）

● 麻木

通过 NRS 的评定，静息时的麻木改善为 10 → 0。

● 姿势

胸椎伸展活动度提高，纠正了头部前伸位和胸椎后凸姿势。

● 颈部活动度（CROM）

颈部活动度评定的变化如表 2 所示。颈部伸展时左上肢麻木，向左侧屈、向右旋转、向左旋转时的两颈部疼痛得到改善。向右侧屈时的右颈部有残留疼痛。

● 生活状况

左上肢麻木症状有所改善，恢复了日常的慢跑和爱好的高尔夫。

表2　颈部活动度评定的变化

运动方向	角度 [°] 初期评定 – 再评定	备注 初期评定 – 再评定
屈曲	50 → 60	
伸展	50 → 40	左上肢麻木（+）→改善
右侧屈	30 → 30	双颈部疼痛（+）→右颈部疼痛（+）
左侧屈	30 → 30	双颈部疼痛（+）→改善
向右旋转	60 → 65	双颈部疼痛（+）→改善
向左旋转	60 → 65	双颈部疼痛（+）→改善

结语

椎间盘的膨隆、关节突关节退行性变化和黄韧带肥厚导致的椎间孔狭窄，常常会引起神经嵌顿、滑动性障碍。在肌肉功能检查和感觉检查中，进行神经根症状的鉴别在病理判断中非常重要。另外，像本病例这样，如果只对疼痛部位进行物理治疗，症状无法得到改善时，对相邻关节的评定就变得很重要。在本病例中，对相邻关节（胸椎）的功能障碍进行了明确的评定，通过进行物理治疗减轻机械应力，发现症状得到了改善。

临床要点

与椎间孔狭窄有关的因素

在胸椎伸展活动性下降的状态下平视前方时，上位、中位颈椎必然处于伸展状态，结果导致椎间孔狭窄，使神经根的通路变窄。由于颈椎和胸椎的关系密切，对于颈椎病患者来说，必须对相邻关节的胸椎进行评定。

参考文献

[1] 成田崇矢：頸部痛に対するシステマティックな評価とアプローチ～病態理解から展開する, シンプルな理学療法の実践～, ジャパンライム, 2017.
[2] 金岡恒治, 成田崇矢：腰痛のプライマリ・ケア, p20-22, 文光堂, 2018.
[3] 成田崇矢：腰痛の病態別運動療法体幹機能向上プログラム（金岡恒治 編）, p32-34, 文光堂, 2016.

第3章 肌筋膜性颈椎病

摘要

■ 本病例主诉颈部前屈时，从颈部到腰部有肌肉紧张感增加而导致的疼痛。

■ 静息时没有发现疼痛和神经症状，推测颈部前屈时从颈部到腰部疼痛加剧是肌筋膜性疼痛引起的。

■ 通过纠正从头部、颈部到胸椎、腰椎的力学对线和纠正肌肉紧张的不平衡，前屈时的疼痛消失了。

病例信息

➤ 基本信息

年龄：62 岁

性别：女性

身高：159cm

体重：57kg

BMI：22.5

主诉：颈部胀痛。颈部和腰部前屈时出现疼痛

职业：家庭主妇

➤ 医学的信息

诊断名称：颈椎病、肌肉筋膜性颈椎病、肌肉筋膜性腰痛症

既往史：无特殊病史

➤ 影像信息

MRI：C5/6 轻度狭窄（图 1）

图1 MRI

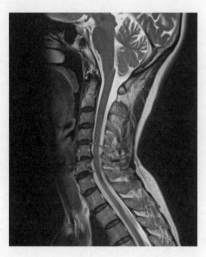

C5/6 轻度狭窄（◌）

➤ 现病史

　　3 个月前无诱因出现腰痛，曾在一家医院就诊，症状无缓解，2 个月前出现了颈部疼痛。在前一家医院，物理治疗师用手指对枕下肌群用力地按压后，肩胛骨周围疼痛加剧。因此对徒手治疗抱有不信任感，到本院就诊。

物理治疗评定

➤ 问诊

- 经前一家物理治疗师手指用力按压后，患者恶心和头痛持续了 1 个月左右。之后这种症状终于稳定下来了，但是如果颈部前屈的话，从颈部到腰部就会出现类似绷紧感的疼痛。

➤ 视诊、触诊

- 因前期徒手治疗而使症状恶化，引起了患者的强烈不信任感，精神上和身体上都处于紧张状态。身体缺乏节段性的运动。
- 枕下肌群、斜方肌上部纤维、肩胛提肌、斜角肌、胸锁乳突肌存在压痛。

➤ 对线评定（图 2）

- 头前伸姿势（FHP）
- 上位颈椎的伸展姿势
- 下位颈椎屈曲位
- 后凸 – 前凸姿势

FHP:
Forward head posture，头前伸姿势

图 2　**对线评定**

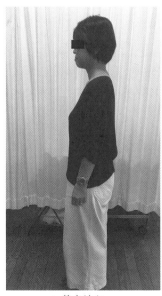 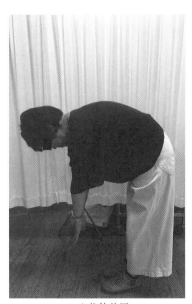

ａ 静息站立　　　　　　　　ｂ 立位体前屈

存在头前伸姿势（FHP），上位颈椎处于伸展位，下位颈椎处于屈曲位，以及存在后凸 – 前凸姿势。

➤ 活动度评定

● 颈椎

- 上位颈椎的屈曲受限（下颌不能接触颈椎前面）（图 3）
- 上位颈椎的旋转受限（下位颈椎存在代偿性侧屈旋转）（图 4）
- 枕下～颈部后面皮下组织（浅筋膜）的活动性降低
- 下位颈椎的伸展受限（斜角肌、胸锁乳突肌过度紧张）

● 脊柱和腰部

FFD:
finger floor distance，手指与地板之间的距离

- 立位体前屈，FFD：-20cm（图 5）
- 胸椎的伸展受限，胸廓的扩张受限
- 肩胛骨的活动性降低

➤ 特殊试验

- Jackson 试验（－），Sparling 试验（－）

图 3 上位颈椎屈曲受限

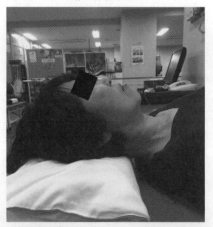

下颌不能接触颈椎前面

图 4 上位颈椎旋转受限

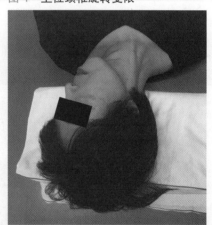

下位颈椎的代偿性侧屈旋转

图 5 立位体前屈（FFD）

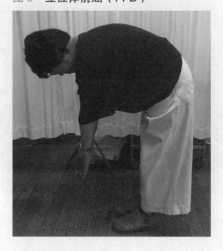

▶ 肌肉功能评定（数值以 MMT 的评定为准）

● 头部

- 屈曲（C0 ～ 2 的点头动作）：2
- 伸展：3

● 颈部

- 屈曲（头部的抬起动作）：3
- 伸展：3

● 其他

- 上肢、手指、下肢肌力下降（－）
- 精巧动作障碍（－）
- 步行障碍（－）

▶ 基本动作观察

- 颈部前屈动作：比起上位颈椎，更依赖于下位颈椎的运动（图 6）
- 立位体前屈动作：腰骶椎屈曲活动度下降，胸廓动度下降，髋关节屈曲活动度下降（图 5）

▶ 整理和分析

- 本病例的主诉是从颈部到腰部的刺痛和因紧张感而增加的疼痛。休息时没有疼痛和神经症状，前屈时从颈部到腰部疼痛增加可能是由于肌筋膜性疼痛。由于前一家医院物理治疗师的用力指压，出现了暂时性的恶心和后脑勺疼痛，在本医院就诊时，这些症状虽然得到了缓解，但是对徒手治疗的不信任感强烈。

图 6　颈部前屈动作

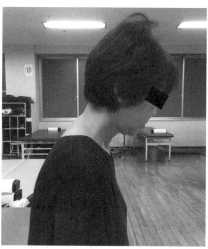

比起上位颈椎，更依赖于下位颈椎的运动。

　　本病例的姿势为头部前伸位（上位颈椎处于伸展位，下位颈椎处于屈曲位），与上位颈椎相比，更依赖下位颈椎的运动，胸椎和胸廓的运动也较少。对此，我们推测，针对造成从头颈部到腰背部对线不良的肌张力不平衡进行矫正，可以缓解症状。也就是说，在扩大上位颈椎活动度的同时，获得与上位颈椎和下位颈椎运动连动的胸椎 – 胸廓的活动度也是很有必要的。

物理治疗方法和效果

➤ 物理治疗方法

● 颈椎徒手治疗

- 上位颈椎运动（C0 ～ 2）：屈曲伸展运动（枕下肌群的收缩、伸展）（图7 a），轴向旋转运动（枕下三角的收缩、伸展）（图7 b）
- 后颈部皮下组织（浅筋膜）和斜方肌上部纤维的拿捏（pull out）（图8）

图7　颈椎的徒手治疗

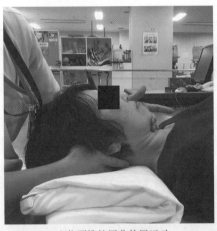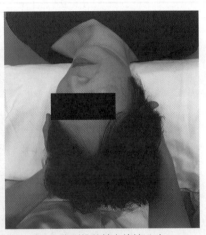

a 上位颈椎的屈曲伸展运动　　　　　　　b 上位颈椎的轴向旋转运动

图8　后颈部的皮下组织和斜方肌上部纤维的拿捏（pull out）

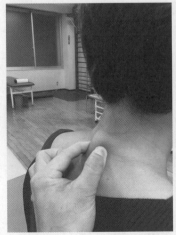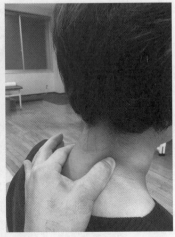

a 皮下组织（浅筋膜）的拿捏（pull out）　b 斜方肌上部纤维的拿捏（pull out）

● **胸椎和腰椎的自主锻炼**

- 胸椎伸展和肩胛骨后倾内收的运动（仰卧位双手举过头顶的动作）+ 胸廓的扩张运动（深呼吸）（图9a）
- 腰椎的屈曲运动（腰背肌牵伸运动）（图9b）
- 髋关节的屈曲运动（臀大肌牵伸运动）

➤ 治疗方案

从头部、颈部到胸椎、腰椎，进行对线和肌张力平衡的纠正。在此病例中，由于患者对徒手治疗的不信任感强烈，所以主要推荐自主运动，并引导患者在自主辅助运动中，不脱离正常关节运动轨迹。

首先扩大上位颈椎（C0～2）的屈曲伸展和旋转的活动度，改善头部的活动度。在上位颈椎（C0～2）的屈曲伸展中，以寰枕关节和寰枢关节为中心进行屈曲伸展，促进枕下肌群的收缩和伸展（图7a）。在旋转中，为了促进附着在寰枢关节（C1～2）上的枕下三角（枕大直肌，上、下头斜肌）的收缩和伸展，反复进行C1横突接近C2棘突的自主辅助运动（图7b）。此时，要注意不要出现下位颈椎侧屈旋转的代偿动作（图4）。

其次，改善矫正胸椎的伸展受限和胸廓的扩张受限。选择简单的自主训练，即在仰卧位下的肩胛骨下角放入浴巾，促进胸椎伸展和胸廓扩张（图9a）。同时进行双上肢上举，诱导肩胛骨后倾和内收。深呼吸促进胸廓扩张。

图9 对胸椎和腰椎的自主锻炼

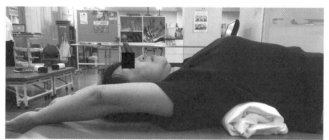

a 胸椎伸展与肩胛骨后倾内收的运动（仰卧位双上肢上举动作）+胸廓的扩张运动（深呼吸）

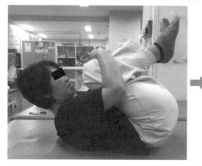 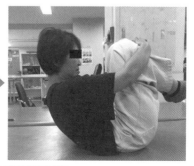

b 腰椎的屈曲动作（腰背肌牵伸）

本病例主诉颈部前屈时不仅颈部有疼痛，而且腰部在被牵伸时也有疼痛，考虑是腰椎和髋关节的屈曲受限所致。作为自主训练，指导患者做抱住单膝的髋关节屈曲运动（牵伸臀大肌的运动）和抱住双膝的腰椎屈曲运动（图9b）。

➤ 治疗效果

以每月2次的频率，进行3个月（共计6次）的干预，颈部痛和腰部痛消失后治疗结束。

● 症状

颈部和腰部前屈时疼痛消失。

● 对线（图10）

随着上位颈椎伸展位和下位颈椎屈曲位的改善，头前伸程度减轻。后凸 – 前凸姿势减轻。

● 活动度

■ 颈椎
- 上位颈椎的屈曲活动度扩大（下颌可以接触颈椎的前面）。
- 上位颈椎的旋转活动度扩大（可以在没有下位颈椎代偿动作的情况运动）。
- 可拿捏住（pull out）枕下至颈部背面的皮下组织（浅筋膜）。
- 下位颈椎的伸展活动度扩大（推枕部使胸廓抬起）。

图 10　随着上位颈椎伸展位和下位颈椎屈曲位的改善，头前伸姿势减轻

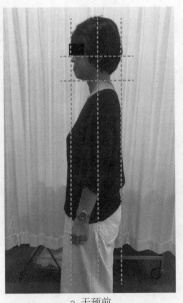 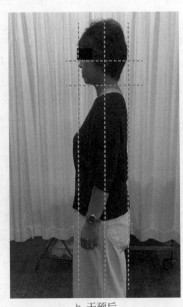

a 干预前　　　　　　　　　　b 干预后

- **脊柱和腰部**
  - 立位体前屈手掌可触及地面（图 11）。
  - 肩胛骨活动度扩大（上肢上举角度扩大）。
  - 胸椎更容易伸展，胸廓更容易扩张。

● **肌肉功能（数值以 MMT 评定为准）**

- **头部**
  - 屈曲（C0 ~ 2 的点头动作）：4
  - 伸展：4

- **颈部**
  - 屈曲（抬起头部的动作）：4
  - 伸展：4

● **基本动作**

- 颈部前屈动作：上位颈椎和下位颈椎可以进行协调的前屈运动（图 12）。
- 立位体前屈动作：随着腰骶椎和髋关节屈曲增大，可以进行前屈运动（图 11）。

结语

本病例是颈部前屈时颈部到腰部疼痛增加的肌肉筋膜性疼痛。从头部、颈部到胸椎、腰椎进行了身体对线调整和肌肉紧张不平衡的纠正后，前屈时的疼痛消失了。

图 11　**立位体前屈（干预后）**　　　图 12　**颈部前屈动作（干预后）**

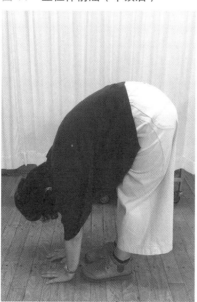

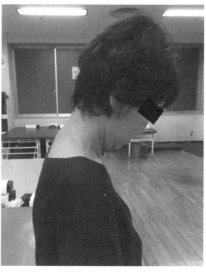

上位颈椎和下位颈椎可以进行协调的前屈运动。

第4章 椎间盘源性腰痛

摘要

■ 这是一例在足球比赛中突发诱因不明的腰痛患者。

■ 评定结果着重于评定对椎间盘施加机械应力的主要原因，患者的足球防守姿势为：髋关节屈曲较少，骨盆后倾位，腰椎处于过度的后凸位。

■ 实施了运动疗法，在伴有髋关节屈曲的骨盆前倾位学习防守姿势。

■ 通过学习促进髋关节屈曲和骨盆前倾位的防守姿势训练，比赛时的腰痛慢慢减轻并消失。

■ 为了改善和维持被认为是椎间盘源性腰痛原因的防守姿势，应注意导致不良姿势的功能障碍，并进行自我锻炼。

病例信息

➤ 基本信息

年龄：15 岁

性别：男性

身高：165cm

体重：42 公斤

体育活动：隶属于足球俱乐部（每周进行五六次训练，周末有时会有比赛）

主诉：踢球时出现腰痛

➤ 医学信息

诊断名称：腰椎椎间盘源性腰痛

➤ 影像信息（图 1）

无特异性表现。

图1　X 线影像

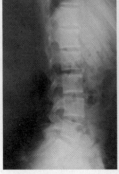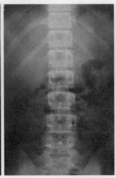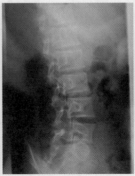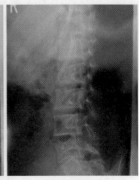

a 侧位影像　　　　b 正位影像　　　　c 右斜位影像　　　　d 左斜位影像

● 现病史

2018 年 7 月上旬，患者参加了一场足球比赛。比赛进入后半段时，突然出现腰痛，并逐渐加重。数日后到本院就诊，被诊断为腰椎椎间盘症。受伤一周后，开始了物理治疗。

物理治疗评定

➤ 问诊

身体前屈时出现腰痛。虽然不知道诱发的动作，但踢足球的时候就会出现腰痛。如果采取卧位，腰痛会减轻。

➤ 躯干主动运动

躯干前屈、左屈、向左旋转，腰部中央出现局部疼痛（图 2）。
※ 特别是前屈运动时腰部疼痛明显。

➤ 疼痛消除试验 [1, 2]

SNAGs:
sustained natural apophyseal glides,
动态关节突关节松动术，维持自然体位下小关节滑动技术

● 椎体间松动操作（改良 SNAGs：椎间盘 SNAGs）（图 3）

①治疗师的左手固定患者的躯干，右手抓住 L5 棘突（图 3A）。
②治疗师利用下肢力量抬高 L5 棘突和躯干，减轻 L5/S1 间椎间盘的压迫应力（图 3b）。
③在上述状态下，患者进行躯干屈曲主动运动，结果发现腰部疼痛减轻（NRS 为 10 → 2）（图 3c）。

图 2　躯干主动运动时的疼痛部位

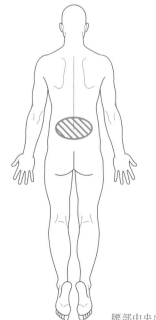

腰部中央出现局部疼痛

图 3　L5–S1 的椎间松动操作（改良 SNAGs：椎间盘 SNAGs）

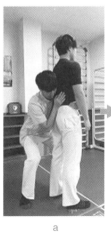 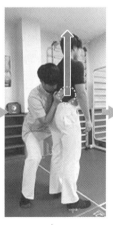 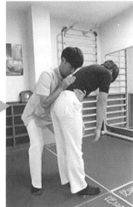

a　　　　　　　b　　　　　　　c

将 L5 棘突抬高至关节面以上，减轻 L5/S1 椎间盘的压迫。

➤ 灵活性和活动度评定

FFD：
finger floor distan-
ce，手指与地板之间
的距离

SLR：
straight leg raising，
直腿抬高试验

● **手指与地板之间的距离（FFD）：22cm**

腰椎后凸运动明显，骨盆前倾（髋关节屈曲动作）不明显（图4）。

● **SLR**

■ **被动运动（右/左）**

• 50°/50°

*随着接近最大活动度时，双侧大腿后面均感到被牵拉而产生活动受限，患者也诉说有拉伸受限感。

■ **主动运动（右/左）**

60°/40°

*双下肢在运动初期均可见骨盆后倾的代偿动作，未见与骨盆运动分离的髋关节屈曲运动。

➤ 基本姿势和动作观察

● **防守姿势**（图5）

在髋关节屈曲较少的骨盆后倾位，保持腰椎过度后凸的下蹲姿势下，采取防守姿势。此时，疼痛出现在之前所述部位（图2）。患者主动运动可采用上述姿势。但如果是被动运动则应诱导骨盆前倾，在骨盆前倾位、腰椎前凸位采取防守姿势。

● **手–膝（hand–knee）**（图6）

手–膝（hand–knee）姿势为腰椎后凸位，可以被动地进行腰椎前凸。

图4　患者的躯干屈曲运动　　图5　患者的防守姿势

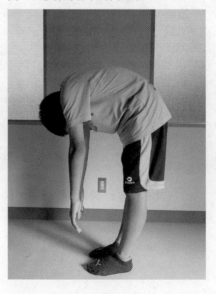 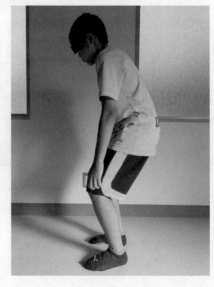

图6 患者的手 – 膝姿势（hand-knee）

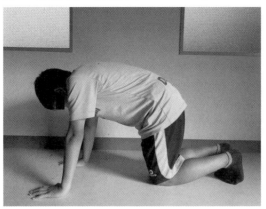

VAS:
visual analogue sca-le，视觉模拟量表

> **疼痛评定（VAS）**

- 6.2cm（图 5 中防守姿势）

　※ 疼痛出现在之前所述部位（图 2）。

整理和分析

　　躯干屈曲运动使椎体对椎间盘的压缩应力增大，从而对椎间盘施加机械应力[3]。如果身体前屈时髋关节屈曲运动较少，下腰椎就会产生局部屈曲运动，引起该部位的椎间盘障碍[1]。

　　根据疼痛消除试验（DISC SNAGs），本病例被推测为 L5 ~ S1之间的椎间盘源性腰痛。灵活性评定显示，左右两侧的被动 SLR 均为 50°，在最大活动度区域感觉到弹性受限。男性 SLR 的正常值为65°[4]，因此怀疑腘绳肌的延展性降低。腘绳肌延展性降低引起前屈动作时骨盆前倾不充分，腰椎屈曲角度变大，椎间盘内压上升[1]。并且，由于 ASLR 会产生骨盆后倾的代偿运动，因此无法进行与骨盆运动分离的髋关节屈曲运动。另外，本病例在采取防守姿势时，主诉腰部疼痛，根据基本动作观察结果，其姿势为髋关节屈曲较少的骨盆后倾位，呈现出过度的腰椎后凸位。

　　根据以上情况，我们认为本病例在足球比赛中，在髋关节屈曲较少的骨盆后倾位且腰椎后凸位过度的情况下，继续采取防守姿势的结果是，L5 ~ S1 之间的椎间盘持续受到过度的机械应力，导致椎间盘发炎，椎间盘内压升高，从而导致椎间盘源性腰痛。

　　本病例可以通过被动运动诱导骨盆前倾，在腰椎前凸位采取防守姿势。也就是说，虽然髋关节可动范围不是正常值，但仍有可能达到骨盆前倾位、腰椎前凸位的防守姿势的髋关节活动范围区域，所以推测是错误的防守姿势导致椎间盘内压上升。因此，考虑进行降低椎间盘内压的运动治疗和骨盆前倾位的髋关节屈曲运动，学习腰椎前凸位的防守姿势，有助于腰痛的改善。根据上述情况，规划了物理治疗。

物理治疗方法和效果

➤ 治疗方法

● 手 – 膝姿势（hand–knee）+ 下肢抬高（多裂肌的激活见"第 3 篇第 3 章屈曲型腰痛"，p137）

手 – 膝姿势（hand–knee）+ 抬高下肢可激活多裂肌 [5, 6]，多裂肌的活动使腰椎的节段伸展，从而降低椎间盘内压 [2]。因此，以激活多裂肌为目的，进行了手 – 膝姿势 + 下肢抬高运动。另外，通过保持腰椎轻度前凸位，多裂肌的活动度会提高 [2]，因此，我们有意识地选择减少腰椎后凸的姿势（图 7），而不是像图 6 那样的腰椎后凸位的姿势。

此外，与其他骨骼肌相比，多裂肌中有较多的 I 型纤维，张力持久度较高 [7]，所以被认为适合保持持续的姿势。

● 脊椎节段性伸展运动 [1, 2, 8, 9]（见第 3 篇第 3 章屈曲型腰痛，P137）

为了减少椎间盘内压，我们以关节突关节为支点，进行脊柱伸展运动，使椎体间的空间扩大（图 8）。考虑到通过多裂肌的激活来改善脊椎功能，在强调脊椎节段性运动的同时，指导患者从上位胸椎开始依次进行节段性伸展运动，并逐渐向下位脊椎进行。

图 7　手 – 膝姿势 + 抬高下肢

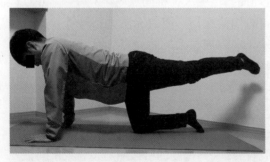

图 8　脊椎的节段性伸展运动

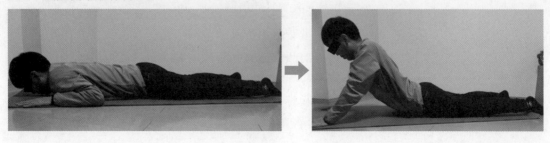

● **改善腘绳肌的延展性** [1, 2, 8, 9]

为了在不提高椎间盘内压的情况下改善腘绳肌的延展性，指导患者在长坐位下保持骨盆前倾，并进行身体前屈动作（图 9）。另外，利用股四头肌的主动收缩运动产生的神经交互抑制，松弛、延展腘绳肌，在椅子坐位下使骨盆前倾，保持腰椎前凸位的同时进行伸展膝关节的锻炼（图 10）。

● **学习髋关节屈曲的防守姿势**

考虑到在防守时也要让患者意识到自己的姿势，从而减轻比赛中椎间盘的机械应力，反复练习了骨盆前倾、腰椎前凸位的防守姿势（图 11）。

图 9　**腘绳肌牵伸（长坐位）**

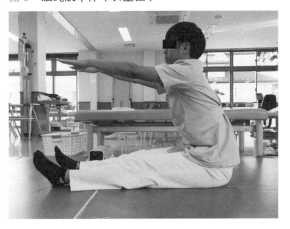

图 10　**腘绳肌牵伸（椅子坐位）**

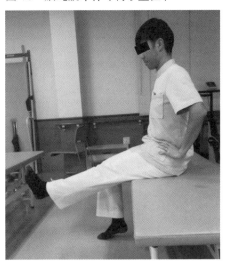

图 11　**防守姿势学习**

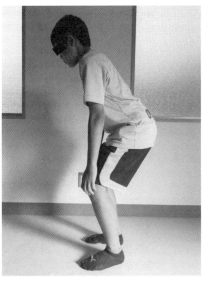

有意识地保持骨盆前倾位、腰椎前凸位。

▶ 物理治疗结果（物理治疗开始6周后）

● FFD

- 22cm → 0cm

  * 腰椎后凸运动减少，骨盆前倾（髋关节屈曲动作）运动改善。

● ASLR

从运动初期开始，没有发现骨盆后倾的代偿运动，与骨盆运动分离的髋关节屈曲运动较前改善。

● 防守姿势（图12）

由骨盆后倾位、腰椎后凸位的防守姿势，改善为骨盆前倾位、腰椎前凸位的姿势。

图12 病例防守姿势的比较（干预前后）

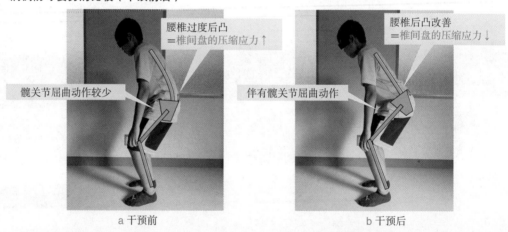

腰椎过度后凸
=椎间盘的压缩应力↑

髋关节屈曲动作较少

a 干预前

腰椎后凸改善
=椎间盘的压缩应力↓

伴有髋关节屈曲动作

b 干预后

图13 本病例的物理治疗干预过程

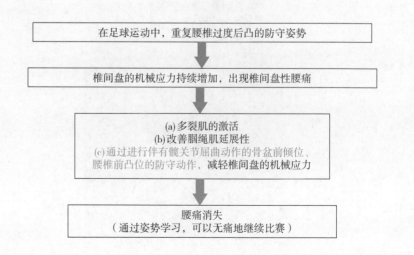

在足球运动中，重复腰椎过度后凸的防守姿势

椎间盘的机械应力持续增加，出现椎间盘性腰痛

(a)多裂肌的激活
(b)改善腘绳肌延展性
(c)通过进行伴有髋关节屈曲动作的骨盆前倾位、
腰椎前凸位的防守动作，减轻椎间盘的机械应力

腰痛消失
（通过姿势学习，可以无痛地继续比赛）

● 疼痛评定（VAS）

- 6.2cm → 0cm

结果的解释以及对椎间盘源性腰痛的分析

　　当椎间盘退变引起纤维环受损并对椎间盘施加机械应力时，就会出现椎间盘源性腰痛[1, 2]。该病例之前采用骨盆后倾、腰椎后凸的防守姿势。在足球运动中，反复进行这个防守姿势，会导致持续对椎间盘施加机械应力，使椎间盘内压上升，出现椎间盘源性腰痛。因此，我们认为有必要降低椎间盘内压并矫正防守姿势，于是开展了物理治疗。

　　如果机械应力不再施加到椎间盘的损伤部位，身体产生胶原蛋白修复纤维环并消除炎症，那么椎间盘内的神经纤维会消失并愈合[2]。因此，除了激活多裂肌、改善髋关节活动度外，还需要调整为骨盆前倾位、腰椎前凸位的防守位置，使椎间盘的机械应力减轻，炎症反应减弱，腰痛逐渐减轻，直至消失。此外，如果原因动作和姿势没有改善，会再次对椎间盘施加机械应力，就会导致疼痛的复发[1, 2, 9]，因此，为了预防复发，我们指导患者在比赛时也要有意识地采用骨盆前倾位、腰椎前凸位的防守姿势。另外，为了预防椎间盘内压上升，以激活多裂肌，提高髋关节的灵活性，指导患者进行自主锻炼。

　　在以往关于椎间盘性腰痛的研究中，影像学发现椎间盘退变和突出，但是患者并无症状的情况不在少数[10]。在年轻运动员的椎间盘源性腰痛病例中，也有未发现椎间盘退变的情况[1]。因此，在椎间盘源性腰痛的情况下，有必要了解其病因，对施加机械应力的动作和姿势或可能导致的功能障碍进行准确评定，并加以改善。

小贴士　腰痛和髋关节活动度的关系

　　很多时候，腰痛与髋关节的活动度和在腰部施加的机械应力有关。当患者主诉躯干屈曲有疼痛时，应评定髋关节屈曲的活动度。主诉躯干伸展有疼痛时，应评定髋关节伸展的活动度。

 临床要点

原因动作评定

　　本病例的椎间盘源性腰痛的诱发因素，与髋关节活动度较少的骨盆后倾位、腰椎后凸过度的防守姿势有关。需要评定髋关节的动作和姿势是否超过了髋关节的活动范围，或者是否需要在活动范围内学习改善动作和姿势。根据该病例的预后结果来判断在治疗过程中是应该改善活动度，还是应该促进动作和姿势的学习，从而实施更恰当的治疗。

参考文献

[1] 成田崇矢：腰痛の病態別運動療法 体幹筋機能向上プログラム, p16-17, 67-69, 文光堂, 2016.

[2] 金岡恒治, 成田崇矢：腰痛のプライマリ・ケア -腰痛者と向き合う時の必携書-, p19-20, 38-42, 86-90, 文光堂, 2018.

[3] Nachemson A：The load on lumbar disks in different positions of the body. ClinOrthop, 45：107-122, 1966.

[4] 忽那龍雄, ほか：成人における下肢挙上伸展角度について -特にSLRテストに対する考察-. リハビリテーション医学, 21(4)：215-219, 1984.

[5] Okubo Y, et al：Electromyographic analysis of transversus abdominis and lumbar multifidus using wire electrodes during lumbar stabilization exercises. J Orthop Sports Phys Ther, 40：743-750, 2010.

[6] 大久保 雄, ほか：腰椎Stabilization Exercise時の四肢挙上による体幹筋活動変化. 日臨スポーツ医会誌, 19：94-101, 2011.

[7] Richardson C, et al：脊椎の分節的安定性のための運動療法 -腰痛治療の科学的基礎と臨床-（齋藤昭彦 監訳）, p9-51, エンタプライズ, 2002.

[8] 金岡恒治, 成田崇矢：金岡・成田式 腰痛さよなら体操 -たった一ヶ月で二度と痛くならない！-, p22-29, 宝島社, 2015.

[9] 金岡恒治, 成田崇矢：腰痛がスーッと消える, p101-117, 学研パブリッシング, 2014.

[10] 高橋 弦, ほか：椎間板性腰痛の基礎. 日本腰痛学会雑誌, 13(1)：10-16, 2007.

第5章　腰椎间盘突出症

摘要

■ 在腰椎间盘突出症的评价中，首先根据病史、影像资料、问诊的结果推测疼痛的原因。

■ 在运动功能评估中，根据推测的病因，明确疼痛的加重因素和减轻因素。具体来说，就是通过反复评价疼痛恶化的姿势和动作→干预→再评价，尝试确定疼痛的原因以及恶化和减轻因素。

■ 与疼痛加重因素相关的功能障碍很少是单一的，往往有多个因素参与。即使在治疗开始后，仍需重复进行评估，以实现更有效和最佳的治疗。

引言

在腰椎间盘突出症的评定中，应考虑病因，例如作为主要症状的疼痛是源自突出的肿块引起的神经根病，还是源自椎间盘，或者源自肌肉、筋膜等，并根据疼痛恶化的姿势和动作推测疼痛恶化或减轻因素。在治疗中，重点是减轻施加在引起疼痛的组织上的机械应力，改善与疼痛恶化因素相关的功能障碍。本章通过实例概述物理治疗中的评定方法和治疗流程。

病例信息

▶ 基本信息

年　龄：30 多岁

性别：男性

BMI：22.3

职业：行政工作（主要办公室工作）

主诉：工作中左下肢疼痛、麻木

BMI:
body mass index,
体重指数

▶ 现病史

5 年前，患者在其他医院被诊断为腰椎间盘突出症，之后通过服用消炎镇痛药、硬膜外阻滞和物理治疗，症状得到了缓解。近 1 个月前持续加班，导致左下肢疼痛和麻木加剧（图 1），于是到本院就诊。我院医生诊断为："腰椎间盘突出症（ L3/4 ）引起的 L4 神经根症状"。治疗包括服用消炎镇痛药，并进行了数周的物理治疗，如果症状没有得到缓解，就考虑手术治疗。患者无特殊病史，有 15 年吸烟史，20 支 / 日。

图 1　疼痛分布图

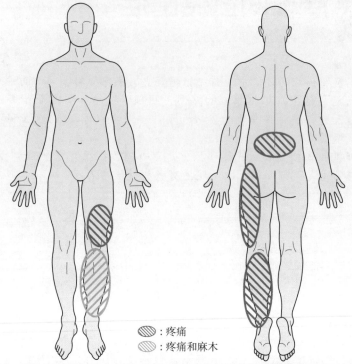

〰〰〰：疼痛
〰〰〰：疼痛和麻木

左大腿前部到小腿前部，腰、臀部到小腿后部出现疼痛，左小腿前部出现麻木。

➤ 影像学检查

X 线影像（图 2）可以确认骨盆倾斜（右下）、腰椎右凸侧弯、颈椎左凸侧弯、下位胸椎到 L4 生理性前凸减少、上位胸椎到中位胸椎后凸增大、颈椎前凸减少。角度测量中，腰椎侧弯 2.8°，颈椎侧弯 2.1°，腰椎前凸角 38.9°，胸椎后凸角 36.7°，颈椎前凸角 –3.1°，与正常值 [1, 2] 相比，腰椎前凸角减少及颈椎后凸明显。PI 值低至 38.8°，是容易发生椎间盘退变的骨盆形态 [3]。未见椎体滑脱及椎间孔明显狭窄。椎间高度在 L1/2、L2/3、L3/4 中有降低。在腰椎的功能影像（前屈位、后伸位）显示不存在椎间不稳定性。

在 MRI（图 3）中，矢状影像显示从 L2 到 S1 水平的椎间盘退变，L3/4、L4/5、L5/S1 有髓核脱出，L2/3 有髓核突出。未发现明显的 Modic 改变。横断影像中，L3/4 向左后方的髓核脱出非常明显。

PI:

pelvic incidence，骨盆入射角

| 小贴士 | **PI** |

人体特有的骨盆形态角，是骶骨相对于骨盆的倾斜度。正常值为 48.7±9.53° [3]。在低于这个值的情况下，容易发生腰椎前凸减少以及椎间盘退变。

图 2　X 线影像（立位）

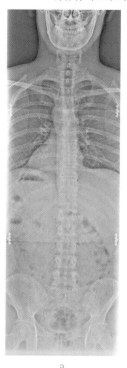
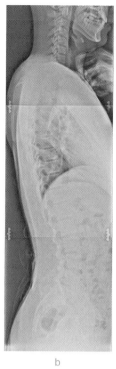

a：重心稍稍向右移位。骨盆倾斜（右下），腰椎轻度右凸，颈椎轻度左凸。腰椎侧弯：2.8°，颈椎侧弯：2.1°

b：下位胸椎～ L4 前凸减少，上位～中位胸椎后凸增大，颈椎前凸减少。PI：38.8°，SS：29.2°，LL：38.9°，TK：36.7°，CL：−3.1°，SVA：11.8 mm

PI（骨盆入射角，pelvic incidence）	股骨头中心与骶骨上缘中点连线和骶骨上缘垂线的夹角
SS（骶骨倾斜角，sacral slope，SS）	骶骨上缘与水平线之间的夹角
LL（腰椎前凸角，lumbar lordsis）	L1 椎体上缘和 S1 椎体上缘形成的角度
TK（胸椎后凸角，thoracic kyphosis）	T1 椎体上缘和 L1 椎体上缘形成的角度
CL（颈椎前凸角，cervical lordsis angle）	C2 椎体下缘和 C7 椎体下缘形成的角度
SVA（矢状面轴向距离，sagittal vertical axis）	通过 C7 椎体中央的垂直线和骶骨后上缘的水平距离

a　　　　　　　　b

图 3　MRI（T2 加权影像）

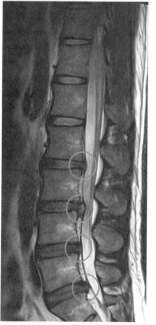
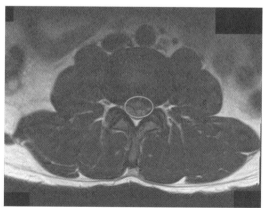

a：L3/4、L4/5、L5/S1 髓核脱出，L2/3 髓核突出。

b：L3/4。可以确认向左后侧方的髓核脱出。多裂肌、胸最长肌、髂肋肌、腰方肌、腰大肌未见明显萎缩及脂肪变性。

a 矢状面影像　　　　　　　　b 水平面影像

物理治疗评定和分析

➤ 问诊

患者给人一种温厚、认真、沉着冷静的印象。目前正在停职休假中，本人希望能尽早回到工作岗位。单位领导也说："等你康复后再回来上班吧。复职后先每天工作半天左右，然后再慢慢地延长，直至工作一天。"服用本医院医生开出的消炎止痛药后，患者症状得到了减轻。但是，主诉坐位维持和前屈（特别是站立）的症状几乎没有变化。关于疼痛、麻木的问诊结果如表1所示。

▶ 运动功能的评定及分析

观察疼痛、麻木恶化的坐姿（图4）以及起立动作（图5）。坐姿除自然坐位（图4a）外，还分为指示患者用"良好的姿势"坐好（图4b）和通过被动矫正患者坐好（图4c），对这3个阶段的坐姿进行评定。在本病例中，通过前倾骨盆和腰椎后伸能减轻疼痛，而在自然坐姿下腰椎前屈位症状会恶化，因此腰椎前屈是疼痛恶化因素，腰椎后伸是

表1　疼痛、麻木情况

VAS:
visual analogue scale，视觉模拟量表

	程度〔VAS（mm）〕	性质	恶化因素	减轻因素
腰痛	11	钝痛	前屈（起立动作）坐位	卧位 泡澡（温水浴）使用腰围
下肢疼痛	89	锐痛	起床时 前屈（起立动作）坐位	卧位 消炎镇痛药 站立和行走
麻木	56	—	起床时 前屈（起立动作）坐位	卧位 站立和行走

图4　坐姿

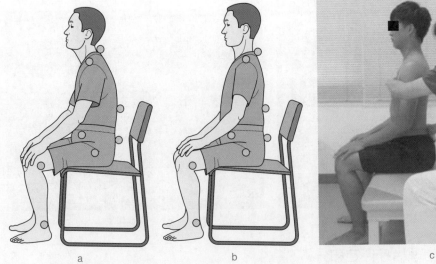

a：自然坐位。骨盆后倾，胸、腰椎前屈。观察腰痛以及下肢症状。
b：指示患者采用"良好姿势"坐好。骨盆前倾改善约5°，腰椎前凸也得到轻度改善。头部前屈，中位～下位胸椎的后伸明显。腰痛用VAS减轻了5mm左右，下肢痛减轻了20mm左右。下肢麻木无改变。
c：尝试被动矫正骨盆前倾、腰椎前凸位，但几乎没有发现角度变化。

疼痛减轻因素的可能性较大。另外，如图 4c 所示，在被动矫正中，抵抗感较强，身体对线无法得到改善。定量评定采用自由曲线尺测量法[4, 5]。腰椎前凸角在自然坐位下为 –21°，良好姿势下的坐位为 2.8°，矫正坐位为 2.8°（Clinical Hint）。在起立动作中，分为三个阶段进行评估：自然起立（图 6a），口头指示用骨盆前倾 / 腰椎后伸的姿势起立（图 6b），诱导 / 矫正为正确运动模式的起立（图 6 c，d）。在自然起立时，小腿前倾、骨盆前倾不充分，腰椎、胸椎过度前屈。口头指示患

临床要点

腰椎矢状面的对线测量[4, 5]（图 5）

在临床现场简单测量的方法是用自由曲线尺测量。检查者之间可靠性 ICC：0.92（0.79~ 0.98），被检查者间可靠性 ICC：0.66（0.32~0.89）。测量值与 X 线影像的相关性也很高（r=0.80），但如果测量值比 X 线测量要低约 10° 时需注意[5]。进行站立位和坐位之间的比较，自然姿势和矫正姿势之间的比较，可以很容易发现患者的连续性变化。

图 5 腰椎矢状面对线测量

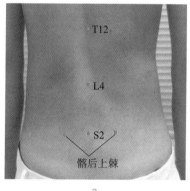
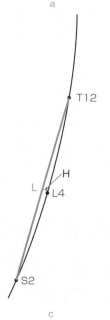
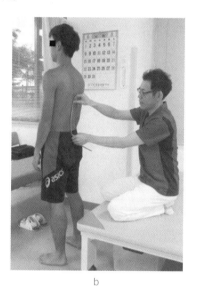

a：在 T12，L4，S2 的棘突前端做记号。
b：用自由曲线尺贴近体表。
c：在纸上画出连接 T12 和 S2 的距离（L）、从弧的顶点到 L 的最短距离 H，计算腰椎前弯角。
腰椎前弯角 =4 × arctan（2 H/L）

ICC：intraclass correlation coeffcients，组内相关系数

第4篇 疾病管理（案例研究）

图 6 起立动作

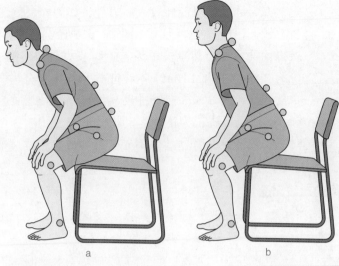

a

b

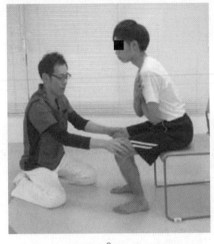

c

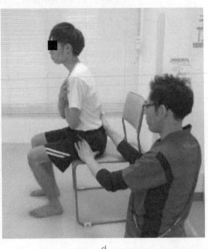

d

a：自然起立。
小腿前倾和骨盆前倾不充分，腰椎、胸椎过度前屈。腰痛、下肢症状增强。
b：口头指示用骨盆前倾、腰椎后伸的姿势起立。与 a 相比，骨盆前倾 5°，胸椎、腰椎的前屈略有改善。腰、下肢痛的 VAS 为 a 的一半左右。
c：诱导小腿前倾，确认骨盆、胸椎、腰椎的活动是否有变化。如果通过小腿前倾的诱导，骨盆前倾、胸腰椎的后伸运动得到改善时，因此考虑小腿前倾的功能障碍可能是导致疼痛的原因。
d：诱导骨盆前倾、腰椎后伸。

者以骨盆前倾 / 腰椎后伸的姿势起立时，骨盆后倾和胸腰椎前屈减轻，腰部和下肢疼痛的强度是自然起立的一半左右。也就是说，与坐姿相同，腰椎前屈是疼痛恶化因素，腰椎后伸是疼痛减轻因素的可能性较高。另外，即使在如图 6c 所示诱导 / 矫正小腿前倾，如图 6d 所示诱导 / 矫正骨盆前倾、腰椎后伸的情况下，与图 6b 相比，也没有显著变化。

综上所述，针对本病例的腰部和下肢疼痛的情况，改善坐位时的腰椎前屈姿势以及起立时腰椎的前屈运动是很重要的。并且，通过被动的矫正和诱导，骨盆前倾、腰椎后伸的活动范围几乎没有变化，根据这一点，可以推测腰椎后伸和髋关节屈曲的活动范围受限是疼痛的主要原因。

MMST:
modified-modified
Schober test, 改良
Schober 试验

SLR:
Straight leg raising,
直腿抬高

腰椎的后伸活动度通过 MMST 进行测量（图 7a ～ d）[6, 7]。在本病例中，MMST 后伸和被动后伸（图 7e, f）均为 0.8 cm（MMST 的健康参考值：2.4 cm），存在明显的后伸活动度受限。髋关节屈曲活动度为右 105°、左 95°（最大活动度时有腹股沟活动受限），有明显的受限。直腿抬高试验（SLR test）为两侧 45°（腘绳肌的牵伸感），腘绳

图 7　**腰椎活动度的测量**

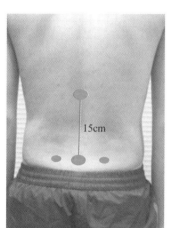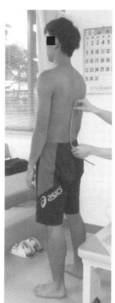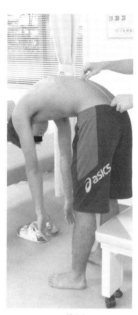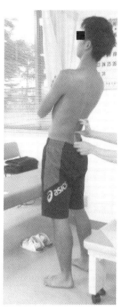

a 标记位置　　　　　　b 站立位　　　　　　c 前屈　　　　　　d 后伸

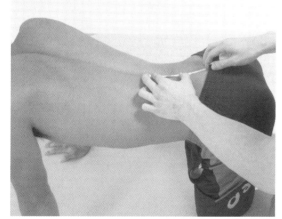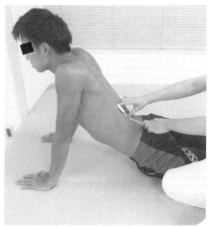

e 被动后伸　　　　　　　　　　　f 被动后伸

a~d：MMST。在连接左右髂后上棘（PSIS）的中点及距此向头侧 15 cm 处标记。前屈活动度是测量最大前屈时两点间的距离后，减去 15 cm 的值。后伸活动度是测量最大后伸时两点间的距离，并从 15 cm 减去测量值得到的值。

e：被动腰椎后伸活动度。测量体位为四点跪位，放松腰部（最大后伸位）。使用 MMST 的标记进行测量。

f：被动腰椎后伸活动度。用双上肢支撑上身，放松腰部（最大后伸位）。使用 MMST 的标记进行测量。

肌的柔韧性也显著降低。

观察坐位姿势时冠状面的对线情况，发现重心向右移位，骨盆倾斜（右下），腰椎存在右凸侧弯，腰痛和下肢痛明显（图8）。被动矫正左右不对称的姿势，重心的位移及对线立即得到改善，腰痛和下肢痛减少约20%（图8b）。在指导姿势矫正的同时，让患者看着姿势镜，就会意识到平时偏位的姿势，使其即使没有被动的支撑，也能保持一定时间。从以上结果可以看出，本病例的腰痛、下肢痛受到了冠状面非对称姿势的影响，其原因不是功能障碍，很可能与对姿势的认知问题有关。

观察站立位姿势（矢状面），呈现上部躯干相对于骨盆向后位移的摇摆姿势（图9a）。当指示患者采取"良好的姿势"时，骨盆和腰椎的对线几乎没有变化，观察到中位至下位胸椎的后伸运动（图9b）。可以推测，本病例矢状面上的姿势控制不靠腰椎，而是中位至下位胸椎。

其他评定结果如表2所示。

图8　坐姿（冠状面）

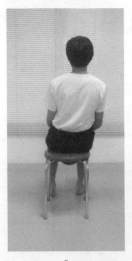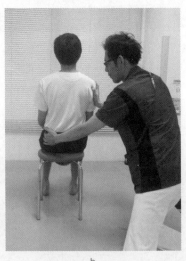

a
b

a：自然坐位。重心向右移位，骨盆倾斜（右下），腰椎出现右凸侧弯伴腰痛及下肢痛。

b：被动矫正左右对称的姿势，可以减轻20%左右的腰痛和下肢痛。

图9　站立姿势（矢状面）

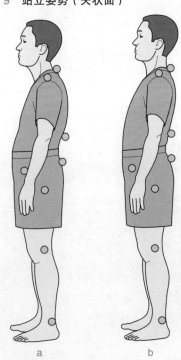

a
b

a：自然站立。呈上部躯干相对于骨盆向后位移的摇摆姿势。

b：指示患者用"良好姿势"站立的情况。骨盆、腰椎的对线几乎没有变化，中位～下位胸椎的后伸运动明显。

表2 其他评定结果

评定内容	结果
FNST	右：阴性　　　左：阳性
SLR 试验	右：阴性　　　左：阴性
肌腱反射	PTR 右：+，左：-　ATR 右：+，左：+
浅感觉	触觉：左小腿内侧 5/10
膀胱直肠功能障碍	无
Kemp 手法	右：阴性　　　左：阴性
MMT	躯干、下肢肌肉：双侧屈髋肌 4，其他均为 5
ASLR 试验 [9-11]	两侧：阳性（多裂肌辅助）
BS-POP[12, 13]	患者：17 分　　　治疗者：9 分
ODI 分数（%）[14]	47%（坐：5 分）

FNST:
femoral nerve stretch test，股神经牵拉试验

PTR:
patellar tendon reflex，髌腱反射

ATR:
achilles tendon reflex，跟腱反射

ASLR:
active SLR，主动直腿抬高

BS-POP:
Brief scale for evaluation of psychiatric problems in orthopedic patients，骨科患者精神病学问题简易调查表

ODI:
Oswestry disability index，腰椎 Oswestry 功能障碍指数

QOL:
quality of life，生活质量

➤ 分析总结

整理本病例的病情，根据基本信息和问诊的结果，推测是由于在工作场所长时间坐位对椎间盘造成了过度的机械应力，因而发病。在影像检查结果中，在冠状面观察到了避痛性侧弯，在矢状面上观察到了腰椎前凸曲度下降，多个椎体间椎间盘退变及椎间盘突出。由于 L3/4 的脱出很明显，主要症状很可能来源于左 L4 神经根，正如医生诊断的那样。另一方面，腰痛以及臀部至小腿后面的疼痛，有可能是由于 L4/5、L5/S1 脱出引起的 L5、S1 神经根，或者是 L2 至 S1 的椎间盘引起的牵涉痛 [8]。考虑到腰痛会因前屈而恶化，因温热和使用腰围而减轻，因此也不能否定有可能是肌肉、筋膜引起的。

根据运动功能的评定结果发现，髋关节屈曲、腰椎后伸活动度受限，不良坐姿（骨盆后倾、腰椎前屈位，左右不对称性），骨盆后倾、腰椎前屈姿势下的站立动作，增加了对腰椎间盘及神经根的机械应力，导致症状恶化和 ODI 的评分较差（QOL 降低）。根据神经学的观察结果，判断存在 L4 神经根症状，但在 SLR 试验中 L5、S1 神经根症状为阴性，即使综合其他结果进行判断也是值得怀疑的。ASLR 试验 [9-11] 阳性表明，多裂肌和其他保持姿势的肌群可能会存在功能障碍和肌力减弱。根据 BS-POP[12, 13] 的结果可以否定精神层面上的问题。但是，由于患者量表的评分较高，因此可以确定患者在日常生活中感到强烈的痛苦和不安。

物理治疗方法和效果

➤ 物理治疗

在物理治疗中，以改善髋关节屈曲和腰椎后伸的活动度为重点，实施坐位姿势的指导。

髋关节屈曲时，由于在最大活动度区域中腹股沟部有活动受限感，

所以首先从髋关节松动开始（图10a，b）。活动受限感消失后，进行如图10c所示的自主牵伸运动。在不增加椎间盘机械应力的情况下进行如图10d所示的腘绳肌牵伸运动。

腰椎后伸时，在四点跪位进行脊椎节段性活动度的训练（图11），如果立即改善时，则怀疑是运动控制的问题，当改善不足时，如图12所示，则对活动度不足的部位进行徒手关节松动。

在坐位姿势的指导中，对于避痛性脊柱侧弯是从使用姿势镜保持左右对称的姿势练习开始，逐渐过渡到在没有视觉反馈的状态下进行。指导患者使用腰部支撑来改善矢状面的对线，从而减轻椎间盘和腰背部肌肉筋膜的机械应力[15-19]（图13）。

随着髋关节屈曲、腰椎后伸的活动度改善，将重新评定坐位姿势。在本病例中，从背部观察发现左竖脊肌群过度活动（通过视诊、触诊确认）。考虑到ASLR试验在初期评定时呈阳性，多裂肌功能障碍或减弱可能会导致竖脊肌群的过度活动。另外，在骨盆后倾、腰椎前屈位的坐姿中，多裂肌、腰大肌等肌群处于牵伸位，可能会造成功能不全及减弱[20]，因此，对多裂肌进行如图14所示的干预，对腰大肌进行如图15所示的干预，并确认干预后坐位时左竖脊肌群的过度活动以及腰痛是否得到改善。关于过度活动的改善，在视诊、触诊中是很难捕捉到微小的变化的，最理想的是通过肌电图、肌肉硬度等进行定量的

图10　为改善髋关节屈曲活动度的运动

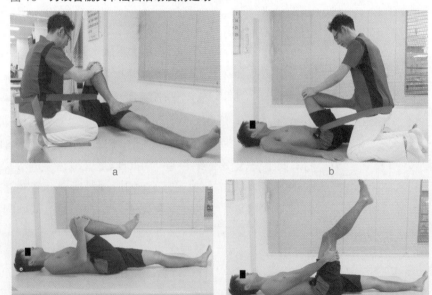

a：使用皮带进行侧方牵引。保持数秒，进行10次左右。

b：使用皮带向尾侧进行牵引。保持数秒，进行10次左右。在进行牵引的同时，反复进行10次髋关节屈曲的主动运动。

c：自主牵伸运动。在髋关节屈曲运动时主诉腹股沟部有活动受限感的病例，先实施上述a、b。如果持续存在活动受限感，说明自主牵伸无法获得充分的效果。

d：腘绳肌自我牵伸运动。

图 11　改善腰椎后伸活动度的运动

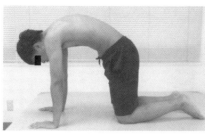

a

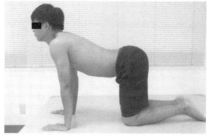

b

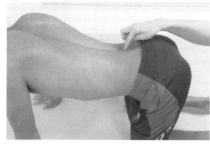

c

a，b：在四点跪位反复进行胸腰椎的前屈、后伸运动。后伸时指导臀部向后突出，背部放松，将重心向双上肢侧移动，注意下位腰椎的运动。

c：用一个手指指出运动不足的部位，并指示"这里往下降"。如果不能根据指示活动，则说明是活动度受限；如果可以立即活动，则怀疑存在运动控制的问题。

图 12　腰椎徒手关节松动

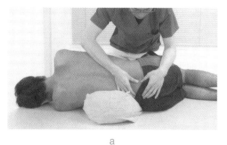

a

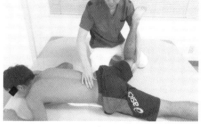

b

a：患者取侧卧位。用右拇指按住 L4 的棘突，用左拇指按住 L5 的棘突。通过侧屈运动扩大 L4/5 的活动度。照片显示的是 L4/5，但关节松动是在运动较差的关节上实施的。

b：患者取俯卧位。用右拇指固定 L4 的棘突。通过髋关节的外展运动增加大 L4/5 的活动度。照片显示的是 L4/5，但关节松动是在运动较差的关节实施。

图 13　坐位姿势的指导

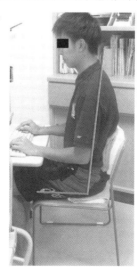

在臀部及腰椎后方放入浴巾。
躯干向后倾斜约110°为理想状态。

图 14　针对多裂肌收缩不全和减弱的运动

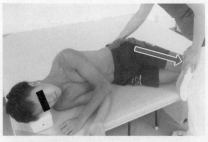 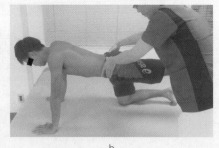

a　　　　　　　　　　　　　　　　　b

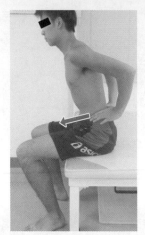

a：侧卧位向股骨（照片中为左下肢）的长轴方向（箭头）按
　　压膝盖。在确认左多裂肌收缩的同时进行运动疗法。指导
　　患者在不屏住呼吸的情况下，保持腰椎生理性前凸。
b：在四点跪位，抬高下肢。腰椎处于生理性前凸位，骨盆处
　　于水平位，在不屏住呼吸的情况下进行运动。
c：用拇指确认两侧多裂肌收缩的同时屈曲髋关节（箭头方向）。
　　腰椎注意保持生理上的前凸位。

c

图 15　针对腰大肌收缩不全和减弱的运动

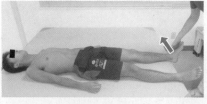 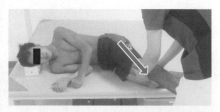

a　　　　　　　　　　　　　　　　　b

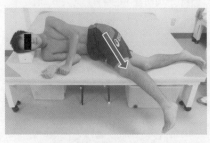 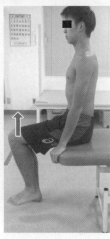

c

a：仰卧位进行髋关节外旋的运动。对脚部轻轻施加阻力。
b：将股骨向长轴方向牵引。指示患者在腰椎和骨盆不动的情况下，
　　保持该姿势。
c：将一侧下肢从床上放下，用自身体重进行牵引。指示患者在不
　　移动腰椎和骨盆保持的情况下，保持该姿势。
d：在不移动腰椎、骨盆的情况下，进行髋关节屈曲运动。

d

评定。如果通过对多裂肌、腰大肌进行干预，发现过度活动立即得到改善，且腰痛消失，则表明腰痛的原因是多裂肌、腰大肌的功能障碍。

另外，在本病例中，用非温热的超声波照射 L4 神经根 10 分钟 [21]，通过 VAS 评定，下肢前面疼痛、麻木立即得到了约 20mm 的改善。这是一个重要的发现，表明下肢前部疼痛、麻木可能是 L4 神经根的化学因素引起的。

➤ 结果

本病例通过上述干预，在大约 2 个月的时间里坐位姿势、起立动作时症状消失，并恢复了工作。髋关节屈曲活动度，右侧为 135°，左侧为 130°，SLR 双侧为 70°，腰椎后伸被动活动度为 2.2cm，坐位姿势的腰椎前凸角为 18.2°，得到了明显改善。

本例通过运动功能评估，可以推测下肢前部的疼痛、麻木是 L4 神经根病的症状，但很难确定哪个部分对腰痛以及下肢后部痛影响最大。我们认为，通过不断重复进行治疗、再评定，寻找症状的即时变化，并保持识别致病组织的意识，可以有效地改善疼痛。

结语

本章通过病例概述了腰椎间盘突出症的物理治疗评定和治疗的流程。在物理治疗评定中，通过反复评定疼痛出现（恶化）的姿势、动作→干预→再评定的流程，可以推测出疼痛以及功能障碍的原因。治疗后，应反复进行再评定，以获得更有效和最佳的恢复。

参考文献

[1] 遠藤健司, ほか：立位・座位・仰臥位における腰椎・骨盤矢状面アライメント. 臨床整形外科, 47(3)：235-239, 2012.

[2] 鈴木秀和, ほか：日本人のアライメントの正常値─頸椎. 脊椎脊髄ジャーナル, 30(4)：265-269, 2017.

[3] Yang X, et al：The characteristics of spinopelvic sagittal alignment in patients with lumbar disc degenerative diseases. Eur Spine J, 23(3)：569-575, 2014.

[4] Youdas JW, et al：Reliability of measurements of lumber spine sagittal mobility obtained with the flexible curve.J Orthop Sports Phys Ther, 21(1)：13-20, 1995.

[5] 村本拓磨, ほか：自在曲線定規を用いた腰部の矢状面アライメント評価に関する信頼性・妥当性の検討. 北海道理学療法士学術大会会録集, 68(Suppl)：49, 2017.

[6] Van Adrichem JA, et al：Assessment of the flexibility of the lumbar spine: a pilot study in children and adolescents. Scand J Rheumatol, 2(2)：87-91, 1973.

[7] Jones MA, et al：Measurement error associated with spinal mobility measures in children with and without low-back pain. Acta Paediatr, 91(12)：1339-1343, 2002.

[8] 池田亀夫, ほか：図説臨床整形外科講座3　腰椎・仙椎, メジカルビュー社, 1986.

[9] Mens J, et al：The active straight leg raising test and mobility of the pelvic joints. Eur Spine J, 8(6)：468-473, 1999.

[10] de Groot M, et al：The active straight leg raising test (ASLR) in pregnant women：differences in muscle activity and force between patients and healthy subjects. Man Ther, 13(1)：68-74, 2008.

[11] 石田和宏：脊柱. 理学療法評価学-障害別・関節別評価のポイントと実際(市橋則明 編集), 文光堂, 2016.

[12] Yoshida K, et al：A validation study of the Brief Scale for Psychiatric problems in Orthopaedic Patients(BS-POP)for patients with chronic low back pain(verification of reliability, validity, and reproducibility). J Orthop Sci, 16(1)：7-13, 2011.

[13] 石田和宏, ほか：BS-POPにおける検者内・検者間信頼性の検討. 理学療法科学, 26(6)：731-737, 2011.

[14] 藤原　淳, ほか：Oswestry Disability Index -日本語版について-. 日本腰痛学会誌, 15(1)：11-16, 2009.

[15] Andersson BJ, et al：Lumbar disc pressure and myeloelectric back muscle activity during sitting. I. Studies on an experimental chair. Scand J Rehabil Med, 6(3)：104-114, 1974.

[16] Andersson BJ, et al：Lumbar disc pressure and myeloelectric back muscle activity during sitting. II. Studies on an office chair. Scand J Rehabil Med, 6(3)：115-121, 1974.

[17] Andersson BJ, et al：Lumbar disc pressure and myeloelectric back muscle activity during sitting. III. Studies on a wheelchair. Scand J Rehabil Med, 6(3)：122-127, 1974.

[18] Andersson BJ, et al：Lumbar disc pressure and myeloelectric back muscle activity during sitting. IV. Studies on a car drivern's seat. Scand J Rehabil Med, 6(3)：128-133, 1974.

[19] Knutsson B, et al：Sitting an electromyographic and mechanical study. Acta Orthop Scand, 37(4)：415-428, 1966.

[20] 荒木　茂：マッスルインバランスの理学療法. 徒手理学療法, 16(2)：97-107, 2016.

[21] 石田和宏, ほか：腰椎後方手術後の遺残症状に対する超音波療法の効果－無作為単盲検プラセボ対照比較試験－. 理学療法学, 34(5)：226-231, 2007.

第6章 关节突关节性腰痛

摘要

■ 本例为因姿势不良而呈现关节突关节性腰痛的54岁女性，采用假设验证的方式进行物理治疗。

■ 本病例的腰痛原因是，摇摆姿势引起的肌肉失衡，导致胸椎伸展活动度和躯干、骨盆稳定性降低，关节突关节的机械应力增大。

■ 物理治疗包括徒手治疗腰背部肌肉和上腹肌群，在改善肌肉紧张度以及胸椎伸展活动度后，阶段性地进行躯干、骨盆的稳定性运动。其结果是腰背部伸展时腰痛减轻，可以保持良好的姿势。据推测，这是由于通过改善胸椎伸展活动度和躯干、骨盆的稳定性来矫正静态和动态的身体对线，从而减少了对下位腰椎的机械应力，并减轻了躯干伸展时的疼痛。

引言

关节突关节引起的腰痛较为常见，占所有腰痛的 70% ～ 80%，多为单侧或双侧的腰痛。如果存在关节突关节处压痛，在伸展时疼痛加重的情况下，会被诊断为关节突关节性腰痛[1, 2]。由于对关节突关节的力学负荷在腰椎的伸展动作和旋转动作中增大，因此，对于关节突关节性腰痛的物理治疗，重点应该是减轻这种机械应力。问诊的过程中，我们应考虑医生的诊断以及影像检查结果中显示有无器质性障碍与腰痛之间的关联性，来推断可能的功能性腰椎疾病。然后根据问诊结果，假设机械应力和引起疼痛的原因，再进行运动功能检查，最后根据被验证的腰痛原因，来制定目标和治疗方案。换句话说，通过反复进行从主观评定到客观评定的一系列假设验证工作，来制定解决问题的方法，是进行有效物理治疗的关键。

基础知识

腰椎关节突关节由脊神经后支的内侧支支配（图 1）。后支出椎间孔后，分为外侧支和内侧支，外侧支分布于腰髂肋肌，内侧支第 1 分支分布于邻接的关节突关节囊的下部。另外第 2 支支配多裂肌，第 3 分支到达下 1 个关节突关节囊上部。由于在关节突关节及其周围组织中存在着丰富的与疼痛的接收和传递有关的伤害感受器，因此，如果外力（腰椎伸展、腰椎旋转）和不自然的姿势对关节突关节施加有害的机械应力，伤害感受器就会兴奋，从而引起急性疼痛。此外，这种对关节突关节的机械性刺激也会引起脊椎周围肌肉的反射性收缩[3]。

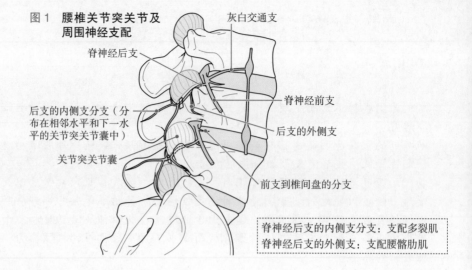

图1　腰椎关节突关节及周围神经支配

灰白交通支

脊神经后支

后支的内侧支分支（分布在相邻水平和下一水平的关节突关节囊中）

脊神经前支

后支的外侧支

关节突关节囊

前支到椎间盘的分支

脊神经后支的内侧支分支：支配多裂肌
脊神经后支的外侧支：支配腰髂肋肌

病例信息

➤ 案例信息整理

年龄：54 岁

性别：女性

职业：服装销售员（短时工）。20 多年来一直从事接待和商品管理等工作。

● 现病史

曾因腰痛来医院就诊。2 ～ 3 周前提重物时腰痛复发，之后没有改善，到本院就诊。医生诊断为急性腰痛症，进行物理治疗。

● 问诊

在日常生活动作中，站立工作时（30 分钟左右）和半弯腰姿势工作时，向后伸展腰时，左腰背部会产生疼痛。

● 影像信息（图 2）

根据腰椎 X 线影像（侧面），腰椎前凸角为 65°，稍微有过前凸倾向，特别是 L4/5 和 L5/S1 之间较为明显。在 MRI 水平面影像（L4/5 水平，T2 加权像）中，发现存在左 L4/5 关节突关节水平的腰部多裂肌、胸最长肌以及腰髂肋肌脂肪浸润的高信号变化（右＜左）。

物理治疗评定

➤ 评定和分析

● 运动检查

■ 姿势评定（图 3）

- 摇摆姿势：+（左髋骨略旋前位，骨盆右旋位）
  - 压痛（图 3）
    - 单指试验体征(one point finger sign): +（左 L4/5 关节突关节压痛+）
  - 主动运动（图 4）
    - 屈曲时痛：−
    - 伸展时痛：+（左髂嵴，PSIS 附近，NRS 5 ～ 6/10）
    - 伸展向左旋转时痛：+（同上，NRS 6 ～ 7/10）

PSIS:
posterior superior iliac spine，髂后上棘

NRS:
numerical rating scale，数字评定量表

躯干屈曲时，骨盆前倾不足，用下位腰椎和胸椎代偿性屈曲。躯干

图 2　X 线影像（侧面影像）和 MRI（水平面影像，L4/5 水平）

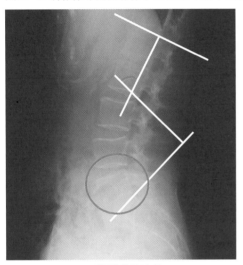

a 下腰椎前凸过度

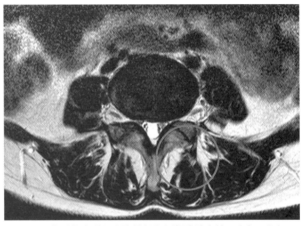

b L4/5 水平的多裂肌和胸最长肌腰部脂肪变性 +（右＜左）

图 3　姿势评定和疼痛部位

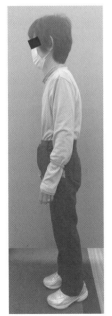
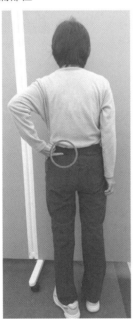

a 摇摆姿势　　　　b 单指试验体征

图 4　主动运动

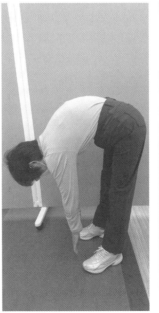
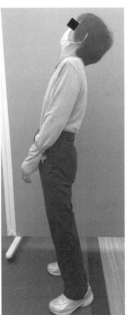

a 屈曲　　　　b 伸展

伸展时下位胸椎伸展不足，下位腰椎过度伸展，膝关节也轻度屈曲。

- ■ 触诊
  - 左胸最长肌、腰髂肋肌、腰部多裂肌的过度紧张，滑动障碍和压痛
  - 左外腹斜肌、腹直肌的过度紧张和压痛，左第 12 肋骨外翻
- ■ 胸廓活动度评定
  - 胸廓下角在躯干伸展时变窄 +
- ■ 关节活动度检查
  - FFD：–10cm。SLR：75°/70°
- ■ 减压试验（图 5、6）
  - 关节突关节减压试验：阳性（限制 L4/5 椎间关节的伸展能减轻疼痛）
  - 骶髂关节减压试验：阳性（伸展时，诱导左髋骨向后旋转能减轻疼痛）

FFD:
finger floor distance，手指与地板之间的距离

SLR:
straight leg raising，直腿抬高

图 5　疼痛减轻试验（关节突关节）

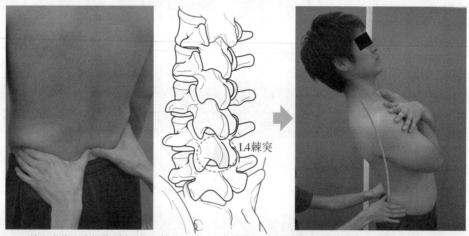

检查者将两个拇指固定在 L4 棘突下端，患者从该状态再次伸展，若疼痛减轻，则试验阳性。

图 6　疼痛减轻试验（骶髂关节）

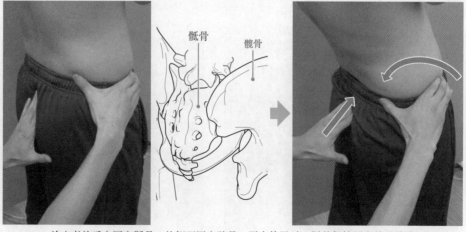

检查者从后方固定骶骨，从侧面固定髋骨。再次伸展时，骶骨保持固定并引导髋骨向后旋转。若疼痛减轻，则试验阳性。

MMT:

manual muscle tes-ting，徒手肌力检查

ASLR:

active straight leg raising，主动直腿抬高

ASIS:

anterior superior iliac spine，髂前上棘

PASLR:

prone active straight leg raising，俯卧位主动直腿抬高

■ 徒手肌力检查（MMT）（右 / 左）

- 臀大肌：5/4

■ 负荷传递试验（右 / 左）（图 7，8）

- ASLR（ASIS 压迫）：−/+
- PASLR：−/+

● 解释评定结果

- 根据主观评定可知，患者腰部后伸和长时间站立时出现左腰背部疼痛。根据影像检查结果，下位腰椎有过前凸的倾向，L4/5 关节突关节水平观察到竖脊肌脂肪变性，因此活动时在其周边可能存在过度的机械应力和节段性不稳定性。

图 7 ASLR 试验

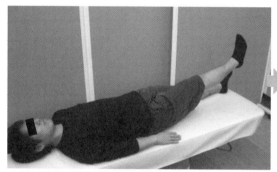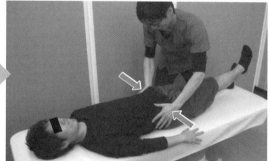

ASIS 压力

ASLR 试验是患者在仰卧位下伸直腿部并上抬，询问左右腿的用力程度是否有存在差异，哪条腿更重。有时还可以观察到骨盆旋转、胸腰椎伸展等代偿动作。然后，在被动压迫骨盆（ASIS）的状态下进行 ASLR，若出现主诉和代偿动作减轻的情况为阳性。

图 8 PASLR 试验

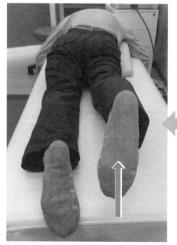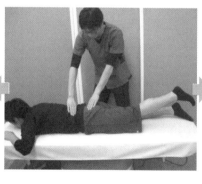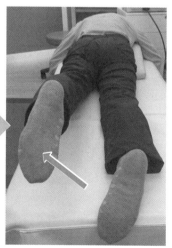

病例的非疼痛侧：以右髋关节伸展为主

病例的疼痛侧：左髋关节外展

PASLR 试验是患者在俯卧位下伸直腿部并上举，治疗师用双手触诊两侧的臀大肌和竖脊肌的同时确认有无疼痛和肌肉收缩的传递状况。在异常收缩模式中可观察到由于阔筋膜张肌和臀中肌的代偿性收缩，下肢外展，臀大肌和对侧胸腰伸肌活动不足。这种情况被判定为阳性，怀疑是臀大肌和腹横肌的功能障碍。

在客观评定中，通过视诊观察到，头部前移、胸椎后凸增强、骨盆前移的摇摆姿势。一般认为，这种姿势容易导致：①上腹肌群、下腰椎伸肌群、腘绳肌的短缩和过度紧张；②下腹肌群的肌肉延长和弱化；③臀大肌的肌力下降。笔者推测是上述原因引起的机械应力，进而导致关节突关节和肌肉筋膜性腰痛。此外，由于自主运动中躯干伸展时的疼痛，下位胸椎水平的活动度低和下位腰椎的活动度过度，导致机械应力进一步增加。根据姿势、主动运动产生疼痛的假设为基础，为确定疼痛的原因，进行了系统的运动功能检查。

左侧 L4/5 关节突关节压痛，单指试验体征（one point finger sign）和关节突关节减压试验阳性（L4/5），左侧多裂肌、胸最长肌、腰髂肋肌压痛，同部位反射性肌张力亢进的结果表明，可能为左侧 L4/5 关节突关节性腰痛。该关节突关节产生机械应力，并导致关节突关节性腰痛的功能性原因是基于不良姿势（摇摆姿势）：①运动过程中（腰椎伸展旋转）的机械应力引起左侧最长肌和髂肋肌的反射性收缩，以及腹外斜肌和腹直肌的过度紧张导致胸廓下角变窄，使其活动度受限；②骶髂关节减压试验为阳性，躯干伸展时骨盆的旋后活动度受限，从而无法产生联动运动；③负荷传递试验阳性，表明躯干和骨盆稳定性降低，导致躯干伸展时下位腰椎产生过度的代偿运动（图 9）。

图 9　关节突关节性腰痛的相关影响因素

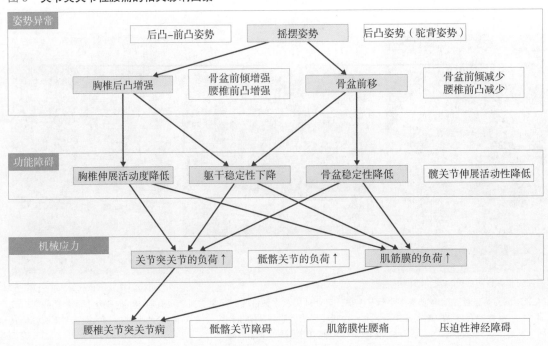

物理治疗方法和效果

➤ 目标和治疗计划

● 目标

- 运动时疼痛的减轻（NRS 4/10 以下）
- 姿势改善

● 治疗计划（第 1 周至第 4 周）

①改善腰背部肌肉、腹肌群的肌肉紧张和滑动性
②躯干稳定性运动（图 10）
③骨盆稳定性运动（图 10）
④家庭锻炼

● 家庭锻炼的内容

- 胸椎旋转牵伸（图 11）
- 祈祷姿势牵伸（图 11）
- 躯干稳定运动 2 阶（图 10）
- 骨盆稳定运动

图 10　躯干、骨盆稳定性运动

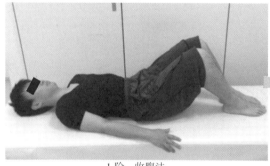
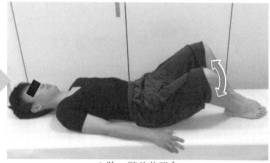

1 阶　收腹法　　　　　　　　　　　　　　2 阶　髋关节开合

一般认为，水平面的旋转负荷不仅可以改善躯干的稳定性运动，同时能够激活躯干深部肌肉。

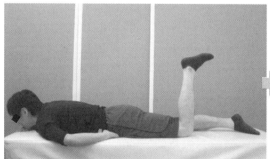
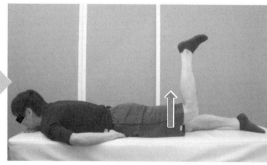

在俯卧位训练躯干深层的腹横肌。　　　　在俯卧位保持腹横肌收缩的同时伸展髋关节。在伸展位更容易抑制阔筋膜张肌等肌肉的活动。

图 11　胸椎旋转牵伸和伸展牵伸

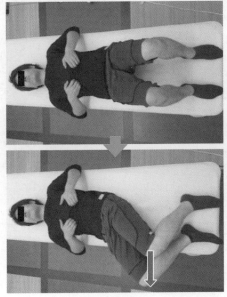

a 胸椎旋转牵伸
在自我放松腹直肌和外腹斜肌的同时进行。

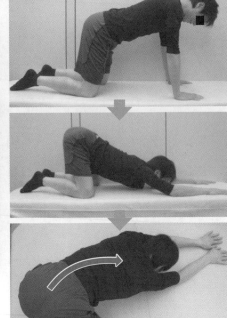

伸展胸椎，使前胸部靠近床面。

通过在右侧屈位伸展胸椎，使左下位胸廓进一步扩张。

b　祈祷姿势牵伸

> 治疗内容

● ①改善腰背部肌肉、腹肌群的肌肉紧张和滑动性

　　左侧胸最长肌的胸部纤维在 T7～12 之间接近腰髂肋肌的边界，左侧腰髂肋肌的胸部纤维在 T10～L4 之间接近胸最长肌的边界。特别是在 T12 肋骨下端附近，由于腰大肌和腰方肌附着在深部，容易导致滑动不足。另外，由于本病例的左侧第 12 肋骨向外翻，因此这种治疗尤为重要。

● ②躯干稳定性运动

　　最初的任务是训练腹横肌进行收腹运动，保持腰椎和骨盆不动，维持脊椎中立位，一边慢慢呼吸，一边将肚脐向脊椎靠近。髋关节开合是针对水平面的旋转负荷提高躯干稳定性的运动，能够确实地激活躯干深部肌肉。

● ③骨盆稳定性运动

　　该运动是为了通过胸腰筋膜提高骶髂关节的刚度，促进臀大肌功能。而且，由于伴有躯干深层肌肉功能不全的病例较多，因此，作为预备阶段，在训练躯干深层肌后，再训练臀大肌，可以期待收缩时机

和活动量的改善。

● ④家庭锻炼

患者可在家中进行胸椎旋转牵伸、祈祷姿势伸展牵伸（prayer stretch）、躯干稳定性运动、骨盆稳定性运动等家庭锻炼。腹直肌和腹外斜肌等上腹肌群的过度紧张和紧张度较强的病例，在膝立仰卧位，放松该肌肉的同时，配合吸气进行骨盆旋转运动。在祈祷姿势牵伸中，从四点跪位开始，使前胸部尽力与地面接触，以牵拉胸椎。另外，通过从躯干侧屈位伸展胸椎，可以扩张对侧下位胸廓，进一步扩大活动范围。

> **小贴士　关于家庭锻炼**
>
> 　　在门诊诊疗中，应多为患者着想，可以增加家庭锻炼方法的种类。但如果种类太多，患者可能很难记住，并对各运动效果的体验感就会变差，最终导致大部分患者依从性不高。家庭锻炼的目的是让患者在感受其效果的同时更加认真地实行，所以教会患者3~4种方法即可。

> ### 结果治疗前后（图12）

- NRS：6 ～ 7/10 ⇒ 3 ～ 4/10
- FFD：–10 cm ⇒ 0 cm

通过治疗干预，改善了胸最长肌、腰髂肋肌、腹直肌、腹外斜肌的过度紧张和滑动性，扩大了胸椎伸展活动范围，也改善了FFD。然后通过躯干和骨盆的治疗改善了左侧骨盆的旋后运动，扩大了躯干伸

图12　**腰椎主动运动（治疗前后）**

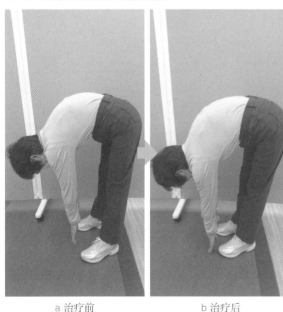

a 治疗前　　　　　　　　b 治疗后
FFD 从 –10 cm 改善到 0 cm。

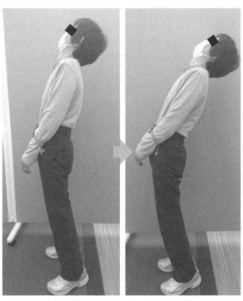

a 治疗前　　　　　　　　b 治疗后
躯干伸展活动范围扩大，胸椎伸展，骨盆旋后的活动度得到改善。

展时的活动范围。根据以上结果，可以通过减少对下位腰椎的机械应力，减轻躯干伸展时的疼痛。

➤ 4周后

- 上述治疗＋家庭锻炼改变及补充

● 家庭锻炼

①躯干稳定性运动3级B（图13）
②四点跪位上肢上抬，单腿滑动（图13）

躯干稳定性运动从2级进阶到3级A、3级B，阶段性地增加了负荷。3级A是从膝立仰卧位将屈曲的下肢抬起至髋关节90°，3级B是在床上滑动足后跟。四点跪位运动增加了难度：①单侧上肢上抬；②单侧下肢在床面上向伸展方向滑动。通过使用与背部的枕外隆凸、胸椎、骶骨这3点接触的导杆，使患者容易理解脊椎中立位。这种四点跪位运动即使看起来没有问题，但很多情况下患者并没有正确地进行。实际上，我们考虑的问题是：① 四肢运动开始前腹横肌是否收缩，②运动中躯干深层肌肉是否能够持续收缩，③ 切换运动时仔细触摸躯干深层肌肉收缩是否消失，这些都是运动要点。

治疗开始3个月后的姿势如图14所示。腰痛得到改善，NRS 1～2/10之间，疼痛频率减少，可以保持良好的姿势。

图13　躯干稳定性运动

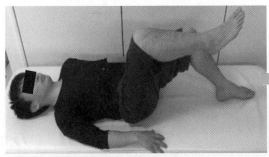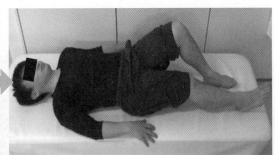

3级A髋关节90°屈曲　　　　　　　　　　　3级B足跟滑动

a 仰卧位

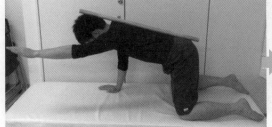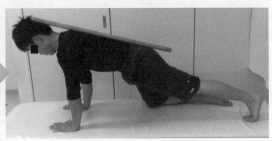

单侧上肢抬高　　　　　　　　　　　单侧下肢滑动

b 四点跪位

图 14　治疗前和治疗后 3 个月

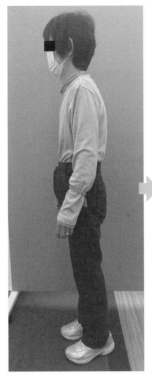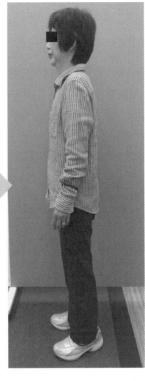

结语

　　本章介绍了关节突关节性腰痛病例的物理治疗方法。参考医生的诊断和影像检查结果，听取病史后，据此对腰痛的产生原因和机械应力做出假设，并进行证实假设所需的姿势评定和运动功能检查。只有在实施治疗方案后症状有所改善时，假设才能得到证实。如果治疗后症状没有得到改善，有必要判断是评定的问题还是治疗技术的问题。

　　功能性腰部障碍的治疗需要良好的功能性诊断能力和治疗技术。因此，为了提高准确性，应熟练掌握功能解剖学和运动生理学，反复进行假设验证工作的过程是极其重要的。

参考文献

[1]　大浦好一郎：腰椎椎間関節症の鑑別診断. 関節外科, 18：65-70, 1999.
[2]　柏口新二：無刀流整形外科メスのいらない運動器治療, 日本医事新報社, 70-132, 2017.
[3]　山下敏彦：椎間関節性腰痛の基礎. 脊椎脊髄, 13(6)：432-438, 2000.

第7章 腰椎管狭窄

摘要

■ 对于腰椎管狭窄，最重要的是要通过医生的诊断来判断是适合手术还是适合保守疗法。

■ 当病因是机械应力时，通过评定导致症状再现的动作来确定治疗干预的方向。

■ 治疗目标是让患者意识到宣教的重要性，包括自主锻炼指导，以便患者能对自我症状进行长期的自行管理。

引言

腰椎管狭窄患者可以大致分为适合手术和适合保守治疗两种。对于适合保守治疗的患者来说，重要的是推测症状恶化或减轻的因素，如果症状会再现，则评定诱发症状的动作，并查明异常动作的原因。

本病例被医生诊断为腰椎管狭窄，属于可以采用保守治疗干预的病例。在本章中，我们将通过实例讲述适合物理治疗的腰椎管狭窄的评定和治疗方法。

病例信息

➤ 基本信息

年龄：65 岁

性别：男性

身高：175.5cm

体重：70.0kg

BMI：22.73

主诉：腰部疼痛，右下肢疼痛和麻木

BMI:
body mass index,
体重指数

➤ 医学信息

诊断名称：腰椎管狭窄（L4/5）

既往病史：无

➤ 影像信息

在 MRI 的水平影像显示 L4/5 椎间孔狭窄，右侧椎间孔的矢状影像显示右侧神经根变窄（图1，2）。

图 1　MRI

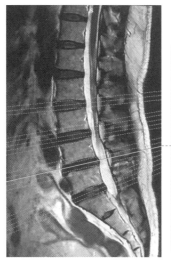
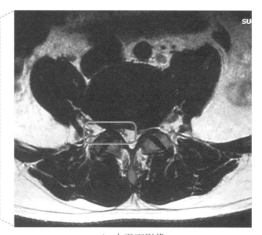

a　矢状面影像　　　　　　　　　　b　水平面影像

在 L4/5 水平，发现右侧椎间孔有狭窄。

图 2　右侧椎间孔部

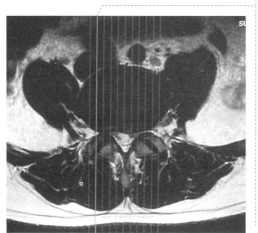
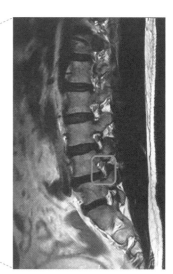

a　水平面影像　　　　　　　　　　b　矢状面影像

▶ 现病史

　　3 年前患者开始出现右下肢麻木。之后不仅右侧下肢开始出现疼痛，步行 10 分钟后右侧臀部到小腿外侧也开始出现疼痛，导致活动困难，甚至无法行走。诊断为腰椎管狭窄（L4/5）后，开始进行物理治疗。

　　主诉：腰部疼痛，右下肢疼痛及麻木
　　诉求：希望右下肢不出现疼痛，并能够长距离行走

物理治疗评定

➤ 问诊

NRS:
numerical rating
scale，数字评定量表

连续步行 10 分钟左右后会出现腰痛（NRS 为 5 ～ 6）、右下肢疼痛及麻木（NRS 为 7 ～ 8），这是困扰患者的症状，在日常生活活动中也会出现。患者不知道是哪个动作引起的症状。此外，傍晚时，疼痛和麻木有加重的倾向。疼痛的部位和程度如人体疼痛分布图所示（图 3）。

➤ 姿势评定

● 站立姿势（自然站立）（图 4）

冠状面：躯干稍微向左旋转，向左侧屈（图 4a）
矢状面：下腰椎过度伸展，骨盆过度前倾（图 4b）

● 坐姿（自然坐姿）

冠状面：重心左移，骨盆向左下倾斜，腰椎向左突出
矢状面：胸椎后凸位，腰椎后凸位（弯曲位），骨盆后倾，头部处于
　　　　前伸位

➤ 主动运动

评定了躯干屈曲、伸展、旋转、侧屈及其复合运动。伸展时出现腰部疼痛（NRS 5/10），在做伸展和向右旋转的复合运动时（图 5），除了腰部疼痛之外，还出现了右下肢（从小腿外侧到足部外侧）的麻木和疼痛（NRS：7/10）。在其他动作中，没有出现异常动作和症状。

图 3　疼痛分布图

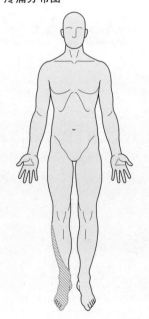
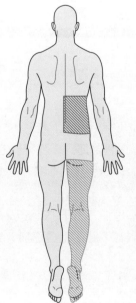

▨：疼痛
性质：严重疼痛
NRS：5 ～ 6/10
疼痛出现的情况：步行 10 分钟左右出现

▨：麻木和疼痛
性质：麻木感和刺激性
疼痛程度（NRS）：7 ～ 8/10
疼痛出现的倾向：步行 10 分钟左右出现，并
　　　　　　　　在傍晚有恶化的倾向

图 4　姿势评定

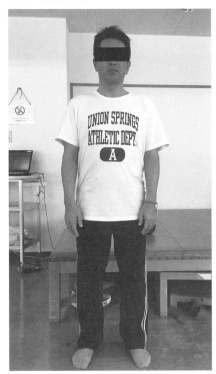
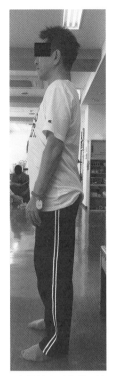

a 自然站立（冠状面）
躯干在冠状面向左旋转，微微向左侧屈。

b 自然站立（矢状面）
矢状面，下腰椎过度伸展，骨盆过度前倾。

图 5　主动运动（伸展和向右旋转的复合运动）

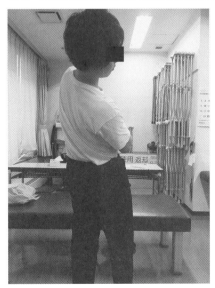
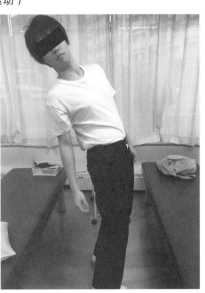

a 后面观

b 侧面观

▶ 附属运动检查：（过大 / 过低）活动度的检查（图 6）

在俯卧位进行 PA 滑动 [方法见"第 1 篇第 1 章脊柱物理治疗的概念"（p2）]。在中位胸椎中发现了活动度过低（hypomobility），在 L4/5 发现了伴随疼痛的活动度过大（hypermobility）。

▶ 运动控制检查

物理治疗师进行了运动控制检查。这一检查共包括 6 项，若其中 2 项以上为阳性则有运动控制不佳的可能性 [1, 2]。另外，该检查作为动作观察的评定也是有效的。见表 1。

检查①～⑥中，②⑤⑥为阳性。在②中，运动时发生了腰椎过度伸展，出现了右下肢的症状。在⑤中，向后移动时出现了腰椎的过度伸展，在⑥中，在膝关节屈曲 30° 附近，观察到腰椎过度伸展、骨盆前倾、旋转运动的代偿动作。

图 6　附属运动（PA 滑动）

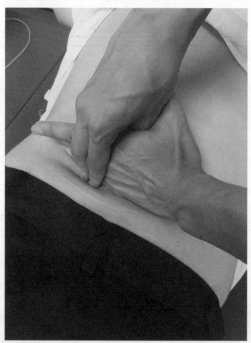

检查者将手的豌豆骨部放在棘突上，用对侧的上肢施加压力。在 L4/5 发现了疼痛以及活动度过大。

表 1　运动控制检查

检查	正常	阳性表现
检查①	站立位，在躯干保持中立位的同时，屈曲髋关节。 正常：躯干保持在中立位，髋关节能屈曲 50°～70°。 阳性表现：发生腰椎屈曲 / 伸展的代偿动作，髋关节无法屈曲 50° 以上。 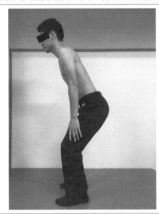	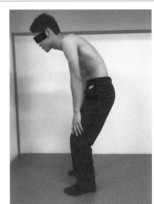
检查②	让患者在站立位下进行骨盆的后倾动作。 正常：胸椎保持中立位仍可进行骨盆后倾动作。 阳性表现：骨盆不能后倾，由胸椎代偿，产生腰椎过度伸展的代偿动作。 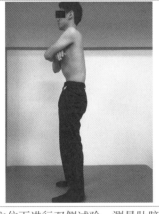	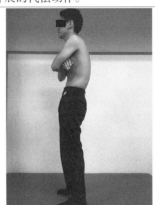
检查③	单脚站立位下进行双侧试验，测量肚脐侧方的移动距离。 正常：肚脐移动距离小于 10 cm，或左右相差小于 2cm。 阳性表现：肚脐移动距离大于 10cm，左右相差大于 2cm。 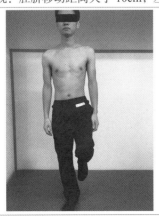	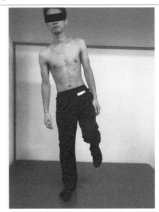

（接下页）

第4篇　疾病管理（案例研究）

257

表1　运动控制检查（续）

检查	正常	阳性表现
检查④	端坐位下，腰椎保持在中立位的同时，伸展一侧的膝关节。 正常：可在保持腰椎中立位的情况下伸展膝关节（–20°～–30°即可）。 阳性表现：出现腰椎屈曲动作，或者不能在保持腰椎中立位的情况下伸展膝关节。 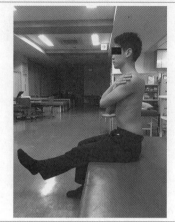	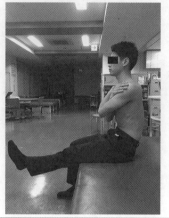
检查⑤	四点跪位，在保持腰椎中立位的同时，前后移动骨盆。 正常：保持腰椎中立位，向后移动骨盆到髋关节120°，向前移动骨盆到髋关节60°。 阳性表现：前后移动骨盆时，腰椎发生屈曲或伸展的代偿动作。 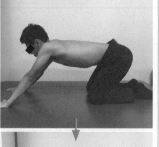 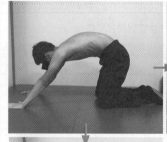 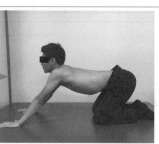 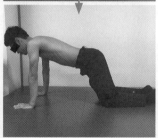 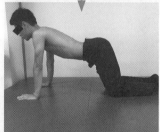	
检查⑥	以俯卧位进行。一侧膝关节屈曲至90°。 正常：腰椎无屈曲、伸展动作，骨盆无旋转动作。 阳性表现：膝关节屈曲的同时，产生上述代偿动作。 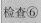 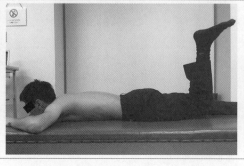 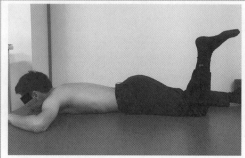	

▶ 整理和分析

本病例主诉步行时出现腰痛以及右下肢疼痛和麻木，根据影像检查结果，怀疑为 L4/5 椎管狭窄，医生诊断为腰椎管狭窄。患者休息时并未出现疼痛 / 麻木，但在腰椎伸展或伸展性向左旋转的复合动作中出现疼痛和麻木恶化。基本姿势为自然站立位下位腰椎过度前凸，骨盆过度前倾。另外，根据被动运动检查显示胸椎的活动过低（hypomobility），L4/5 的活动度过大（hypermobility），在运动控制检查和基本动作分析中，难以控制躯干动作，特别是向伸展方向有过度运动的倾向。

根据包括影像学检查结果和主观、客观的评定结果在内的医学资料，可以推测神经障碍类型为右侧的 L4/5 神经根型。另外，患者在休息时未出现疼痛 / 麻木，而在特定的姿势及动作时症状会出现或恶化，并且由于具有机械应力所致症状再现性，适用于物理治疗[3]。症状恶化的原因是，在休息姿势下持续的负荷，在运动时，不能控制以腰椎为中心的主动运动，进而产生了过度的腰椎伸展以及向右旋转的运动，并压迫了相应部位的神经根。在对疾病的认识方面，患者不了解导致症状恶化的姿势和动作也是原因之一。

物理治疗方法和效果

▶ 治疗方案

由于通过物理治疗很难改善产生狭窄的结构性异常，因此物理治疗的目的是改善以动作为中心的功能性异常，减少对引起症状的 L4/5 的右侧神经根的刺激。具体来说，其目的是通过提高相邻关节的活动度和功能来减轻相应部位的负担，通过腰部的运动控制练习来减少脊柱，特别是 L4/5 之间在伸展方向的不稳定性，通过有氧运动来提高全身的耐力和对神经组织的血液供应。此外，也必须采取其他相关的方法，例如对姿势和动作进行指导，以避免对相关部位造成负担。根据上述情况，具体的治疗方案如下所述。

▶ 治疗计划

①患者教育和姿势指导
②运动控制练习
③脊柱（胸椎、腰椎）关节松动
④髋关节松动
⑤有氧运动

▶ ①患者宣教和姿势指导

患者宣教是重要的治疗方法之一，不仅限于腰椎管狭窄患者。

Breslau 等人指出，通过向患者解释腰椎椎管狭窄的解剖学特征与症状之间的关系，以及疼痛的主要原因，患者的恐惧感和 ADL 都得以改善[4]。另外，通过让患者理解疼痛出现的机制，发现可以减轻疼痛[5]。向患者解释并让其理解疼痛和麻木的发生机制是必不可少的。在本病例的姿势、动作指导中，让患者了解"平时的立位姿势为腰椎伸展位"、"做腰椎伸展＋向左旋转的动作，症状会恶化"、"症状出现时，通过腰椎屈曲（前倾），可以减轻症状"，说明如果能够控制腰椎向过度伸展方向的运动，就可以减少症状出现的频率。

在姿势指导中，第一阶段是让患者认识到自己平时的坐位及立位姿势。然后，脊柱处于中立位时引导患者做症状再现的姿势（图 7）。此外，还需练习从不同姿势回到脊柱中立位。

➤ ②运动控制练习

为了在俯卧位不出现腰椎伸展的代偿动作，进行膝关节及髋关节的伸展运动（图 8），保持腰部中立位的同时从端坐位到站立位的动作练习（图 9），保持腰部中立位的同时在四点跪位做髋关节屈曲的动作（图 10），站立位进行髋关节伸展的运动（图 11）。最初，通过镜子、照片、动画的视觉反馈和治疗师的口头反馈进行引导，来调整难度。

如果在训练过程中出现疼痛恶化或麻木，则停止训练。

图 7　坐位姿势的训练

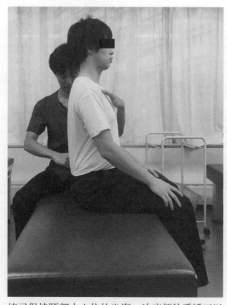

练习保持腰部中立位的坐姿。治疗师徒手矫正以及口头反馈，来调整准确的姿势。

图 8　运动控制训练①：俯卧位下膝关节屈曲和髋关节伸展运动

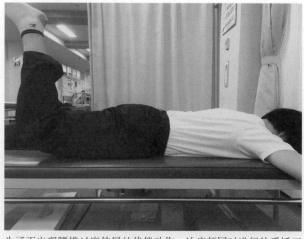

为了不出现腰椎过度伸展的代偿动作，治疗师同时进行徒手矫正以及口头给予反馈。

图 9 运动控制训练②：立位⇄端坐位

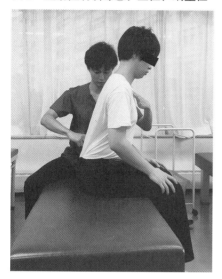 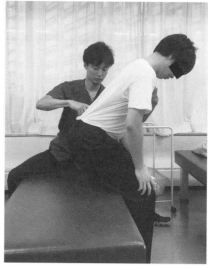

保持腰椎处于中立位的
同时，进行立位和坐位
的交替转换。治疗师用
口头和徒手来指导或引
导保持腰部中立位。

图 10 运动控制练习③：保持腰部中立位的同时在四点跪位做髋关节屈曲动作

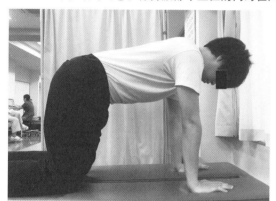 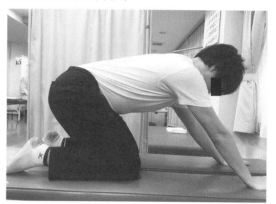

治疗师通过口头和徒手给予反馈。

图 11 运动控制练习④：站立位下的髋关节伸展运动

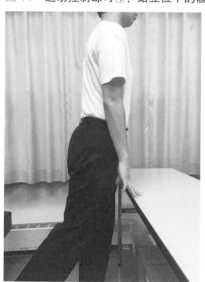

在保持腰椎中立位的同时进行髋关节伸展运动。
治疗师通过口头和徒手给予反馈。

➤ ③脊柱运动

有研究表明，徒手治疗和运动锻炼相结合的治疗对腰椎椎管狭窄患者有一定的疗效 [6]。目标是通过腰椎旋转自主关节松动来扩大右侧椎间孔（图 12）。胸椎伸展自主关节松动的目的是提高相邻胸椎关节的活动度，从而减少腰椎旋转、伸展方向的活动度过大（图 13）。另外，这些训练作为自主锻炼也是有效的。

➤ ④髋关节活动（图 14）

改善髋关节的活动度对于防止腰椎伸展的代偿动作是有效的。据报告，在髋关节伸展受限的情况下，步行时和活动时腰椎的伸展代偿，常常会给腰椎带来过度的负荷 [7, 8]。除了髋关节松动外，还进行髋关节周围肌肉的牵伸，如髂腰肌和腘绳肌（图 15，16）的牵伸。与脊柱运动一样，这些训练作为自主运动也是有效的。

➤ ⑤有氧运动（图 17）

有氧运动对存在跛行的椎管狭窄患者较为有效 [9]，主要目的是减少对运动（包括行走）的恐惧，为全身（包括四肢）提供氧气，提高全身耐力。如果有一台反重力跑步机会更有效，但是由于很少有这样的设备，所以在腰椎屈曲位进行的自行车运动是有效的。Pual 等人的报告指出，在腰椎屈曲位骑自行车的疗效类似于反重力跑步机 [10]。

➤ ⑥自主锻炼

如前所述的③脊柱关节松动作为自主锻炼也是有效的（图 12，13）。另外，还要进行如上所述的髋关节（髂腰肌、腘绳肌）的牵伸运动。

图 12　腰椎旋转自我关节松动（右侧椎间孔扩大）

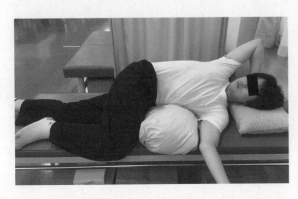

图 13　胸椎伸展关节松动

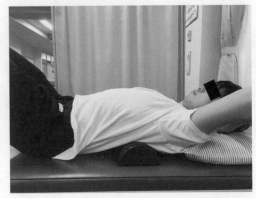

图 14 髋关节松动

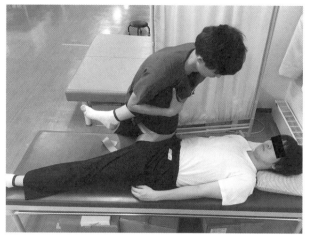

通过使用关节松动带（Mulligan belt），可以更有效地进行髋关节
关节松动。

图 15 腘绳肌的牵伸

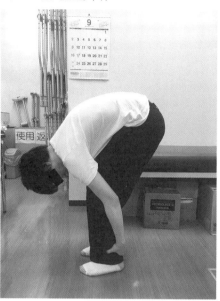

患者在下蹲状态下握住自己的小腿远端。尽量保
持最大站立位，在感觉到腘绳肌被牵伸时保持
10 秒左右。

图 16 髂腰肌的牵伸

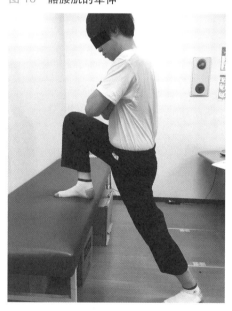

图 17 有氧运动

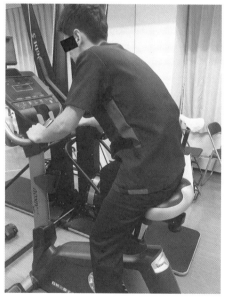

注意调整座位高度，使腰椎处于屈曲位。

> 治疗经过

　　上述治疗进行 4 周，每周 2 次。在家里的自主训练 1 天进行 1 次。

疗效（治疗开始后 8 周）

> ➤ 问诊

现在已了解自己的哪些动作会诱发症状的再现，并可以有意识地采用不出现症状的姿势。另外，即使出现症状，也可以通过采取腰部屈曲位缓解症状。

可以连续步行 1 小时左右，之后即使出现症状，也可以休息 5 分钟左右后再次开始步行。

> ➤ 姿势

治疗前站立位下的腰椎过度伸展、骨盆过度前倾位得到改善，另外冠状面的轻度向左回旋和侧屈也得到改善。

> ➤ 主动运动

虽然进行伸展 + 向右旋转到最大活动度时，和治疗前一样会出现症状，但患者可在症状出现之前自行控制。

> ➤ 运动控制检查

无论哪项检查，都能在保持腰部中立位的同时完成动作。另外，检查时的症状也没有出现。

> ➤ 结果指标

腰部疼痛（NRS）：0/10
下肢麻木（NRS）：安静时 0/10，活动时 2/10
连续步行时间：可连续步行 1 小时不出现症状

结语

本病例出现右下肢的放射痛症状加重，主要是由于运动时腰椎伸展 / 旋转动作的过度或不稳定。因此，治疗目标是改善功能，也就是进行改善腰部稳定性的训练。通过改善相邻关节胸椎和髋关节的活动度不足，可以减轻腰部的负担。通过进行全身性运动（有氧运动），可以提高耐力，并为包括神经组织在内的四肢供氧。

在认知方面，对患者进行了宣教，让患者了解什么样的姿势和动作会诱发症状，出现症状时应如何处理，进而通过宣教和指导患者自主锻炼，使得患者可以管理自身的症状。

我们认为，今后通过继续进行自主锻炼指导和宣教，即使物理治疗结束后患者也可以管理自己的症状。

参考文献

[1] Luomajoki H, et al : Reliability of movement control tests in the lumbar spine. BMC Musculoskelet Disord, 8 : 90, 2007.

[2] Luomajoki H, et al : Movement control tests of the low back ; evaluation of the difference between patients with low back pain and healthy controls. BMC Musculoskelet Disord, 9 : 170, 2008.

[3] Backstrom KM, et al : Lumbar spinal stenosis-diagnosis and management of the aging spine. Man Ther, 16(4) : 308-317, 2011.

[4] Breslau J, et al : Socioeconomic aspects of spinal imaging : impact of radiological diagnosis on lumbar spine-related disability. Top Magn Reson Imaging, 11(4) : 218-223, 2000.

[5] O'Sullivan P, et al : Unraveling the Complexity of Low Back Pain. J Orthop Sports Phys Ther, 46(11) : 932-937, 2016.

[6] Kovacs FM, et al : Surgery versus conservative treatment for symptomatic lumbar spinal stenosis : A systematic review of randomized controlled trials. Spine(Phila Pa 1976), 36(20) : 1335-1351, 2011.

[7] Vo AN, et al : Rehabilitation of orthopedic and rheumatologic disorders. 5. Lumbar spinal stenosis. Arch Phys Med Rehabil, 86(3 Suppl 1) : S69-76, 2005.

[8] Yuan PS, et al : Nonsurgical and surgical management of lumbar spinal stenosis. Instr Course Lect, 54 : 303-312, 2005.

[9] Watters WC 3rd, et al : Degenerative lumbar spinal stenosis : an evidence-based clinical guideline for the diagnosis and treatment of degenerative lumbar spinal stenosis. Spine J, 8(2) : 305-310, 2008.

[10] Pua YH, et al : Treadmill walking with body weight support is no more effective than cycling when added to an exercise program for lumbar spinal stenosis : a randomised controlled trial. Aust J Physiother, 53(2) : 83-89, 2007.

第8章 腰椎峡部裂

摘要

- 在腰椎峡部裂中，发育期腰椎峡部裂并不是指腰椎峡部形成了假关节，而是指发生了疲劳性骨折的状态。因此，治疗的目的是骨愈合，主要的治疗方法是佩戴矫形器和休息。但是，由于大部分患者是运动员，所以即使在佩戴矫形器期间，也需要进行防止身体运动能力下降的康复治疗。
- 康复治疗是根据MRI和CT来分析发育期腰椎峡部裂的病期，并进行适合的治疗方案。另外，在以骨愈合为目的的时期和以完全恢复运动为目标的时期，康复治疗的内容变动尤为重要。
- 本章介绍了发育期腰椎峡部裂患者在佩戴矫形器期间可以进行的安全性康复治疗，在完全恢复运动之前进行的运动康复，以及实际的康复流程和病例报告。

腰椎峡部裂的康复治疗

腰椎峡部裂分为两种：一种是腰椎分离症，即关节突之间形成假关节，在这种情况下，由于腰椎峡部难以产生骨愈合，康复治疗的主要目标是改善对腰椎不施加机械压力的身体功能，并且观察疼痛情况的同时，以逐渐恢复工作和运动为目标。另一种是腰椎峡部出现疲劳性骨折的发育期腰椎峡部裂（超早期、早期、进展期）。在这种情况下，由于治疗的目的是达到骨愈合，所以佩戴矫形和休息是主流治疗方案。然而，由于许多患者都是运动员，因此必须考虑长期佩戴矫形器和休息会导致体能下降。

根据CT的分期，发育期腰椎峡部裂的超早期和早期的愈合率比进展期高。因此康复治疗有必要根据不同的时期进行内容调整。另外，在佩戴矫形器后，再次从MRI、CT的影像检查中发现有骨愈合倾向时，则需要从之前以骨愈合为目的的康复治疗转向以恢复完全运动能力为目标的运动康复治疗。以下是各分期康复方案和完全恢复运动前的运动康复，最后进行病例展示，介绍实际的发育期腰椎峡部裂的康复治疗。

 临床要点

从动作的角度来看产生发育期腰椎峡部裂的主要因素

容易发生腰椎峡部裂的动作是躯干的伸展和旋转，因此康复治疗以减少腰椎承受的应力为目的，评定和改善腰椎以外的胸椎和髋关节的活动度。为了减轻腰椎的伸展和旋转应力，需要改善胸椎和髋关节的伸展和旋转动作的活动度。

根据 CT 分期的发育期腰椎峡部裂的康复方案

➤ 佩戴矫形器时期的康复方案（图 1）

在愈合率较高的超早期和早期，从 3 周后开始康复治疗。在愈合率较低的进展期应进行佩戴矫形器治疗、做练习柔韧性的体操和躯干等长收缩等程度较轻的运动治疗。

➤ 矫形治疗期间使用硬质腰围（图 2）

矫形器治疗中使用硬质腰围，它可以覆盖到臀部，能够牢固地限制躯干的伸展和旋转。除洗澡和睡觉以外的时间都要佩戴腰围。

图 1　**根据 CT 分期的发育期腰椎峡部裂的康复方案**

	0 周	1 周	3 周　4 周	8～12 周
检查	MRI CT		WBI 测量 （1 次/月）	MRI 重新检查
腰围	佩戴运动用腰围，硬质腰围 定制取模	硬质腰围 （洗澡和睡觉以外的时间佩戴）		
康复 （超早期/早期）	物理治疗 运动疗法（牵伸、核心训练等）	积极的运动疗法		
康复 （进展期）	物理治疗 运动疗法（拉伸）			
体育运动	完全休止 （4 周前自行停止）			

WBI： weight bearing index，负重指数

图 2　**硬质腰围**

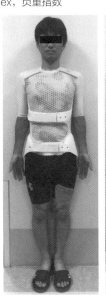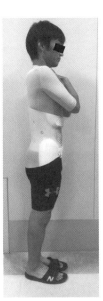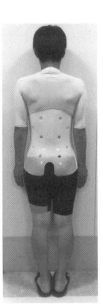

为骨愈合目的而佩戴硬质腰围，限制腰椎的旋转和伸展动作。

▶ 从佩戴矫形器开始前 3 周的运动治疗计划

这个时期关节突之间还残留炎症，有的病例会主诉有腰痛。需要注意的是，运动治疗时不要给腰椎增加过度的机械应力，以免诱发疼痛。Pope 等人报告说，与普通人相比，柔韧性低下的人发生下肢障碍的风险是正常人的 2 倍，是柔韧性高的人的 8 倍[1]。因此，这一时期以柔韧体操为主。躯干的肌力训练以等长收缩为主，不使腰椎伸展。

● 折刀牵伸训练（图 3a）

西良老师报告称，腘绳肌的柔韧性降低会导致躯干前屈位时骨盆前倾受到抑制，脊椎运动的负荷增加，因此建议使用折刀牵伸训练来牵伸腘绳肌[2]。患者佩戴硬质腰围的同时坐在椅子上进行身体前屈牵伸训练。

方法是坐在椅子上的同时握住双侧脚踝。在胸部尽可能靠近大腿的状态下，膝关节逐渐伸展，腘绳肌在最大伸展状态下保持 10 秒。

● 股四头肌牵伸训练（图 3b）/ 髂腰肌牵伸（图 3c）

西良老师等人认为，躯干伸展的限制因素是髂腰肌、股四头肌的柔韧性下降，在躯干伸展时骨盆并没有向后倾斜，而是通过腰椎的伸

图 3　腘绳肌的
牵伸训练

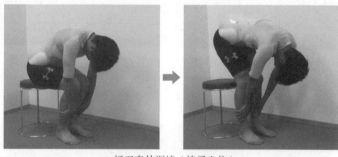

a 折刀牵伸训练（椅子坐位）
坐在椅子上握住脚踝，使大腿和胸部尽可能靠近，伸展膝盖（10秒×5组）。

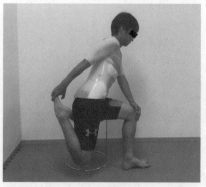

b 股四头肌牵伸
在一侧膝关节屈曲的状态下，用手握住另一侧脚部，进行股四头肌牵伸（30秒×3组）。

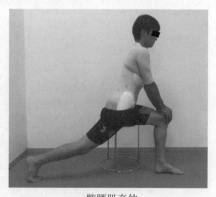

c 髂腰肌牵伸
一侧的下肢进行髋关节伸展，髂腰肌牵伸（30秒×3组）。

展进行代偿[2]。各种牵伸训练应该从治疗初期阶段开始。佩戴硬质腰围，是为了不给腰椎施加伸展旋转的应力，牵伸主要围绕臀部和下肢来进行。

▶ 从矫形器治疗开始 3 周后的主动运动治疗方案（超早期至早期）

在这个时期，腰痛减轻甚至消失。除上述的康复治疗方案外，还应指导患者进行更高强度的主动运动治疗。

● 稳定性训练

Hides 等人的研究报告说，多裂肌和腹横肌等躯干肌的锻炼可以预防腰痛的复发[3]。在训练指导中，用硬质腰围保持脊柱的中立位，进行负荷较小的躯干肌锻炼（图 4a ～ c）。

● 深蹲

通常的深蹲动作，一般是让膝盖不要超过足尖，但为了减轻腰椎过度伸展的压力，这时的深蹲要使膝盖超过足尖（图 4d）。

图 4　稳定性训练

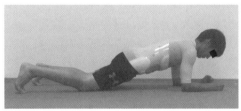

a 前桥（Front bridge）
前臂和双膝着地，保持脊柱中立位。

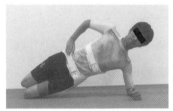

b 侧桥（Side bridge）
前臂和小腿外侧靠在地板上，保持脊柱中立位。

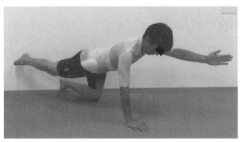

c 四点跪位伸展
在伸展对侧上下肢的状态下，保持脊柱的中立位。

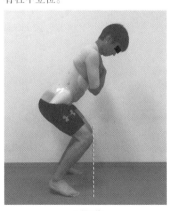

d 深蹲
为了不使腰椎过度伸展，在膝盖超过足尖的同时进行深蹲（20 次 ×3 组）。

● **有氧运动**

因为发育期腰椎峡部裂的治疗需要长期的休息、固定，所以会引起心肺功能的下降。真锅老师的报告显示，如果进行高强度训练的运动员停止了运动，8 周后他的最大摄氧量将会迅速下降 4% ~ 20%[4]。因此，应使用测力计和跑步机进行耐力训练。

> **小贴士** | **发育期腰椎峡部裂的康复治疗要点**
>
> 发育期腰椎峡部裂矫形器治疗期间的康复治疗方案，必须结合 CT 分期和损伤部位的修复过程。在此期间，如果训练强度不正确，很有可能导致损伤部位恶化或修复时间的延迟。

▶ **防止患者失访（门诊失访）**

在长期的矫形器治疗期间，必须防止患者失访。失访患者从疲劳性骨折转为完全恢复的可能性较低。因此，医疗机构方面有必要关注防止患者失访的问题。前面提到的发育期腰椎峡部裂患者的康复治疗对于防止患者失访也是有效的 [5]。

允许重返运动后的运动康复

在矫形器治疗期间进行康复后，再次进行 MRI 和 CT 检查，若确认骨愈合或愈合倾向，则允许患者重返运动。从这个时候开始，应将硬质腰围改为运动用腰围，进行以完全恢复运动为目标的运动康复。

▶ **重返运动后使用的运动用腰围（图 5）**

为了限制躯干的伸展，运动用腰围背部有 4 根支柱。在确认恢复情况的同时，可以拆除支柱（日本 Sigmax 公司制造）。

● **活动度训练（胸椎、髋关节）**

腰椎的邻近关节——胸椎、髋关节的活动度受限也会对腰椎造成应力，因此，运动康复应以提高这些关节的活动度为目标。利用牵伸轴 EX（LPN 公司制造）改善胸椎伸展的活动度，可以减少腰椎的伸展应力（图 6a）。

两膝夹着橡皮球的同时，髋关节和膝关节呈 90° 屈曲位。采用此姿势进行卷腹运动（图 6b）和转体卷腹运动（图 6c），在保持腰椎稳定性的同时，改善胸椎的活动度。

图 5　运动用腰围

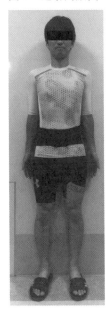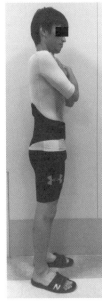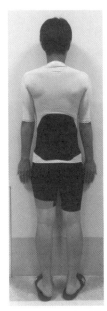

腰部有防止过度伸展
动作的支柱。在运动
或训练中佩戴。

（日本 SIGMA，Max Belt S3）

图6　活动度训练

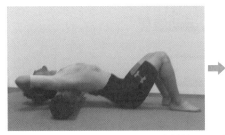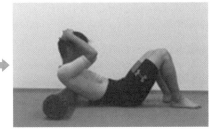

a 利用牵伸轴 EX 进行胸椎的伸展运动

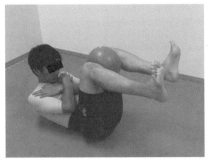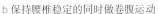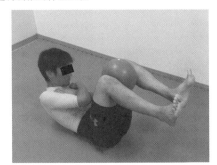

b 保持腰椎稳定的同时做卷腹运动　　　　c 保持腰椎稳定的同时做转体卷腹运动

● 稳定性训练（腰椎）

　　双膝间夹橡皮球的同时，髋关节和膝关节保持 90° 屈曲位。此时球保持正中位。在保持腰椎稳定的状态下，进行上下肢活动（图 7 a）。通过扩大上下肢的活动范围，提高运动速度，可以获得更高的腰椎稳定性。

　　站立在 BOSU®（半球型的平衡球：Balance Trainer DW fitness 公司

制造）上，在脚底不离开BOSU®表面的范围内弹跳。保持腰椎的稳定性，以免发生腰椎过度伸展。可以通过抬高双上肢来提高难度（图7b）。

● 活动度和稳定性训练

在训练胸椎和髋关节活动度的同时，还可以通过训练腰椎的稳定性来调整训练强度。使用滑行板，在保持腰椎稳定性的同时，上举上肢，伸展下肢（图8a）。另外，在保持腰椎稳定性的同时，进行髋关节和膝关节的屈曲伸展运动（图8b）。在这些训练中，为了不给腰椎增加伸展应力，保持其稳定性尤为重要。

● 有氧运动训练

使用上肢功率车，在保持腰椎稳定性的同时提高有氧能力（图9a）。通过调节速度和负荷，可以为患者提供适合的有氧运动。在牵伸轴®上进行双下肢踏车运动。在保持脊柱中立位的同时，提高有氧能力。通过缩小双上肢与地面接触的位置，从而提高难度（图9b）。在BOSU®上进行有节奏的踏步运动，以提高有氧能力（图9c），做该训练动作时保持脊柱处于中立位尤为重要，因为如果姿势向前后方向或侧方倾斜的话，很容易从BOSU®上面掉下来。

图7　稳定性训练

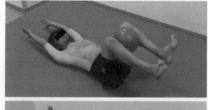
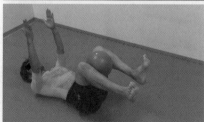
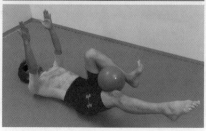

a 在保持腰椎稳定的同时进行上下肢的动态锻炼

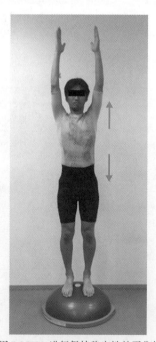

b 使用BOSU®进行保持稳定性的平衡锻炼

图 8 活动度和稳定性训练

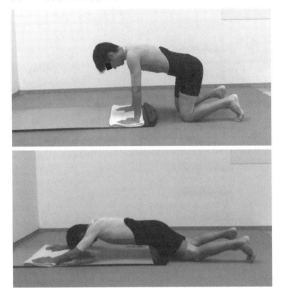

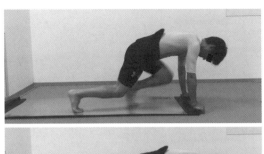

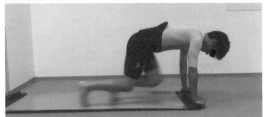

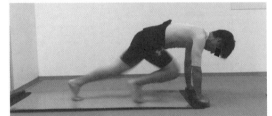

a 滑板（双上肢上举运动）

b 滑板（双下肢伸展运动）

图 9 有氧运动训练

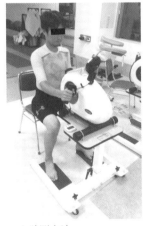

a 上肢测力计
（Yamato human 制造）

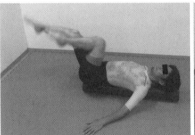

b 牵伸轴上的双下肢踏车运动

（拉伸轴 ®EX：LPN 制造）

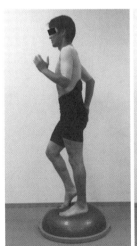

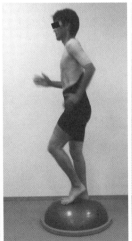

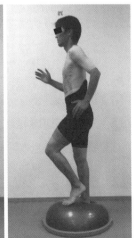

c 在 BOSU® 上的踏步练习

➤ 打印阶段性运动康复方案（图 10）

发育期腰椎峡部裂患者由于长时间停止运动，在恢复运动训练后，大部分患者的身体功能会出现下降的情况。在这种状态下，如果让患者短时间内完全恢复运动的话，复发率可能会增高。因此，应根据各种运动项目设计分阶段性的运动恢复方案与目标，再将其打印出来作为进行训练的提示。图 10 是棒球运动员的运动恢复方案和目标。各项目的练习项目不同，对于学生运动员来说，医疗机构为了更好地对其进行管理，将康复方案打印出来是有用的。与此同时，康复训练的强度也将不断提高。

图 10　棒球选手一个月的康复方案

	运动开始后 1 周 （　　/　　～　　）	1 周 （　　/　　～　　）	2 周 （　　/　　～　　）	3～4 周 （　　/　　～　　）
腰围	有四个支柱	拆下外侧的两根支柱	把内侧的两根支柱都拆下来	继续佩戴没有支柱的腰围一个月
传接球	• 将垒间距离缩短为原来的 50% • 球数为总数的一半左右	• 垒间延长 +1~2m 的距离，为原来的 60%~70% • 球数也占总球数的 60%~70%	• 未达到远投的距离为原本垒间距离的 80%～90% • 球数限制解除	除远投外全部允许
击球	轻投球的轻击球 挥棒：20 次左右（50%）	程度较轻的使用自动发球台击球 挥棒：40～60 次（70%）	自由击球练习 （数量要少一些） 挥棒：60～80 次（80%）	无限制
接球练习	内野手：只进行接正面的地滚球，并轻传球 外野手：只进行接正面的地滚球和腾空球（高抛球）	采用侧步，接正面以外的地滚球和腾空球（高抛球）（不允许接快球）	从接球到传球的一系列动作 （但尽量避免扑接球等勉强的接球）	无限制
跑步	慢跑	轻跑垒	70%～80% 跑垒	无限制
投球	在投球练习区，接球者站立接球时的投球	接球者蹲 50% 程度，20 到 30 个球	接球者蹲 70% 的程度，70% 左右	接球者蹲 80%～90% 程度，从第四周开始恢复比赛

康复注意事项：

* 在投接球和击球时，由于要反复旋转躯干，因此会有复发的危险，因而要注意运动强度。

* 投球的数量，小学生最好是 50 个，中学生最好是 70 个，高中生最好是 100 个。另外，远投要从第 4 周开始。

* 如果在肌肉力量和耐力下降时恢复运动，可能会由于肌肉疲劳导致柔韧性下降或受伤。因此，之前进行的牵伸和疲劳恢复也不能忘记，要继续做下去。

* 如果你感到疼痛或不适，请立即停止运动，到医院来。

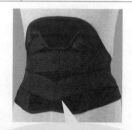

必须要穿运动用腰围

临床要点

关于发育期腰椎峡部裂的复发

发育期腰椎峡部裂的康复治疗是以骨愈合为目的的长期治疗，但也存在治疗结束后因恢复运动再复发的病例。Sakai 等人报告称，恢复运动后腰椎峡部裂的复发率为 26.1 %[6]。复发可能会给运动员本人、他们的家人和团队带来巨大的精神和身体压力，因为他们需要再次进行长期矫形治疗。因此，为了防止复发，在获得运动恢复许可的情况下，我们将向运动员及其团队提供基本训练和特定运动项目恢复计划的打印清单（图 10）。我们还建议运动康复时间至少为一个月，以完全恢复运动为目标。

病例信息

▶ 基本信息

年龄：14 岁（初中二年级）

性别：男性

身高：157cm

BMI:
body mass index,
体重指数

体重：48kg

BMI：19.5

体育项目：剑道（右利手）

▶ 现病史

患者参加了剑道学习班，至今为止没有学习剑道以外的运动经历。2017 年 4 月，在学校的身体检查中，发现躯干后伸时出现疼痛，建议去医院就诊，但患者并没有去医疗机构就诊，而是继续练习剑道运动，在挥舞竹刀时，腰痛恶化。虽然去了治疗中心，但症状没有得到改善，在检查后 2 个月，到骨外科就诊，被诊断为第 4 腰椎发育期右侧峡部裂。之后，以康复治疗为目的，被转介到本院。

STIR:
short-TI inversion
recovery，短 TI 反转
恢复脉冲序列

第一次 MRI 水平断层影像（STIR）显示，第 4 腰椎右关节突间部有一个微弱的高信号区，表明存在骨髓水肿（图 11a）。然而，在同时期的 CT 水平断层影像中，并没有发现明显的骨折线，而是在 MRI 中的高亮度区域观察到骨硬化影像（图 11b）。MRI 高亮度变化的状态，以及 CT 中骨硬化的存在，都表明从发病到初诊（2 个月）期间存在发育期腰椎峡部裂的病理过程。患者本人的主诉是挥舞竹刀时腰痛。他希望可以参加 4 个月后的新人赛，恢复在比赛中的身体对抗性。

图 11　**初诊时的影像学检查（MRI、CT 水平影像）**

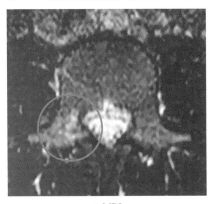

a MRI

MRI 检查发现右腰椎关节突部有骨髓水肿。

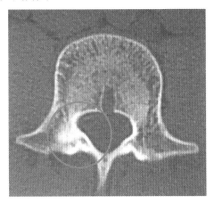

b CT

CT 检查显示同部位有骨硬化倾向。

➤ 评估

● 初诊时评定

NRS:
numerical rating
scale，数字评定量表

FFD:
finger floor distance，
手指与地板之间的距
离

SLR:
straight leg raising，
直腿抬高

初诊时的腰痛 NRS 评定如下：后伸为 8、右侧屈为 7、左侧屈为 3、前屈为 0。Kemp 手法后腰痛阳性。疼痛部位在雅各比线（Jacoby line）以下，右侧有乒乓球大小范围的腰痛。FFD 为 10 cm，跟臀距离为右 14 cm/ 左 13 cm。SLR 试验为右 75°/ 左 75°。

● 姿势评定

矢状面：头部向前方移位，胸椎后凸，腰椎前凸。

冠状面：左骨盆抬高，向左旋转，胸廓向右旋转，右髋关节的外旋不对称（图 12a，b）。

根据矢状面评定，患者在做剑道的竹刀挥舞动作时，头部向前移位和胸椎后凸可能会增大对腰椎的伸展应力。剑道中段的姿势是左脚向后，左手在下，右手在上交叉握持竹刀。由此推测，在本病例的立位姿势中也会产生骨盆左旋、胸廓右旋、右髋关节外旋。

特别是骨盆的左转位更有可能对右侧腰椎峡部产生应力。

图 12　初诊时的姿势评定

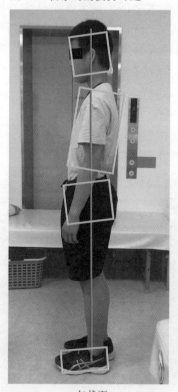 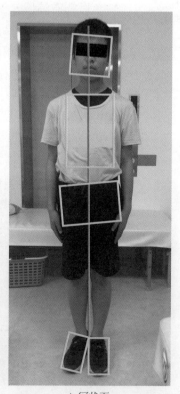

a 矢状面
发现头部过度向前移位，胸椎后凸，腰椎前凸。

b 冠状面
从头部到足部的左右不对称。

● 动作评定

在剑道的素振动作（挥动竹刀、杆子等动作）中右脚着地时重心向后移动，胸椎也处于后凸位。因此，可以推测腰椎的前凸相对增大。素振动作会引起腰椎伸展应力，这也可能是发育期腰椎峡部裂的发病原因。

物理治疗开始 1 个月后，对于腰痛改善的病例，为了了解由于静养而导致的身体功能下降程度，使用 InBody430（InBody Japan）测量体脂率分，使用 Isoforce GT-360（Aussie Giken）测量 WBI（相对于体重的股四头肌等长肌力），评定随时间推移的肌力变化。本病例 1 个月时的体脂率为 12.4%，WBI 为右侧 55%/ 左侧 56%。

> 分析

在剑道练习过程中，会长时间反复练习右脚向前用力的素振动作。我们认为，相对于其他运动，剑道更容易积累导致疲劳性骨折发病的机械应力。另外，在挥舞竹刀时，通过上肢的上举动作，躯干容易处于伸展位，因此，为了分散其应力，提高胸椎伸展的柔韧性和躯干的稳定性是重要的目标。此外，由于竹刀相互撞击时身体末端会受到强烈的冲击，因此可以推测腰部会受到更大的应力。但是，本病例所在的剑道部在练习中并不重视躯干训练和牵伸运动。我们在向患者本人和家属说明了发育期腰椎峡部裂发病机理的基础上，告知其从佩戴矫形器开始，积极进行躯干训练和牵伸的重要性。

本病例的柔韧性评定显示，腘绳肌、屈髋肌群的柔韧性降低。另外胸椎部后凸导致脊柱的伸展受到限制，这些因素增大了腰椎伸展的机械应力。与 WBI 相比，肌力也处于降低状态，不足以支持进行运动。

物理治疗方法和效果

实施发育期腰椎峡部裂物理治疗方案 1 个月后，疼痛消失。2 个月后的 MRI 水平影像（STIR）显示，右侧峡部的高信号区消失了（图 13a）。在同时期的 CT 水平影像中未发现明显的骨折线，评定为骨愈合状态（图 13b）。根据上述情况判断患者可以重返部分竞技运动。这个时候可以开始前面所说的运动康复，并且参考剑道的特殊动作进行锻炼。

仰卧位下抬右下肢的同时，用力上下摆动双上肢。作为代偿动作，特别是在双上肢上举时，腰椎的前凸增大，以及胸椎的后凸产生，导致下颚抬高。考虑到这样的代偿动作，我们反复训练剑道特有的素振动作（图 14）。甚至，让患者背部胸椎躺在平衡球上，进行同样的素振动作。在进行素振动作时，通过在平衡球上保持姿势来提高躯干的稳定性（图 14）。

图 13　2 个月后的影像表现（MRI，CT 水平影像）

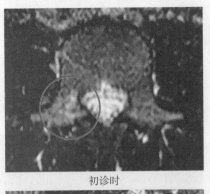 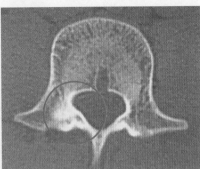

初诊时　　　　　　　　　　　　　初诊时

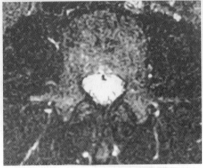 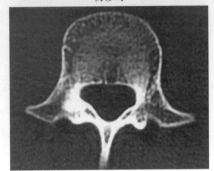

2 个月后　　　　　　　　　　　　2 个月后

a 核磁共振影像　　　　　　　　　b CT

2 个月后 MRI 检查骨髓水肿影像消失。　　2 个月后 CT 显示发现骨愈合倾向。

图 14　运动康复的示例（改善胸椎后凸引起的腰椎向前移位的素振训练）

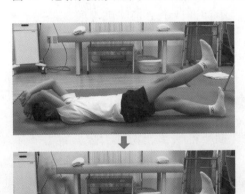 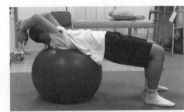

a　　　　　　　　　　　　　　b

在仰卧位下，从右下肢和两上肢上举的状态开始进行剑道的素振动作（a），稳定后让其背部躺在平衡球上，在后凸减弱的状态下提高训练强度（b）。

初诊 3 个月后患者完全恢复了剑道运动。FFD 改善为 –17 cm（图 15 b）。在 Inbody430 的身体成分评定中，从静养期后的初诊开始，经过 5 个月的治疗，全身的肌肉量和体脂率得以维持。WBI 为右 78%/ 左 77%，显示肌肉力量提高。与初诊时相比，胸椎后凸姿势减少，冠状面的不对称性得到改善（图 16）。剑道素振动作中的右脚着地时重心的

图 15　3 个月后的 FFD 的变化

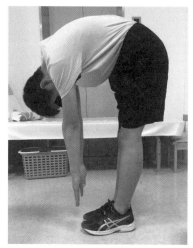
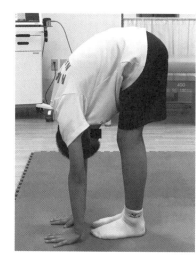

a 第一次　　　　　　　　　　b 3 个月后

FFD 从最初的 10cm 改善到 3 个月后的 –17cm。

图 16　3 个月后的姿势评定

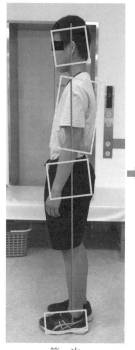
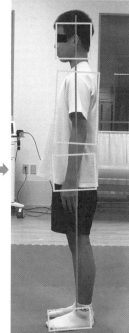
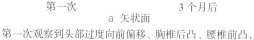
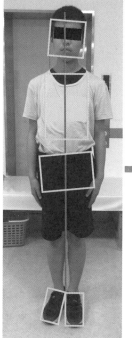
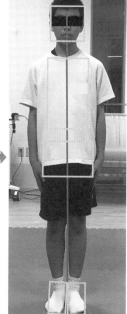

第一次　　　　　　　　3 个月后　　　　　　　第一次　　　　　　　　3 个月后

a 矢状面　　　　　　　　　　　　　　　　　　b 冠状面

第一次观察到头部过度向前偏移、胸椎后凸、腰椎前凸，3 个月后发现这些症状有所改善。　　　第一次发现从头部到足部的左右不对称，3 个月后发现这些症状已得到改善

向后方移动得到改善，胸椎后凸减少，因此可以推测腰椎的伸展应力也减少了。

　　在完全恢复运动 3 个月后，患者的症状也没有复发，治疗过程较为顺利。患者参加新人赛的过程中，在身体冲撞中的稳定性也得到改善，以上情况都表明，这是一个从佩戴矫形器到完全恢复运动的，能展现康复治疗有效性的病例。

结语

　　由于发育期腰椎峡部裂的康复治疗对象患者多为运动员，因此仅靠等待骨愈合的矫形器治疗是无法实现早期完全恢复运动的。此外，大部分患者由于停止几个月的体育活动而导致身体素质明显下降。基于这一点，物理治疗师需要定期评定患者的身体成分、柔韧性、肌力等，在充分考虑发育期腰椎峡部裂病情的基础上，开展防止身体机能下降的康复治疗。

参考文献

[1] Pope R, et al : Effects of ankle dorsiflexion range and pre-exercise calf muscle stretching on injury risk in Army recruits. Aust J Physiother, 44(3) : 165-72, 1998.

[2] 西良浩一：スポーツ選手の腰椎疲労骨折の病態と低侵襲治療. 臨床スポーツ医学, 29(8) : 823-832, 2012.

[3] Hides JA, et al : Long-term effects of specific stabilizing exercises for first-episode low back pain. Spine (Phila Pa 1976), 26(11) : E243-E248, 2001.

[4] 真鍋知宏：スポーツパフォーマンスに必要な心肺機能. 臨床スポーツ医学, 32(2) : 114-119. 2015.

[5] 杉浦史郎, et al : 発育期腰椎分離症－装具療法中のエクササイズ. 臨床スポーツ医学, 33(10) : 994-998, 2016.

[6] Sakai T, et al : Conservative Treatment for Bony Healing in Pediatric Lumbar Spondylolysis. Spine (Phila Pa 1976), 42(12) : E716-E720, 2017.

第9章 骶髂关节障碍

摘要

■ 本章介绍了由既往病史引起的以骶髂关节痛为主诉的运动员的治疗方法。

■ 可以推测,除了矢状面的髋骨前、后倾(不对称性)外,冠状面的骶骨倾斜也会对骶髂关节产生机械应力。

■ 使用组织间分离技术可以改善骨盆的肌肉粘连,在通过对症治疗使疼痛消失的基础上,为了防止肌肉粘连复发,需要进行稳定(肌肉功能训练)和协调(动作矫正)训练。

引言

骶髂关节障碍是以骶髂关节周围疼痛为主诉的疾病。除了经常疼痛之外,还伴有下肢的麻木(异常感觉)、钝痛,以及负荷传递障碍。原因可能是骶髂关节的结构稳定性(form closure)或肌筋膜的稳定性(force closure)中的一个存在异常,或者两个方面都有异常[1]。但是,对其发病机理进行量化并不容易[2]。我们提出了由于骶髂关节力学应力过大而产生的"骨盆对线不良综合征"这一概念,并对其治疗方法进行了反复研究。在本章中,我们展示了一个典型的病例,并对其治疗的理论和方法(治疗技术)进行了阐述。

病例信息

▶ 一般信息

年龄:22 岁
性别:女性

▶ 既往史和现病史

田径跨栏运动员,前脚(先迈的腿)是左脚。19 岁时曾有过左侧腘绳肌拉伤的病史,之后感觉柔韧性下降。因此,每天使用棒球、泡沫滚轮、按摩棒进行自我护理(加压按摩)1 小时以上,但柔韧性并没有改善。22 岁时左踝关节内翻扭伤,1 个月后恢复运动。但是,恢复运动后仍有轻微的跖屈受限和着地时轻微的疼痛。

扭伤后 3 个月在练习中出现左骶髂关节疼痛。第二天,到附近医院就诊,在 X 线影像中没有发现异常,嘱其休息,并开具消炎镇痛药。大约 1 周后,负重时疼痛剧烈,出现跛行。2 周后开始走路,3 周后开始慢跑,但速度提高时,疼痛就会增加。在发病 4 周后,进行 MRI 检查,虽然发现椎间盘有轻微突出,但很难解释这是产生症状的原因。此后,患者停止慢跑8周，进行上下肢轻重量训练和躯干训练，但症状未见改善。发病8周后开始由笔者进行治疗。

物理治疗评定

❯ 结果因素

根据重新对线概念中的疾病概念（见"第3篇第5章负荷传递障碍"，第164页），评定分为结果因素、对线不良和原因因素。结果因素是由对线不良和伴随的机械应力所引起的"症状"，包括组织损伤、炎症和疼痛、运动功能障碍和保护性反应（肌肉痉挛）。

● 炎症

通过体表的视诊、触诊以及问诊，未发现有炎症。不需进行血液检查。

● 疼痛

PSIS:
posterior superior iliac spine，髂后上棘

压痛只出现在左侧，髂后上棘（PSIS）、骶髂后长韧带、臀中皮神经，甚至坐骨神经、股后皮神经、阴部神经、闭孔内肌，下孖肌、梨状肌等也出现压痛（图1）。单指试验（one finger test）[3] 指向左 PSIS。腹股沟、耻骨结合、腰椎部无疼痛。

图1　压痛部位

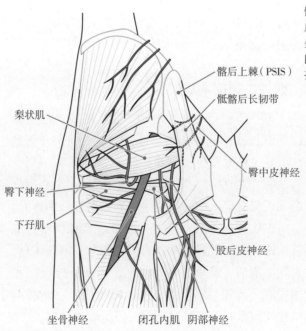

髂后上棘（PSIS）、骶髂后长韧带、臀中皮神经、坐骨神经、股后皮神经、阴部神经、闭孔内肌、下孖肌、梨状肌存在压痛。

梨状肌
髂后上棘（PSIS）
骶髂后长韧带
臀中皮神经
臀下神经
下孖肌
股后皮神经
坐骨神经　　闭孔内肌　阴部神经

NRS:
numerical rating sca-
le，数字评定量表

运动时的疼痛评分如下：在俯卧位上肢支撑下的脊椎伸展时，左 PSIS 和骶髂后长韧带 NRS 为 3，在不使用上肢支撑的脊椎伸展时 NRS 为 5。翻身动作和从侧卧位到端坐位起身时，该部位也出现了 NRS 为 7 的疼痛。从立位开始的前屈和后伸，左 PSIS 和骶髂后长韧带均出现疼痛，前屈时 NRS 为 7，后伸时 NRS 为 4。

负重时的疼痛如表 1 所示，步行、两脚深蹲、单脚下蹲为阴性，但由于单脚连续跳跃（3 cm 左右的跳跃高度）出现乏力和 NRS 为 5 的疼痛，不能超过 3 次。慢跑时的 NRS 为 0，跨步跑的 NRS 为 5，不超过 30 米（表 1）。

在疼痛诱发试验中，Patrick 试验阳性，Gaenslen 试验阳性，压迫试验阳性，分离试验阴性。由于疼痛剧烈，未进行大腿冲推（thrust）试验和骶骨冲推（thrust）试验（表 2）。

● 功能减退

MMT:
manual muscle te-
sting，徒手肌力检查

下肢的徒手肌力检查（MMT）结果发现肌力下降，左腘绳肌为 4，左髂腰肌为 4，左臀中肌为 4。这种肌力下降有可能在骶髂关节痛以前就存在，很难决定应该将其归为结果因素或原因因素。

SLR:
straight leg raising，
直腿抬高

活动度方面，SLR 为左 100°、右 110°，髋关节屈曲为左 110°、右 130°，均发现与右侧相比，左侧有活动度受限，内收外展、内外旋未见差异。

● 保护性反应

触诊左右梨状肌，发现左侧梨状肌的肌张力较强，提示存在肌痉挛。

表1　运动时疼痛以及负重时疼痛的程度

动作	NRS
俯卧位上肢支撑的脊椎伸展	3
俯卧位不使用上肢的脊椎伸展	5
翻身动作	7
从侧卧位到端坐位的起身	7
立位前屈	7
立位后伸	4
步行，双腿深蹲，单腿深蹲	0
3cm 左右的单腿连续跳跃	5（不能超过 3 次）
慢跑	0
跨步跑	5（不超过 30 米）

※ 疼痛部位：左 PSIS、长骶髂后韧带

表2　疼痛诱发试验结果

疼痛诱导试验	判定
Patrick 试验	阳性
Gaenslen 试验	阳性
压迫试验	阳性
分离试验	阴性
大腿冲推试验	无法执行
骶骨冲推试验	无法执行

➤ 对线

ASIS:

anterior superior iliac spine，髂前上棘

根据髂前上棘（ASIS）和 PSIS 的触诊，站立位时为右侧髋骨前倾（左侧髋骨后倾），无论是前屈或后伸，两侧髋骨前后倾的差距都扩大了（图 2）。从两 PSIS 连线的直角平分线和连接骶骨左右下外侧角连线中点的位置关系中可以看出，骶骨在冠状面向左倾斜，骶骨远端向右移位（图 3）。随着躯干后伸，ASIS 和 PSIS 之间的距离增大，这表明髋骨在冠状面向下旋转（图 4）。

根据徒手矫正对线不良疼痛减轻试验，由于改善了髋骨前后倾的对称性，前屈时 NRS 从 7 缓解为 3，后伸时 NRS 从 4 缓解为 3，可见后伸时没有明显变化（图 5）。向左压迫右骶骨后外侧角的结果显示，前屈时 NRS 从 7 缓解为 1，后伸时 NRS 从 4 缓解为 1（图 6）。综上所述，提示骶骨倾斜的治疗是必要的。

➤ 原因因素

● 解剖学因素

在 X 线影像上，没有发现髋骨和骶骨明显变形，也没有发现解剖学因素。

图 2　矢状面髋骨的对线不良

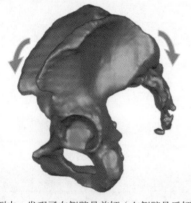

在本病例中，发现了右侧髋骨前倾（左侧髋骨后倾）。

图 3　冠状面骶骨的对线不良

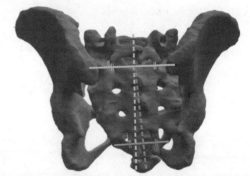

在本病例中，骶骨在冠状面向左倾斜，骶骨远端向右移位。

图 4　髋骨冠状面的对线不良

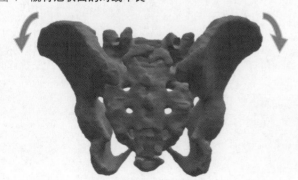

在本病例中，伴随着躯干后伸，左右髋骨发生了向下旋转。

图 5　改善髋骨前后倾对称性的疼痛减轻试验

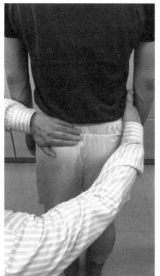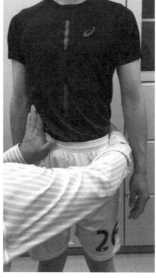

通过徒手矫正躯干前屈或后伸时髋骨在矢状面的对线不良，前屈时的疼痛得到缓解，但后伸时的疼痛未见显著变化。

图 6　改善骶骨正中位的疼痛减轻试验

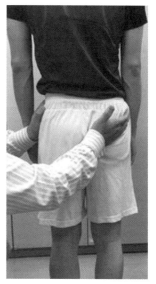

徒手向左压迫右骶骨后外侧角，使骶骨处于正中位，结果发现躯干前屈疼痛均得到缓解。

● 不稳定性

测试骶髂关节的不稳定性时，抓住左右侧髋骨，向前后倾方向移位时，没有发现过度的活动度。另外，将骶骨左后外侧角向右按压时，骶骨的左倾斜增强，与此相对，将骶骨右后外侧角向左按压时，没有发现过度的可动度。

● 滑动不全

由于导致骶骨向左倾斜的尾骨右侧挛缩，发现右侧臀大肌和骶结节韧带粘连，但左侧没有发现粘连。左侧腘绳肌和坐骨神经深层有多处严重的滑行不全，表明这是左侧髋骨后倾的原因之一。在右腹股沟部发现阔筋膜张肌、臀中肌、臀小肌、股直肌等的滑动不全，提示这是右髋骨前倾位和髋骨向下回旋的原因之一。

● 肌肉功能不全

在俯卧位采用 MMT 评定显示，右臀大肌肌力为 5 级，左臀大肌的肌力为 4 级。提示左臀大肌肌筋膜稳定性（force closure）功能下降的同时，将骶骨远端部向左拉动的左臀大肌功能下降也是骶骨向左倾斜的原因之一。

● 异常动作

步行时，发现左踝关节跖屈受限和左髋关节伸展受限，从站立中期到后期骨盆过度向左旋转增强，推测是作为左髋关节伸肌群的左臀大肌和腘绳肌在髋关节伸展区域内功能减退而导致的异常动作。

物理治疗方法和效果

➤ 治疗方法

根据上述评定结果，该病例被确定为典型的骨盆对线不良综合征病例。因此，按照重新对线阶段、必要时对症治疗、稳定阶段、协调节段的顺序进行治疗（图7）[4]。

➤ 重新对线阶段

在此阶段，应重点矫正对线不良的原因因素，致力于消除导致右髋骨前倾及向下旋转的右外展肌前部粘连，消除导致左侧髋骨后倾的左臀部及腘绳肌粘连，消除导致骶骨向右倾斜和骶骨远端向右移位的右臀部粘连。

组织间分离（release）（参见第3篇第5章中的第174页）[5]解除了右腹股沟的阔筋膜张肌、股外侧肌和臀中肌，臀中肌和臀小肌，股直肌和臀小肌，以及介于这些肌肉之间神经和血管等的粘连。对于左臀肌和腘绳肌，股二头肌长头与坐骨神经，半膜肌与股二头肌长头，半膜肌与大收肌，以及坐骨神经与坐骨和下孖肌、内闭合肌、上孖肌、梨状肌之间的粘连也实施了组织间分离。由于臀大肌深层有大范围的粘连，也分离了外旋肌群、坐骨神经和股后皮神经等之间的粘连，甚至，

图7　物理治疗流程

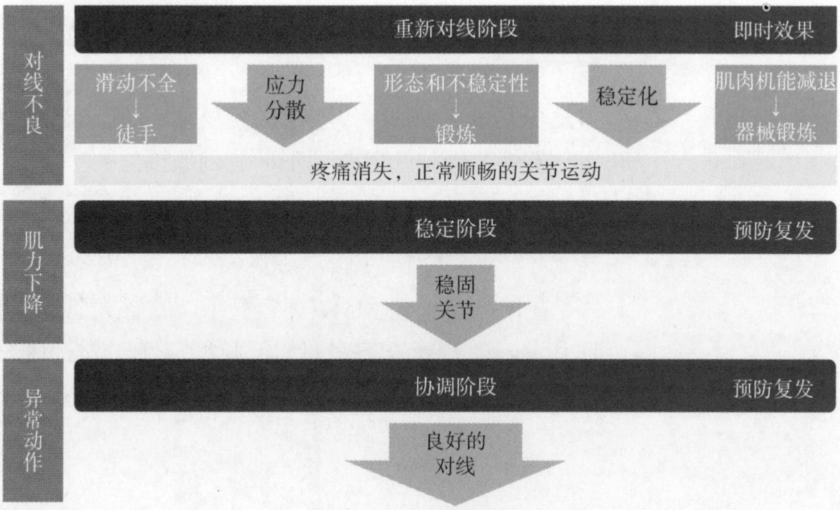

重新对线阶段的目标是使对线和关节运动正常化，并在最大活动度时获得良好的适配度。稳定阶段的目标是在保持良好对线和稳固关节运动的同时，强化肌力和改善运动模式。协调阶段的目标是在包括体育运动在内的全身锻炼中，矫正导致对线不良复发的原因动作。

对导致骶骨远端向右倾斜的臀大肌和骶结节韧带的粘连也进行了组织间分离。

在确定恢复了髋骨的对称性、骶骨的中间位置，骶髂关节已处于容易获得稳定性的对线后，就可以进行左臀大肌的锻炼了，因为锻炼性臀大肌能促进骶髂关节的稳定性以及改善骶髂远端部向右侧的移位。

另外，由于并未检测到明显的不稳定，因此未使用骨盆带等矫形器。现在患者在站立和躯干前屈和后伸时，髋部已可以保持对称，髋部不再向下旋转，骶骨倾斜消失，表明重新对线阶段完成。

➤ 对症治疗

重新对线阶段结束后，由于前屈时骶髂后长韧带、臀中皮神经还残留有疼痛，因此对其实施了对症治疗。我们观察到骶髂后长韧带深层与骶髂后短韧带之间因粘连而疼痛，因此对粘连进行了组织间分离（图8）。臀中皮神经深层也与臀大肌筋膜之间存在粘连并产生疼痛，因此对其深层也进行了组织间分离（图9）。通过以上治疗前屈后伸时疼痛和单脚连续跳跃时的疼痛也消失了。

图 8　对骶髂后长韧带进行组织间分离

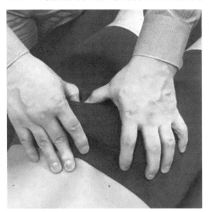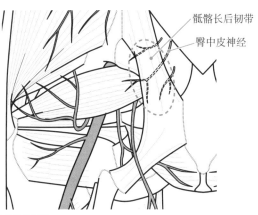

骶髂长后韧带

臀中皮神经

徒手分离骶髂后长韧带深层和骶髂后短韧带之间的粘连。

图 9　对臀中皮神经进行组织间分离

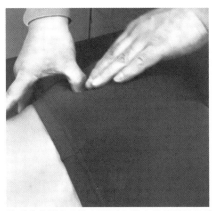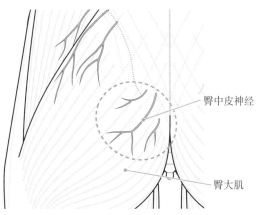

臀中皮神经

臀大肌

徒手分离臀中皮神经深层和臀大肌筋膜的粘连

患者在腘绳肌伸展时坐骨神经周围仍残留有疼痛，这是骶髂关节痛发病前就存在的疼痛。通过 SLR 触诊发现坐骨神经内侧与坐骨和股方肌之间、闭孔内肌与坐骨之间、阴部神经等处有压痛，因此对这些粘连进行了组织间分离。SLR 的活动范围左侧为 130°，右侧为 120°，恢复到腘绳肌拉伤前的状态。

➤ 稳定阶段

在稳定阶段，为了维持矫正对线不良后的良好对线，进行以提高肌肉功能为目的训练。具体来说，针对髋骨向下旋转，进行了下腹横肌和多裂肌的强化；为了促进骶髂关节的中间位化和稳定化，进行了多裂肌和左臀大肌的强化；针对右侧髋骨的前倾，进行了右侧臀大肌的强化；针对左侧髋骨的后倾，进行了左髂腰肌的强化。强化右侧臀大肌可以促进右侧髋骨的后倾，但也有引起骶骨远端向右移位的风险，因此，应在注意骶骨对线的基础上进行肌肉功能训练。

➤ 协调阶段

患者步行时，骨盆向左旋转是由于左臀大肌不能充分发挥功能的动作模式，因此需要对其进行矫正。具体来说，在实施扩大踝关节跖屈活动范围、扩大左髋关节伸展活动范围的组织间分离后，进行抑制骨盆向左旋转的跨步行走练习，促进患者在站立相中期到后期养成左髋关节伸展的习惯。

治疗经过

ADL:
activities of daily
living，日常生活活动

上述治疗共计 3 次，历时 3 周完成。治疗开始 5 周后，ADL 动作、跨步跑、连续跳跃时疼痛消失。但在牵伸左腘绳肌时，由于坐骨神经和闭孔内肌附近残留有疼痛，不能进行跨栏练习。因此，继续对臀部疼痛进行治疗，8 周后跨栏动作时的疼痛消失。

结语

本病例有腘绳肌肉变硬和踝关节扭伤的既往病史，被认为是由于臀部和腘绳肌受到强烈压力刺激而引起的伴有继发性肌间以及神经粘连的骶髂关节痛。对于对线不良治疗后残留的症状，通过组织间分离的对症治疗是有效的。由于没有明显的不稳定性，因此在稳定阶段进行的骨盆周围肌肉训练对于防止对线不良的复发是有效的。对于异常动作，为了防止骶骨左倾的复发，有必要促进在站立相中期和后期中左臀大肌的活动，也要使患者习惯抑制骨盆左旋的动作。

临床要点

骶髂关节疼痛的评定和治疗要点

在骶髂关节疼痛的评定中，除了单指试验（one finger test）、各种徒手的疼痛诱发试验之外，还可以通过对髋部及骶部施加压力，使其在保持良好的对线状态的"疼痛减轻试验"，来确定对线不良的治疗方案。

对于骶髂关节疼痛，需要进行对症和改善对线不良发病机制相结合的治疗。

 小贴士

重新对线

在重新对线概念中，应分别对对线不良及其原因因素，以及由此产生的症状三个方面进行评定。根据评定结果，在矫正对线不良的原因因素后，进行改善对线不良后残留症状的对症治疗。

在对症治疗时，对粘连导致的疼痛或神经症状进行徒手的组织间分离。症状消失后，为了防止对线不良的复发，应着重改善稳定性（强化肌肉功能）和协调性（改善异常动作）。

参考文献

[1] Vleeming A, et al : Relation between form and function in the sacroiliac joint. Part I : Clinical anatomical aspects. Spine, 15(2) : 130-132, 1990.

[2] Sturesson BA, et al : A radiostereometric analysis of the movements of the sacroiliac joints in the reciprocal straddle position. Spine, 25(2) : 214-217, 2000.

[3] Kurosawa D, et al : A Diagnostic Scoring System for Sacroiliac Joint Pain Originating from the Posterior Ligament. Pain Med, 18(2) : 228-238, 2016.

[4] 蒲田和芳 : リアライン・トレーニング　体幹・股関節編, 講談社, 2014.

[5] 蒲田和芳, ほか : アスリートを支える低侵襲治療の実際 : 徒手的組織間リリースによる治療効果. 整形外科最小侵襲手術ジャーナル, 88(9) : 30-40, 2018.

第4篇　疾病管理（案例研究）

第5篇

脊柱治疗方法介绍

第1章 颈部训练实践

摘要

■ 颈部训练需要考虑疾病、病程、对象等多种因素。特别是，对颈部疼痛患者进行颈部深层屈肌群强化训练应有明确的科学依据，通过颈部周围部位的治疗和前庭障碍的康复治疗，再加上心理治疗，才能取得良好的治疗效果。

■ 颈部训练不仅对颈部疼痛患者有效，对运动员的调理（conditioning）和预防运动损伤也有效果。为了使运动员能够承受冲击，需要对肩颈部进行强化训练。

引言

颈部疼痛患者、挥鞭综合征患者等有颈部障碍者以及有颈部外伤风险的运动员都需要颈部强化训练。其作用包括治疗和/或调理，当然因为疾病、病程、治疗对象不同，颈部训练也需要多种多样的手法和负荷设置。颈部的基本结构和功能请参考其他章节，本章重点对容易受损的颈部肌肉骨骼系统功能进行讲解。在实际的训练方法中，我们对近年来经过大量研究证实的以颈部深层肌肉的康复训练和强化为目的的训练进行了介绍。另外，为了提高颈部训练的效果，还介绍了一些临床干预措施。

基础知识

➤ 颈部的姿势控制

颈椎的对线受颈部深层肌群的节段性调节，颈部浅层肌群有助于对头颈部产生较大的扭矩[1]。前方的颈部深层肌群主要由头长肌和颈长肌组成，后方的颈部深层肌群主要由多裂肌和颈半棘肌组成。肌肉附着处的解剖结构既精细又复杂，肌肉中的肌梭密度很高，I类肌纤维（慢肌纤维）在肌肉纤维组成中占有很高的比例[2]。也就是说，颈部肌肉的灵敏度较高，容易对头部的位置和上肢、躯干的动作做出即刻的反应。

颈部浅层肌群前外侧为胸锁乳突肌，后方为头夹肌、头半棘肌和头最长肌。并且，在其末端部位，附着于肩胛骨的肩胛带肌群有斜方肌和肩胛提肌。它们都有很长的肌纤维和很大的横截面积[3]，并适合产生较大的扭矩。

➤ 颈部疾病患者的颈部肌群变化包括：形态、组成和运动控制方式的变化

曾经有很多关于颈部疾病患者特征的研究报告，但从科学的角度来看，近年来有些报告的内容需要重新研究和推敲。本章只描述已被证实的颈部疾病患者的颈部肌肉特征。①形态变化：颈部肌群的脂肪

浸润[4]，②成分变化：颈部肌群供氧能力下降[5]，颈部肌群的快肌纤维占比增大[6]，③运动控制的变化：颈部深层屈肌群活动性降低[7]，颈部浅层屈肌群和伸肌群（屈肌：前斜角肌和胸锁乳突肌，伸肌：斜方肌上部纤维、肩胛提肌等）的活动性亢进[8]，肌肉活动启动的延迟[9]，肌肉收缩后肌肉活动的延迟[10]以及其他各种各样的问题。考虑到这些问题点，我们认为，颈部的训练需要根据损伤情况采取特殊的运动方式、负荷和指导方法（表 1）。

颈部训练

➤ 颈部训练的效果

在近年的 meta 分析中，2015 年 Cochrane 综述[19]报告，对慢性颈部痛患者进行颈部和肩胛胸廓的训练具有减轻疼痛和改善功能的效果。其中，颈部深层屈肌群的训练，是与颈部深层屈肌群的功能评定相结合而逐渐确立的方法。Amiri[14]对颈部深层屈肌的训练进行了系统回顾后指出，与其他训练方法相比，这种训练方法更有效。

颈部深层屈肌群的训练方法是根据上述颈部疼痛患者的颈部肌肉功能的特点而制定的，初期患者取仰卧位时，颈部后面放置压力计袖带，通过生物反馈诱导头颈部屈曲[20, 21]（图 1），压力从最初的 20 mmHg 左右，到最终的 30 mmHg 为目标，并在肌电图假定的低负荷区执行，大约为 20%MVC[21]。通过阶段性的训练，不仅可以改善颈部深层屈肌群的功能[14]、减轻颈部疼痛[22-24]，而且也有助于改善颈部的活动度[21]、颈椎对线[25]和姿态稳定性[26]。

MVC:
maximum voluntary contraction，最大自主收缩

颈部深层屈肌群的训练虽然负荷低，但由于显示出多方面的效果改善，可以作为疼痛敏感度高患者的首选方法。此外，在颈椎术后和颈椎不稳定的患者中，即使在康复治疗过程中，也可能存在限制颈椎整体活动的情况。实际上，在训练的安全性方面，尽管需要与医生进行协商，但对于 ADL 训练来说，类似于吞咽动作的头颈部屈曲动作是很有必要的。可以说是包括评定在内应该优先考虑的项目。

ADL:
activities of daily living，日常生活活动

表 1　颈部损伤的康复治疗各时期的训练思路

	目的	
急性期	肌肉收缩的康复训练，预防肌肉萎缩	选择提高大脑学习和认知活动的方法[11]，从单关节运动开始，而不是从多关节运动开始，预防错误的习惯性姿势和促进康复训练，避免产生疼痛或恐惧。
恢复期	提高脊椎各节段的稳定性	为了提高各关节的节段性动态控制，避免代偿动作，在确认深层肌肉紧张的同时强化浅层肌肉[12]。为了优先增加深层肌肉运动单位募集的数量和同步各个运动单位[13]，设定了低负荷和高耐力的运动负荷[14]。
强化期／回归期	神经肌肉反应的强化和运动控制功能的改善	在保持关节稳定性的同时，逐渐增加运动强度，直至高负荷[15,16]。精确的运动控制方式[17,18]需要选择特定的计划，使身体功能更接近回归社会的状态

在受伤后和术后受到创伤的急性期、组织愈合所必需的恢复期、可以进行积极训练的强化期、部分和完全恢复社会生活的回归期，如上述那样分阶段进行训练。

另外，仅靠颈部深层屈肌群的训练效果是有限的，还需要增加颈部整体肌力，以应对正常生活活动中的高负荷状态，这时，应该同时进行颈部伸肌群和颈部浅层屈肌群以及作为协同肌的肩胛骨周围肌群的训练[27-29]。所有这些都应根据每个病例的具体情况进行调整。

关于颈部深层屈肌群的训练，研究者都有各自的手法。在此，笔者根据自己的经验，介绍一例个案（图 1 ~ 7）。基本流程是经过这些训练，最终在保持良好颈椎对线的同时，确认患者可以习惯性地进行颈部训练的姿势和动作，再进行实际练习。

图 1　颈部深层屈肌群的训练

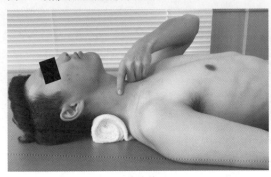 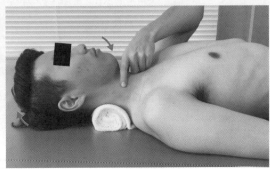

a 收缩前	b 收缩后

为了不使浅层屈肌群过度紧张，可以使用类似生物反馈仪器等方法进行监测，也可以触摸表层肌，在确认浅层屈肌群没有过度收缩的同时进行训练。初期在没有疼痛的情况下保持 10 秒，1 组 10 次左右，习惯后增加次数和组数，最终以 30 次 ×3 组左右为目标。

图 2　良好姿势的训练

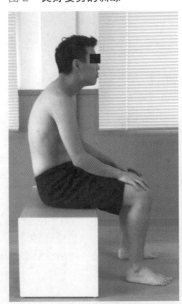 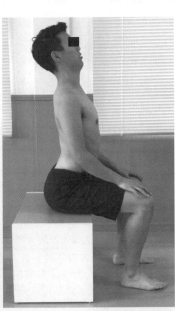 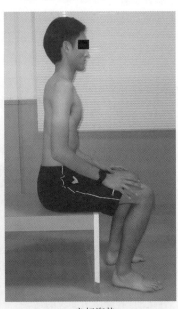

a 不良姿势：脊椎后凸	b 不良姿势：胸腰椎移行部过度伸展	c 良好姿势

在使颈部深层屈肌群紧张的同时，进行保持良好姿势的练习。初期背贴于墙面，手臂放在桌子上，这样可以缓解肩颈部的紧张，也能提高学习效果。当颈部及邻近部位的活动度受限时，容易出现使胸腰椎移行部过度伸展的代偿性姿势（b）。在这种情况下，如果采取一种将负荷施加于坐骨的姿势，则容易进行矫正（c）。

图 3　头颈部屈曲训练

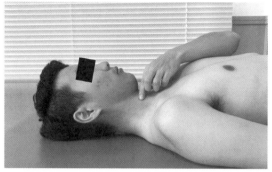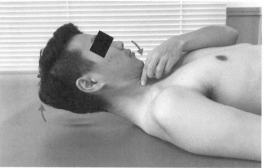

a 收缩前　　　　　　　　　　　　　　　　　　b 收缩后

　　和颈部深层屈肌群的训练一样，提高深层肌群的紧张度，为了使头颈部的各节段活动，进行下颌向颈部前方卷曲的头颈部屈曲训练。

图 4　头颈部伸展训练

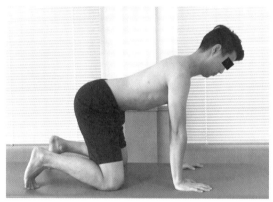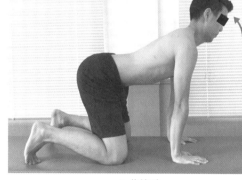

a 收缩前　　　　　　　　　　　　　　　　　　b 收缩后

　　调节坐位、立位、四点跪位等姿势的同时，在头颈部中立位进行颈部伸展动作。在坐位等垂直姿势下，当颈部深层屈肌群没有充分的紧张时，容易产生颈椎的过度伸展。

图 5　抗阻的头颈部复合训练

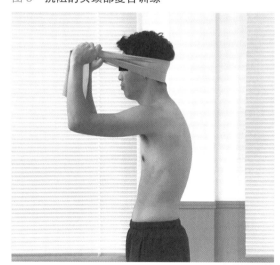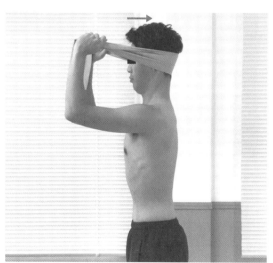

a 收缩前　　　　　　　　　　　　　　　　　　b 收缩后

　　在下颌向后回缩的状态下实施。使用弹力带等逐步施加阻力负荷。在垂直姿势下，容易产生胸椎的后凸和胸腰椎移行部的过度伸展，因此需要注意。

图6 肩胛骨周围肌肉训练

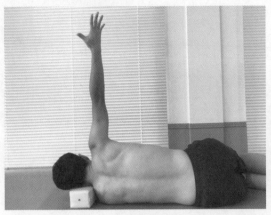

a 侧卧位

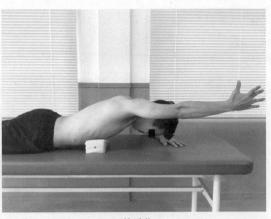

b 俯卧位

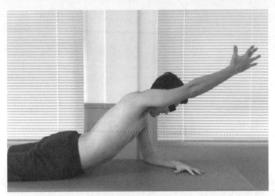

c Puppy 位（俯卧位双肘关节支撑）

避免上肢上举时的代偿运动（翼状肩、肩胛骨上角突出、肩胛骨向下旋转等），需要对肩胛骨内缘的肌群进行再训练。在改变姿态的同时，逐步增加负荷或增加阻力负荷。如后所述，由于躯体侧方肌群的僵硬，有时上举、外旋位的活动很困难，因此首先需要提高活动度。

图7 协调性训练

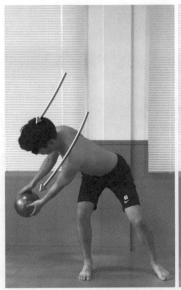

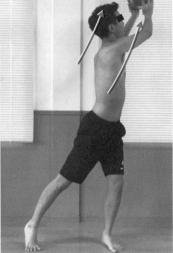

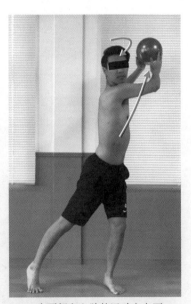

a 头颈部和上肢的运动方向一致的情况

b 头颈部和上肢的运动方向不
一致的情况

在基本功能改善后，逐步进行运动控制复杂的动作。例如，上肢的运动方向，眼球运动和头颈部运动在同一方向上协调地进行，或在相反方向上进行等，提高训练的难度。

提高颈部训练效果的方法

➤ 提高颈部临近部位的活动度、稳定性和协调性的方法

临床中常会遇到不仅存在颈部功能障碍，而且存在全身功能障碍的患者。我们认为，这是由于颈部障碍引起的全身功能下降和不良姿势（图2）等习惯性问题同时发生的缘故。无论哪种原因，患者颈部及全身的活动度、稳定性、协调性都会降低，也是颈部训练的限制性因素。

例如，上肢功能减退的同时，胸小肌、前锯肌、背阔肌变僵硬，躯干上部的活动度下降；发生胸椎后凸的同时，腹直肌和腹内斜肌变僵硬，躯干下部的活动度下降；腹部肌张力较弱的同时，胸腰椎移行部过度伸展等。所有这些都会导致从颈部延伸到躯干上部，颈部浅层肌、胸锁乳突肌、斜角肌、肩胛提肌、斜方肌上部的肌肉长度容易被拉长[30]。这些肌肉群在没有休息时间的情况下，被迫维持一定的肌张力，从而对颈部的活动度、疼痛以及训练带来了负面影响。因此，除了颈部外，提高颈部附近躯干的活动度、稳定性、协调性也很重要[28, 31, 32]。

图 8 ～ 11 举例说明了自主锻炼的方法。近年来，各种流派都有系统的运动疗法和徒手疗法[30, 33]。学习正确的评定和治疗技术需要一定的时间，但通过学习这些知识可以加深理解。

在笔者治疗过的病例中，伴随躯干上部活动度受限的患者存在呼吸方式问题的情况也比较多，特别是胸廓扩张性受限的病例较多（图12）。近年来，也有研究报告指出颈部障碍与呼吸之间的关联性[34-36]。改善呼吸方式还具有放松的效果，有助于减轻疼痛，增加躯干的活动度和稳定性[37, 38]。因此，在训练前改善呼吸方式非常必要。

图 8　躯干上部的活动度训练

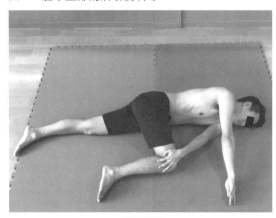 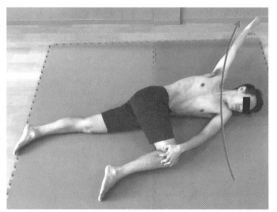

a 开始姿势　　　　　　　　　　　　b 结束姿势

在提高侧腹部延展性的同时，进行上肢上举、外展、旋转、伸展等方向的活动。活动后，由于肌肉延展性和紧张度得到改善，颈椎的活动度也随之得到改善。

图9 脊椎整体活动度训练

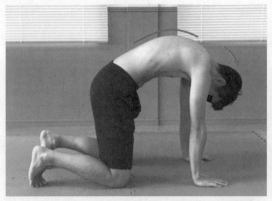

a 脊椎屈曲

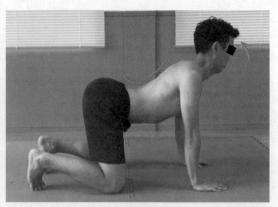

b 脊椎伸展

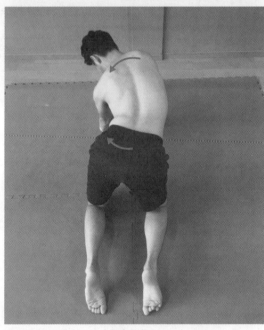

c 脊椎侧屈

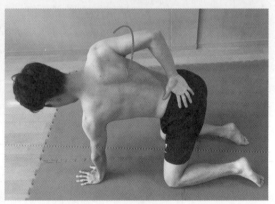

d 脊椎旋转

进行脊椎的屈曲、伸展、侧屈和旋转。把颈部作为脊椎的一部分，在脊椎整体活动的情况下，评定哪个部位活动过度不充分。考虑运动链对颈部的影响，制定治疗策略。

图10 脊椎整体稳定性、协调性训练

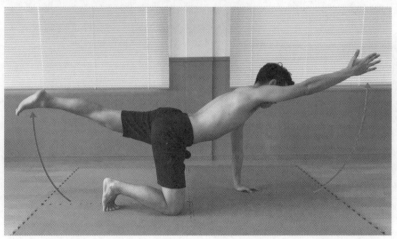

从简单的开放式运动链到封闭式运动链，通过调节支撑基底面积和重心位置，对身体进行多种刺激输入，来提高难度。

图 11　胸椎的自我关节松动

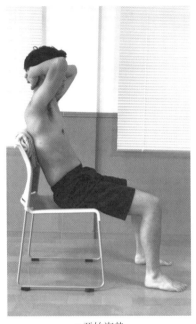 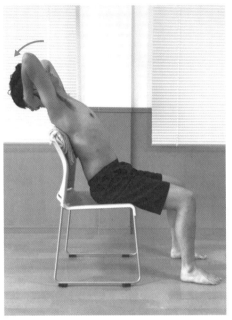

a 开始姿势　　　　　　　　　　　　　　　　　b 结束姿势

靠近下位颈椎的上位胸椎活动度降低，会降低颈椎和胸廓的活动度。因此，在胸椎的关节松动中，要注意避免胸腰椎移行部过度伸展的代偿性动作。

（参考文献 31，32，36，39 制作）

图 12　呼吸方式的评定与矫正

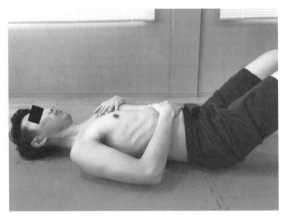

从体表确认胸骨、肋骨的活动。随着呼吸，可以确认胸廓上部的活动（泵柄运动）和下部的活动（桶柄运动）。在活动不充分的情况下，该部位的活动度降低；在活动过度的情况下，有可能存在代偿性控制。可直接使用呼吸法或其他方法进行矫正。

▶ 伴有头晕症状或感觉运动控制障碍的治疗方法

颈部疾病的症状包括头晕和眼球运动障碍[17]，全身姿势控制异常[40]，这些症状在挥鞭综合征患者中尤为明显，现在认为这些症状主要是由前庭神经功能紊乱引起的[1, 41-43]（图 13）。虽然上述的颈部基础训练可改善姿势稳定性[25]，但目前还有更加细致的训练方法侧重于头颈部和眼球运动的关联[44]。这些都是以前庭功能障碍的康复治疗方法为基础的，虽然在本章中不加以阐述，但希望读者参阅其他书籍。

图13　头颈部位置控制、眼球运动和姿势稳定性的关联性

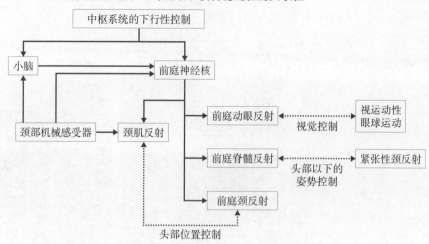

用虚线连接的部分在进行各种运动控制时，各反射应答被整合。

（参考文献 42，43）

▶ 联合使用心理治疗

近年来，疼痛慢性化相关机制的研究表明，慢性疼痛会导致大脑结构和功能发生变化[45,46]，并且指出训练能使大脑功能可逆地改变[45]。同样，对于颈部障碍，也有越来越多的研究报告验证了在运动治疗的基础上联合采用认知行动治疗等心理治疗方法[47]。但也有报告指出，如果仅限于颈部障碍，与运动疗法相比，联合心理治疗并没有获得更好的疗效[47]。这些研究面临的挑战包括，认知行为治疗并不是单一的技术，而是需要具备面对社交所产生的随机应变的能力，因此培养指导者尤为困难。

▶ 从事身体对抗运动的运动员的颈部伤害预防与调理

下面我们将以橄榄球为例，来说明身体对抗性运动的特点以及损伤的治疗方法。

● 从事身体对抗性运动的运动员的颈椎对线和颈部肌群特征

从事身体对抗性运动的运动员可能会随着运动方式和颈部周围肌肉的强化而导致颈椎对线的变化，特别是颈椎生理性前凸消失的情况较多。据推测，其机理是胸锁乳突肌的慢性应力和颈部深层肌群的功能下降。月村等人[48]的研究指出，颈椎对线改变的原因之一是颈部周围肌肉的相对屈曲肌力增大，或者伸展肌力减退。

在笔者的研究[49]中，使用MRI对橄榄球选手的颈部肌肉进行形态学检查时发现，前锋（参照"小贴士"）与其他位置的运动员相比，斜方肌和颈部浅层肌群特征性肥大，而颈部深层伸肌群没有发现差异。由于前锋位的对抗性强，运动员的颈部容易受到较高的应力[50]，因此

肩带肌群和颈部浅层肌群会逐渐肥大，而对颈部深层肌群的影响可能较小。此外，由于过度使用肩胛带肌群和颈部浅层肌群，因此颈部的活动度容易受限[51]。因此，笔者认为，从事身体对抗运动的运动员以维持颈椎对线、维持和改善颈部活动度为目的，在训练和比赛前后改善肩胛带肌群和颈部浅层肌群的柔韧性和减轻疲劳是很重要的。另外，作为初学者和颈部损伤后的颈部训练，也需要关注所述颈部深层肌群的训练方法。

> **小贴士**
>
> **橄榄球位置：前锋**
>
> 在橄榄球运动中，8人对8人，共计16人，前锋位于在前排争球有身体对抗运动的位置。有研究报告指出，身体对抗瞬间，有向前7000N、向地面2000N以上的应力。

● 颈部周围肌在维持颈椎动态稳定性中的作用

在前庭颈反射中，引起的颈部肌肉收缩的反应时间为 20 ～ 40ms，其反应时间比肌肉牵伸反射更快[52]。考虑到这一点，在无法预测的情况下，头部受到直接碰撞时，通过瞬间颈部肌肉的刚化来预防外伤在神经生理学上是很困难的。因此，掌握在各种情况下使用安全身体对抗技巧是很重要的[53]。另外，在可预测的情况下，尸体实验[54]和志愿者实验[52, 55]表明，颈部肌肉群或肩胛带肌群的肌肉紧张也会限制头颈部的加速和动作。因此颈部损伤的大部分是轻微冲击力引起的颈椎扭伤和 Burner 综合征，仅在极少数情况下才能发生颈髓损伤，因此推测在碰撞时颈肩部肌肉瞬时刚化对于预防外伤是十分有效的。

结语

颈部训练所依据的解剖学和神经生理学的机制，目前尚不明确，有待进一步阐明。通过临床试验的积累发现，仅靠颈部训练的治疗效果和成本效益并不十分理想，需要根据患者情况进行临床推理，制定更加综合的物理治疗方案。

参考文献

[1] Jull G, et al : Whiplash, Headache, and Neck Pain : Research-Based Directions for Physical Therapies, Churchill Livingstone, London, 2008.

[2] Boyd-Clark LC, et al : Comparative histochemical composition of muscle fibres in a pre- and a postvertebral muscle of the cervical spine. J Anat, 199(Pt 6) : 709-716, 2001.

[3] Vasavada AN, et al : Influence of muscle morphometry and moment arms on the moment-generating capacity of human neck muscles. Spine(Phila Pa 1976), 23(4) : 412-422, 1998.

[4] Karlsson A, et al : An Investigation of Fat Infiltration of the Multifidus Muscle in Patients With Severe Neck Symptoms Associated With Chronic Whiplash-Associated Disorder. J Orthop Sports Phys Ther, 46(10) : 886-893, 2016.

[5] Gerdle B, et al : Algogenic substances and metabolic status in work-related Trapezius Myalgia : a multivariate explorative study. BMC Musculoskelet Disord, 15 : 357, 2014.

[6] Uhlig Y, et al : Fiber composition and fiber transformations in neck muscles of patients with dysfunction of the cervical spine. J Orthop Res, 13(2) : 240-249, 1995.

[7] Falla DL, et al : Patients with neck pain demonstrate reduced electromyographic activity of the deep cervical flexor muscles during performance of the craniocervical flexion test. Spine(Phila Pa 1976), 29(19) : 2108-2114, 2004.

[8] Szeto GP, et al : A comparison of symptomatic and asymptomatic office workers performing monotonous keyboard work--1 : neck and shoulder muscle recruitment patterns. Man Ther, 10(4) : 270-280, 2005.

[9] Falla D, et al : Feedforward activity of the cervical flexor muscles during voluntary arm movements is delayed in chronic neck pain. Exp Brain Res, 157(1) : 43-48, 2004.

[10] Barton PM, et al : Neck flexor muscle strength, efficiency, and relaxation times in normal subjects and subjects with unilateral neck pain and headache. Arch Phys Med Rehabil, 77(7) : 680-687, 1996.

[11] Zijdewind I, et al : Effects of imagery motor training on torque production of ankle plantar flexor muscles. Muscle Nerve, 28(2) : 168-173, 2003.

[12] Halvorsen M, et al : Short- and long-term effects of exercise on neck muscle function in cervical radiculopathy : A randomized clinical trial. J Rehabil Med, 48(8) : 696-704, 2016.

[13] Van Cutsem, M et al : Changes in single motor unit behaviour contribute to the increase in contraction speed after dynamic training in humans. J Physiol, 513(Pt 1) : 295-305, 1998.

[14] Amiri Arimi S, et al : The Effect of Different Exercise Programs on Size and Function of Deep Cervical Flexor Muscles in Patients With Chronic Nonspecific Neck Pain : A Systematic Review of Randomized Controlled Trials. Am J Phys Med Rehabil, 96(8) : 582-588, 2017.

[15] Rinne M, et al : Therapeutic Exercise Training to Reduce Chronic Headache in Working Women : Design of a Randomized Controlled Trial. Phys Ther, 96(5) : 631-640, 2016.

[16] Bohm S, et al : Human tendon adaptation in response to mechanical loading : a systematic review and meta-analysis of exercise intervention studies on healthy adults. Sports Med Open, 1(1) : 7, 2015.

[17] Johnston JL, et al : Inaccurate Saccades and Enhanced Vestibulo-Ocular Reflex Suppression during Combined Eye-Head Movements in Patients with Chronic Neck Pain : Possible Implications for Cervical Vertigo. Front Neurol, 8 : 23, 2017.

[18] Falla D, et al : Neuromuscular adaptation in experimental and clinical neck pain. J Electromyogr Kinesiol, 18(2) : 255-261, 2008.

[19] Gross A, et al : Exercises for mechanical neck disorders. Cochrane Database Syst Rev, 1 : 2015.

[20] Uthaikhup S, et al : Performance in the cranio-cervical flexion test is altered in elderly subjects. Man Ther, 14(5) : 475-479, 2009.

[21] Kang DY : Deep cervical flexor training with a pressure biofeedback unit is an effective method for maintaining neck mobility and muscular endurance in college students with forward head posture. J Phys Ther Sci, 27(10) : 3207-3210, 2015.

[22] Gupta BD, et al : Effect of Deep Cervical Flexor Training vs. Conventional Isometric Training on Forward Head Posture, Pain, Neck Disability Index In Dentists Suffering from Chronic Neck Pain. J Clin Diagn, Res, 7(10) : 2261-2264, 2013.

[23] O'Leary S, et al : Specific therapeutic exercise of the neck induces immediate local hypoalgesia. J Pain, 8(11) : 832-839, 2007.

[24] Bobos P, et al : Does Deep Cervical Flexor Muscle Training Affect Pain Pressure Thresholds of Myofascial Trigger Points in Patients with Chronic Neck Pain? A Prospective Randomized Controlled Trial. Rehabil Res Pract : 2016.

[25] Brage K, et al : Pain education combined with neck- and aerobic training is more effective at relieving chronic neck pain than pain education alone--A preliminary randomized controlled trial. Man Ther, 20(5) : 686-693, 2015.

[26] Cheng CH, et al : Changes of postural control and muscle activation pattern in response to external perturbations after neck flexor fatigue in young subjects with and without chronic neck pain. Gait Posture, 41(3) : 801-807, 2015.

[27] Falla D, et al : An endurance-strength training regime is effective in reducing myoelectric manifestations of cervical flexor muscle fatigue in females with chronic neck pain. Clin Neurophysiol, 117(4) : 828-837, 2006.

[28] Buyukturan B, et al : Cervical stability training with and without core stability training for patients with cervical disc herniation : A randomized, single-blind study. Eur J Pain, 21(10) : 1678-1687, 2017.

[29] Borisut S, et al : Effects of strength and endurance training of superficial and deep neck muscles on muscle activities and pain levels of females with chronic neck pain. J Phys Ther Sci, 25(9) : 1157-1162, 2013.

[30] Sahrmann S : Movement System Impairment Syndromes of the Extremities, Cervical and Thoracic Spines, Mosby, Missouri, 2010.

[31] Lee KW, et al : Effect of thoracic manipulation and deep craniocervical flexor training on pain, mobility, strength, and disability of the neck of patients with chronic nonspecific neck pain : a randomized clinical trial. J Phys Ther Sci, 28(1) : 175-180, 2016.

[32] Cho J, et al : Upper thoracic spine mobilization and mobility exercise versus upper cervical spine mobilization and stabilization exercise in individuals with forward head posture : a randomized clinical trial. BMC Musculoskelet Disord, 18(1) : 525, 2017.

[33] The McKenzie Institute International, http://www.mckenzieinstitute.org(Accessed January 10, 2018.)

[34] López-de-Uralde-Villanueva, et al : Reduction of cervical and respiratory muscle strength in patients with chronic nonspecific neck pain and having moderate to severe disability. Disabil Rehabil, 11 : 1-10, 2017.

[35] Kahlaee AH, et al : The Association Between Neck Pain and Pulmonary Function : A Systematic Review. Am J Phys

Med Rehabil, 96(3)：203-210, 2017.

[36] Jung JH, et al：The effect of thoracic region self-mobilization on chest expansion and pulmonary function. J Phys Ther Sci, 27(9)：2779-2781, 2015.

[37] McLaughlin L, et al：Breathing evaluation and retraining as an adjunct to manual therapy. Man Ther, 16(1)：51-52, 2011.

[38] Ishida H, et al：Maximum expiration activates the abdominal muscles during side bridge exercise. J Back Musculoskelet Rehabil, 27(4)：481-484, 2014.

[39] Johnson KD, et al：Thoracic region self-mobilization：a clinical suggestion. Int J Sports Phys Ther, 7(2)：252-256, 2012.

[40] Vuillerme N, et al：Experimental neck muscle pain impairs standing balance in humans. Exp Brain Res, 192(4)：723-729, 2009.

[41] Treleaven J：Dizziness, Unsteadiness, Visual Disturbances, and Sensorimotor Control in Traumatic Neck Pain. J Orthop Sports Phys Ther, 47(7)：492-502, 2017.

[42] Armstrong B, et al：Head and neck position sense. Sports Med, 38(2)：101-117, 2008.

[43] Treleaven J：Sensorimotor disturbances in neck disorders affecting postural stability, head and eye movement control. Man Ther, 13(1)：2-11, 2008.

[44] Moon HJ, et al：The effects of eye coordination during deep cervical flexor training on the thickness of the cervical flexors. J Phys Ther Sci, 27(12)：3799-3801, 2015.

[45] DePauw R, et al：Is Traumatic and Non-Traumatic Neck Pain Associated with Brain Alterations? - A Systematic Review. Pain Physician, 20(4)：245-260, 2017.

[46] Kregel J, et al：Does Conservative Treatment Change the Brain in Patients with Chronic Musculoskeletal Pain? A Systematic Review. Pain Physician, 20(3)：139-154, 2017.

[47] Ludvigsson ML, et al：The effect of neck-specific exercise with, or without a behavioral approach, on pain, disability, and self-efficacy in chronic whiplash-associated disorders：a randomized clinical trial. Clin J Pain, 31(4)：294-303, 2015.

[48] 月村泰規：コンタクトスポーツ選手の頸椎X線所見と頸部痛の関連-大学アメリカンフットボール選手における検討-. 整形・災害外科, 46：1179-1185, 2003.

[49] 芋生祥之, ほか：大学ラグビー選手における頸部筋形態. 筑波大学体育科学系紀要, 32：61-69, 2009.

[50] Milburn PD：Biomechanics of rugby union scrummaging. Technical and safety issues. Sports Med, 16(3)：168-179, 1993.

[51] Lark SD, et al：The effects of a single game of rugby on active cervical range of motion. J Sports Sci, 27(5)：491-497, 2009.

[52] 倉持梨恵子：(博士論文)ヒト前額部への機械的外乱に対する頸筋応答における神経筋制御機序. 早稲田大学, 2005.

[53] Quarrie KL, et al：Effect of nationwide injury prevention programme on serious spinal injuries in New Zealand rugby union：ecological study. BMJ, 334(7604)：1150-1153, 2007.

[54] Kettler A, et al：Mechanically simulated muscle forces strongly stabilize intact and injured upper cervical spine specimens. J Biomech, 35(3)：339-346, 2002.

[55] 金岡恒治：(博士論文)乗用車被追突衝撃時における頸椎椎体間挙動解析−頸椎捻挫受傷機序解明に向けて−. 筑波大学, 1998.

第2章　腰部徒手治疗实践

摘要

■ 腰椎关节突关节屈曲和伸展的活动度较高。如果在该关节突关节中的某个部位出现活动受限，其他部位就会因活动过度而引起椎间盘等受损。关节松动术是对活动受限的部位进行治疗。

■ 骶髂关节是个体差异非常大的关节。骶髂关节的问题可以通过五个应力试验来判定。针对骶髂关节的活动受限，可进行关节松动。通过进行稳定性训练来改善腰椎和骶髂关节的活动过度。

引言

根据日本厚生劳动省 2016 年国民生活基础调查，腰痛在男性患者主诉中占第 1 位，在女性患者主诉中占第 2 位，是国民的常见疾病。在患有肩周炎和腰痛的人群中，发生睡眠障碍的比例较高，非常影响日常生活[1]。对于这些疾病，有各种各样的治疗方法，但本章只对徒手物理治疗方法进行论述。

在美国物理治疗师协会的 2012 年腰痛指南中，徒手治疗的证据水平为 A 级，并指出徒手松动可以改善脊柱和髋关节的活动度，有助于减轻亚急性和慢性腰痛以及与腰痛相关的下肢疼痛，改善功能障碍[2]。由于腰痛不仅是机械问题，还有很多其他的原因，因此问诊非常重要。通过问诊缩小检查项目之后，再经过神经系统检查和疼痛诱发 / 减轻试验，缩小障碍部位。之后，通过被动运动检查确定障碍部位，对活动不足（hypomobility）的部位实施关节松动，对活动过度（hypermobility）的部位实施稳定性训练。此外，日常生活指导也非常重要。

基础知识

腰椎关节是由椎间盘和椎体组成的。前方的椎间盘－椎体复合体可以进行所有方向的运动，后方由作为诱导元素的椎间盘，和作为控制元素的且能限制伸展的棘突，能限制弯曲的棘上韧带、棘间韧带和黄韧带组成[3]。椎间盘是由富含 Ⅱ 型纤维胶原蛋白的髓核、15 ~ 25 层纤维环及椎体终板组成。椎体和椎间盘支撑着大约 85% 的体重。在椎间盘的结构中，当施加压力时，髓核内压就会上升，但由于纤维环的张力阻止了髓核的膨胀，因此压力通过椎体终板均等地再分配给周围的组织。腰椎屈曲时髓核向后方移动。另外，由于屈曲时关节突关节的负荷减少，椎间盘的压力会进一步增加。因此，在椎间盘突出症中，腰椎屈曲时疼痛会恶化。在做屈曲和旋转相结合的动作时，椎间盘更

容易脱出 [4-6]。

关节突关节是由上位椎体的下关节突和下位椎体的上关节突形成的滑膜关节，其关节面相对于水平面呈 90°，相对于冠状面呈 45° 的倾斜度 [7]。但是，关节突关节有很多变化，存在扁平型和 C 型、J 型等 [5]。由于关节突关节的关节面相对于冠状面倾斜 45°，因此腰椎的旋转活动范围较少，主要以屈曲伸展运动为主。Twomey 的研究表明，成年男性的腰部活动范围为屈曲 34°，伸展 13°，侧屈 20°，旋转 15.5°[8]，并明确了屈曲、伸展、侧屈的活动范围随着年龄的增加而减少 [9]。关节突关节的运动是使上关节突通过屈曲向头尾侧滑动，通过伸展向背尾侧滑动 [5]。侧屈时，侧屈侧的关节突关节有伸展的动作，对侧有屈曲的动作。

骶髂关节是由骶骨耳状面和髂骨耳状面组成的坚固关节。骶髂关节的运动为前屈（Nutation，点头）和后伸（counternutation，反点头），正常情况下具有约 2° 的活动度，前屈、后伸运动伴随着数毫米的平移运动 [10, 11]。然而，研究证明，骶髂关节面的解剖和运动在个体之间的差异很大 [12]。很难想象在解剖学上大量存在左右不对称的关节面会发生左右同样的关节运动。骶髂关节作为骨盆带的闭合环，通过骨及韧带的结构稳定（form closure）和肌筋膜的力量稳定（force closure），两者相互作用而共同维持关节的稳定性 [12]。因此，如果单独使用其中哪种方法，很难稳定骨盆带。

腰部功能障碍的评定

➤ 问诊

问诊时，首先需要确认是否存在红旗征。确认是否有疑似肿瘤的突然体重减轻和疑似马尾障碍的尿潴留等。剧烈夜间疼痛也是红旗征 [13]。其次，需要明确疼痛的发病机制、病程、疼痛部位、疼痛 24 小时的变化，疼痛恶化因素和缓解因素等。在 24 小时的变化中，如果在早晨感到疼痛和僵硬，而运动后有轻微的缓解，则为炎症过程 [14]；如果在运动中病情恶化，而在休息中病情减轻，则表明肌肉骨骼系统存在机械问题。对于疼痛恶化因素和缓解因素，在问诊的同时，应考虑动作具体对哪个组织施加或者消除了压力。

此外，腰痛还与认知因素、心理因素、社会文化因素、工作相关因素、生活方式因素、个人因素有关。认知因素包括对腰痛的负面思维方式、灾难性思维、对运动的恐惧感等。心理因素包括愤怒和抑郁。社会文化因素与对疼痛的看法、应对和治疗疼痛的方法有关。工作相关因素是外部因素，包括工作时身体和精神上的压力、工作的满意度等。生活方式因素也会对周围性疼痛和中枢性疼痛产生影响。个人因素是治疗目标和患者喜好等 [15, 16]。因此，需通过问诊来明确这些因素对腰痛的影响程度。为了评定心理因素和黄旗征，以下问题是非常有用的[17]。

> · 你有没有因为腰痛而请假？
>
> · 你认为腰痛的原因是什么？
>
> · 你对治疗有什么期望？
>
> · 你的上司、同事和家人对你的腰痛有什么反应？
>
> · 你是怎么处理腰痛的？
>
> · 你觉得你能恢复工作吗？如果可以恢复，那是什么时候呢？

　　当心理因素是疼痛的主要原因时，如果进行徒手治疗则有可能会对治疗产生依赖性，因此，应进行非徒手治疗。

客观评估

➤ 观察

　　需要从患者来医院的时候开始观察。事先观察患者在候诊室等候的样子和进入康复室的样子等。观察日常的姿势、动作模式、表情等。评定时，首先观察姿势。从前后左右进行观察，特别是在冠状面上，观察脊柱有无侧偏或侧弯，骨盆和肩膀的高度有无左右差异，在矢状面上确认后凸和前凸的程度。另外，还要确认肌肉的大小和张力，皱纹，皮肤的颜色和出汗状态。这些都与日常生活有关，特别是躯干上的皱纹表明该部位可能存在活动过度[18]。考虑下肢的影响时，应仔细检查坐位和立位姿势的差异。在立位可以观察到左右不对称很明显，但坐位不明显时，应考虑下肢长度差异，应在治疗腰部之前先对下肢长度差异进行治疗。

➤ 主动运动

　　观察躯干屈曲、伸展、侧屈、旋转，以及将屈曲与伸展、侧屈与旋转相结合的复合运动（图1）。在主动运动中，要确认运动的质量、活动范围、疼痛出现的时间、过度的节段性运动、向一侧的位移、从运动位恢复到直立位时的代偿运动等。如果一次动作没有问题，则重复动作数次，确认疼痛的变化。如果没有疼痛，则在最大活动度时施加压力，确认此时出现疼痛的程度和阻力感。另外，如果在躯干旋转的主动运动检查时产生疼痛，为了与骨盆带以下的问题进行鉴别，在固定骨盆的基础上使躯干旋转，比较疼痛的差异，可以更容易地鉴别出是腰椎以上的问题，还是骨盆带以下的问题。

➤ 症状定位试验

　　即使是腰部周围存在疼痛，也不一定是腰椎的问题。髋关节和骶

图 1　主动运动检查

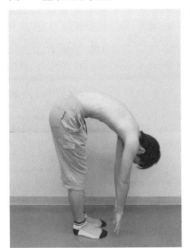

a 躯干屈曲的主动运动检查

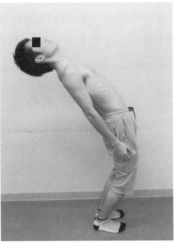

b 躯干伸展的主动运动检查

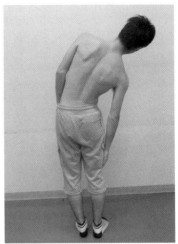

c 躯干侧屈的主动运动检查

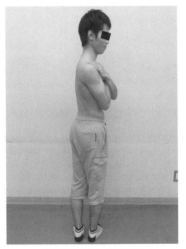

d 躯干旋转的主动运动检查

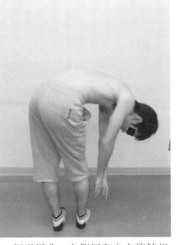

e 躯干屈曲、右侧屈和向右旋转相
结合的复合运动

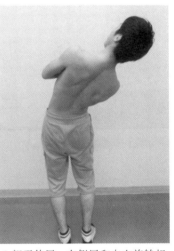

f 躯干伸展、右侧屈和向左旋转相
结合的复合运动

髂关节问题也可能出现类似症状。通过进行鉴别诊断，可以缩短后续评定时间，并且可以确定产生疼痛的原因部位。下面列举两个例子。

● 例 1：因负重引起的腰部周围疼痛

　　在有症状侧下肢施加负荷，直到刚好出现疼痛，此时用两只手从前后夹住骨盆，向上稍稍抬起（图 2）。这个操作能减轻髋关节的负重，增加骶髂关节和腰椎的负重。如果通过这个操作可以减轻疼痛的话，原因很可能在髋关节区域。然后，物理治疗师将手的尺侧沿着骶骨，稍稍向头侧移动（图 3）。由于通过该操作可以减少骶髂关节的压力，因此如果症状缓解，那么造成疼痛的原因很可能是骶髂关节区域。如果症状没有缓解，则牵引腰椎（图 4），如果症状缓解，则表示存在腰椎问题的可能性较高。

● 例2：躯干前屈引起的腰部周围疼痛

使躯干前屈到刚好出现疼痛的程度，骨盆前倾，使髋关节屈曲角度增大（图5）。由于骶髂关节部位产生伸展运动，因此，如果这个运动诱发疼痛，很有可能是髋关节引起的。若没有诱发疼痛，在躯干前屈到刚好出现疼痛时从骨盆前方用手抵住,将骶骨底部向头腹侧按压(图6）。在该操作中，骶骨向前屈方向移动，由于只有骶髂关节在躯干屈

图2　抬高骨盆

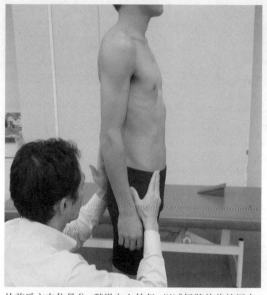

从前后方夹住骨盆，稍微向上抬起，以减轻髋关节的压力。

图3　骶骨向头侧

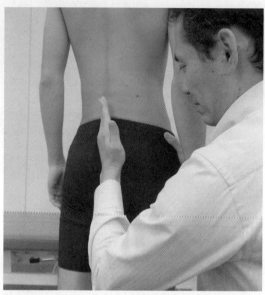

物理治疗师将手的尺侧沿着骶骨，使骶骨稍微向头侧移动。通过该操作，来减轻骶髂关节的压力。

图4　腰椎的牵引

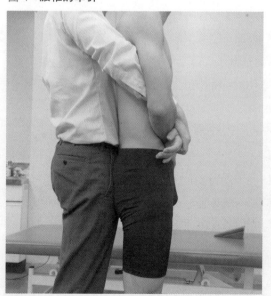

患者双手交叉放在腹前。物理治疗师站在患者的后方，握住患者的双手，往腹部按压的同时并向上抬起。

图5　骨盆前倾

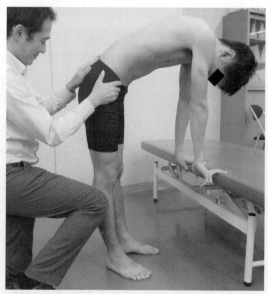

抓住患者髋部，使骨盆前倾。通过该操作，髋关节的屈曲增大，骶髂关节向伸展方向移动。

曲的移动增大，因此，若中途诱发疼痛，考虑是骶髂关节区域的原因。若没有诱发疼痛，将椎体的棘突从 L5 开始依次向头腹侧抬起（图 7），在抬起的椎体下关节突和下一个椎体的上关节突之间诱导屈曲的动作，并在上层的椎体会呈现出伸展的动作。也就是说，如果在第 4 腰椎诱发疼痛，可以认为是 L4/5 间的关节突关节引起的。

通过这一系列试验，可以确定产生症状的区域，并且可以缩小检查范围，以便在短时间内进行检查。

➤ 神经系统检查

当怀疑神经系统有问题时，要进行神经系统检查。在神经系统检查中，要进行肌肉力量检查、感觉检查和神经牵拉检查。SLR 试验是一个灵敏度较高的试验[19]，作为筛查试验非常有效。在神经牵拉试验中，需要鉴别神经压迫性神经病（NPCN）和周围神经敏化（PNS）。

NPCN 是由神经组织受压迫或嵌顿引起的[20]，因此通过放松障碍部位，症状就会消失，即使牵伸其他部位，症状也不会恶化。在这种情况下，嵌顿部位的治疗是首选。在椎间孔嵌顿时，脊柱牵拉或同侧侧屈可减轻症状。例如，端坐位伸展下肢，在出现症状时用两上肢轻轻按压床面，减少对脊柱的压力，如果减轻症状，那么推测 NPCN 的可能性较高。而 PNS 患者在缩短神经长度的姿势下，神经牵拉试验呈阳性。治疗方法是使用可改善神经滑动性的滑动技术[20]。

NPCN:
neuropathic compression neuropathy，神经压迫性神经病

PNS:
peripheral nerve sensitization，周围神经敏化

第5篇　脊柱治疗方法介绍

图 6　将骶骨向头腹侧按压

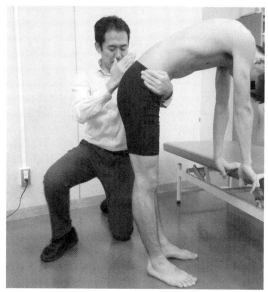

物理治疗师将手的尺侧沿着骶骨，使骶骨稍稍向头腹侧移动。通过该操作，使骶髂关节的前屈运动增大。

图 7　将棘突向头腹侧抬起

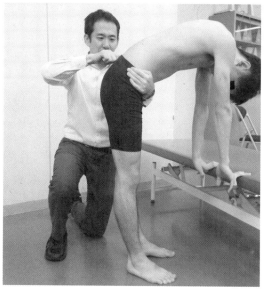

用拇指和食指夹住棘突，从 L5 开始依次向头腹侧移动。

➤ 被动运动试验

患者取侧卧位，物理治疗师将一只手放在棘突之间。用另一只手抓住患者下肢，通过移动下肢，被动地引起腰椎屈曲、伸展运动。此时，物理治疗师将手在棘突间依次移动，比较各节段的活动范围（图8）。然后将一只手转移到上侧胸廓，按压胸廓使躯干旋转，比较被动旋转时各节段的活动范围（图9）。为了在操作中使脊柱不发生侧屈，可以在腰部下方放入毛巾等进行调整。在这些检查中，确认各关节的活动是否正常，是否存在活动过度或活动受限。

患者保持侧卧位，物理治疗师将一只手放在棘突之间，用另一只手抱住患者双下肢的同时，前后推拉下肢，确认各节段关节运动是否正常（joint play）（图10）。

图8　躯干屈曲、伸展的被动生理运动检查

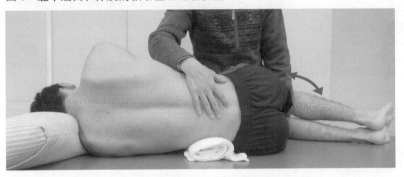

图9　躯干旋转的被动生理运动检查

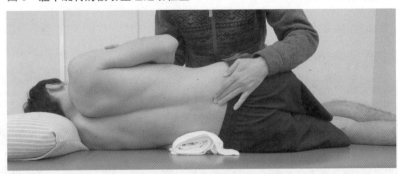

图10　关节突关节附属运动（joint play）试验

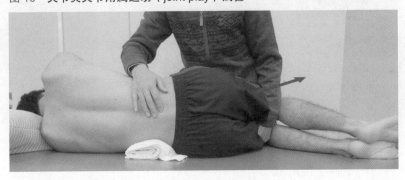

在以往检查的基础上确定存在问题的区域。大多数主诉的疼痛部位是活动过度部位的肌肉。此时，对过度收缩的肌肉进行软组织松解，对引起活动过度和活动受限的关节实施关节控制训练和关节松动。

➤ 骶髂关节检查

在症状定位试验中，当怀疑骶髂关节有问题时，则对骶髂关节进行详细检查。在骶髂关节的检查中，负重位运动时的触诊检查是没有信度和效度的。作为骶髂关节问题的临床诊断指标，单次的骶骨沟疼痛和压力试验结果阳性是目前最可靠的评定指标[21]。压力试验包括大腿冲压试验（thigh thrust test）（图 11）、骨盆挤压试验（compression test）（图 12）、骨盆分离试验（distaction test）（图 13）、Gaenslen 试验（Gaenslen test）（图 14）、骶骨冲压试验（sacral thrust test）（图

图 11　大腿冲压试验（thigh thrust test）

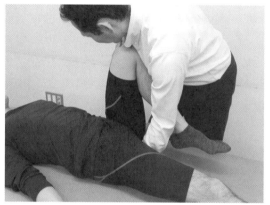

患者取仰卧位，物理治疗师站在患者主诉有疼痛的一侧。将疼痛侧的髋关节弯曲 90°，一只手放在患者骶骨下。通过向下冲压大腿，对髋部施加向后平移的压力，如果出现疼痛，则为阳性。

图 12　骨盆挤压试验（compression test）

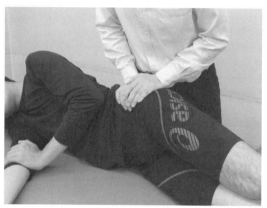

患者取侧卧位，疼痛侧朝上。物理治疗师双手放在髂嵴上，向下挤压髂骨，保持 30 秒。如果诱发疼痛，则为阳性。

图 13　骨盆分离试验（distaction test）

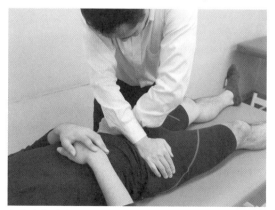

患者取仰卧位，物理治疗师从内向外后方向按压患者的 ASIS 内侧。如果诱发疼痛，则为阳性。

图 14　Gaenslen 试验（Gaenslen test）

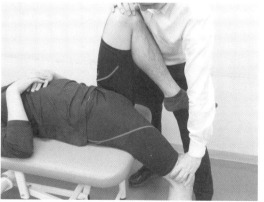

患者在床边仰卧，疼痛侧下肢下垂。物理治疗师将无痛侧的下肢髋关节屈曲到 90°，确认有无症状。保持屈曲侧的下肢角度，向下推动下垂侧的下肢，如果出现疼痛，则为阳性。

15）。在 5 个试验中，如果 3 个以上为阳性，很有可能是骶髂关节问题[21]，信度为 94%，效度为 78%。

治疗手法

➤ 腰椎间盘牵引（图 16）

当有节段性活动受限或椎间盘有问题时使用该手法。患者取侧卧位，髋关节屈曲，保持腰椎正中位。物理治疗师分别用食指和中指夹持椎间盘的上、下棘突。保持头侧手夹紧的同时，将尾侧手连同骨盆带一起拉向尾侧进行牵引。

➤ 关节突关节牵引（两侧）（图 17）

这是对关节突关节活动受限分节段治疗的手法。在进行关节突关节滑动的治疗之前，首先需要进行牵引，使关节突关节有间隙。患者取俯卧位，在相应部位头侧的椎体腹侧部放置重物。再在该部位的肋骨突起处放置楔形物，向腹侧方向按压。通过这个动作，可以牵引关节突关节。在没有楔形物的情况下，理疗师可将双手交叉，将豆状骨放在棘突上向腹侧方向推压，或理疗师将手张开成 V 形，食指和中指放在肋骨突起上，向腹侧推压，可以取得相同效果。

图 15　骶骨冲压试验（thrust test）

患者俯卧位，物理治疗师用手豆状骨向下用力冲压 S3。出现疼痛为阳性

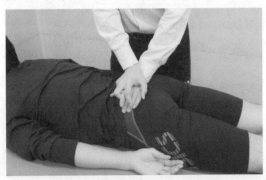

图 16　腰椎间盘牵引

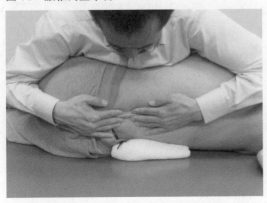

图 17　关节突关节的牵引

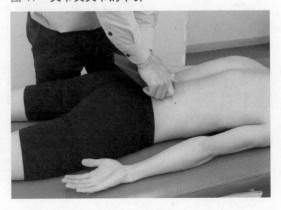

▶ 关节突关节的牵引（一侧）（图 18）

这是只牵引一侧关节突关节时使用的手法。患者取俯卧位，使相应部位的头侧进行侧屈。物理治疗师用一只手的尺侧固定相应部位尾侧的横突，另一只手握住患者的肩膀，使其伸展并旋转，进行一侧关节突关节的牵引。

▶ 关节突关节向屈曲方向滑动（图 19）

这是在关节突关节屈曲受限时使用的手法。患者取俯卧位，双下肢在床尾自然下垂，髋关节和腰椎屈曲。物理治疗师固定尾侧腰部，在头侧横突处放置楔形物，向头腹侧推压。通过该操作，头侧的椎体向头腹侧滑动，关节突关节向分离方向滑动，屈曲得到改善。

▶ 关节突关节向伸展方向滑动（图 20）

这是在关节突关节引起的伸展受限时使用的手法。患者取俯卧位，在相应部位头侧的椎体腹侧部放置重物。腰椎位于中立位，在该部位尾侧的横突上放置楔形物，并向头腹侧推压。通过该操作，尾侧的椎体向头腹侧滑动，关节突关节产生向重叠方向的滑动，从而改善伸展。

▶ 骶髂关节的骶骨向尾侧滑动（图 21）

这是骶骨向头侧移位且活动受限时使用的手法。患者取俯卧位，物理治疗师站在有症状侧的对侧。一只手将症状侧的坐骨结节向头侧方向固定，另一只手的尺侧抵在骶骨底的症状侧，使骶骨向尾侧滑动。

▶ 骶髂关节的骶骨向头侧滑动（图 22）

这是骶骨向尾侧移位且活动受限时使用的手法。患者取俯卧位，物理治疗师站在有症状侧的对侧。一只手将症状侧的髂嵴向尾侧方向固定，另一只手的尺侧抵在骶骨尖的症状侧，使骶骨向头侧滑动。

图 18 一侧关节突关节的牵引

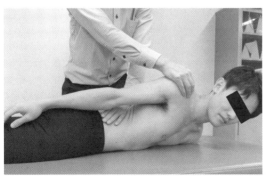

图 19 向关节突关节弯曲方向滑动

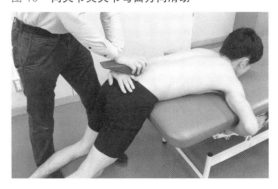

图 20　向关节突关节伸展方向滑动

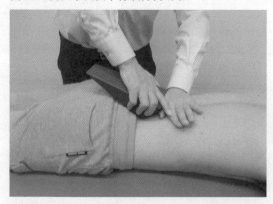

图 21　骶骨向尾侧滑动

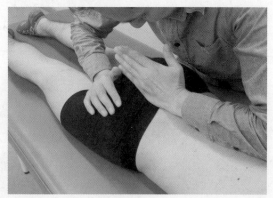

图 22　骶骨向头侧滑动

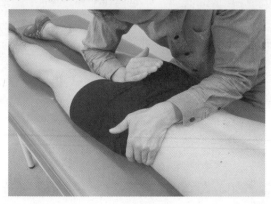

结语

　　在腰椎的治疗方法中，对活动不足进行关节松动的同时，也需要对活动过度部位进行稳定性训练。不仅要进行关节松动，还要进行运动控制训练和力量训练。另外，不仅要观察腰椎和骶髂关节，还要确认该部位是否有导致活动过度的原因，再对该部位进行关节松动。髋关节和胸椎也是必须检查的部位。

　　另外，必须进行日常生活指导，在日常生活中避免腰部受到压力，从而减轻疼痛和防止复发。

参考文献

[1]　熊谷玄太郎, ほか：一般地域住民を対象とした肩こりと腰痛に関する疫学調査　生活習慣と愁訴との関連. Journal of Spine Research, 9（2）：197-201, 2018.

[2]　Delitto A：Low back pain. J Orthop Sports Phys Ther, 42（4）：A1-57, 2012.

[3]　Casting J, Santini JJ 著, 井原秀俊 訳：図説関節・運動器の機能解剖（上肢・脊柱編）, 協同医書出版社, 1986.

[4]　Newell N：Biomechanics of the human intervertebral disc: A review of testing techniques and results. Journal of the Mechanical Behavior of Biomedical Materials, 69：420-434, 2017.

[5]　Bogduk N：Clinical and radiological anatomy of the lumbar spine 5th, Chuchill Livingstone Elsevier, 2012.

[6]   Neuman DA, 嶋田智明 監訳：筋骨格系のキネシオロジー, 原著第 2 版, 医歯薬出版, 2012.

[7]   中村隆一, ほか：基礎運動学, 第 6 版, 医歯薬出版, 2003.

[8]   Twomey Lance: The effects of age on the ranges of motions of the lumbar region. Australian Journal of Physiotherapy, 25(6)：257-263, 1979.

[9]   Intolo P : The effect of age on lumbar range of motion: A systematic review. Manual Therapy, 14(6)：596-604, 2009.

[10] Sturesson B : Movements of the sacroiliac joints. A stereophotogrammetric analysis. Spine, 14(2)：162-165, 1989.

[11] Vleeming A : Mobility in the sacroiliac joints in the elderly: a kinematic and radiological study. Clinical Biomechanics, 7(3)：170-176, 1992.

[12] Vleeming A : The sacroiliac joint: an overview of its anatomy, function and potential clinical implications. J Anat, 221：537-567, 2012.

[13] Harding I : Is the symptom of night pain important in the diagnosis of serious spinal pathology in a back pain triage clinic? The Spine Journal, 4(5 Suppl)：S30, 2004.

[14] Magee DJ : Orthopedic physical assessment 4th, Saunders, 2002.

[15] O'Sullivan P : Multidimensional approach for the targeted management of low back pain. Grieve's modern musculoskeletal physiotherapy 4th, Elsevier, 2015.

[16] Waddell G, et al : Concepts of rehabilitation for the management of low back pain. Best Pract Res Clin Rheumatol, 19(4)：655-670, 2005.

[17] Petty NJ : Musculoskeletal examination and assessment, 5th, Elsevier, 2018.

[18] Page P : Assessment and treatment of muscle imbalance. The Janda approach, Human Kinetics, 2010.

[19] van der Windt DAWM : Physical examination for lumbar radiculopathy due to disc herniation in patients with low - back pain. Cochrane Database of Systematic Reviews, 2010.

[20] Shacklock M : Clinical Neurodynamics -A New System of Neuromusculoskeletal Treatment-. Elsevier, 2005.

[21] Laslett M, et al : Diagnosis of Sacroiliac Joint Pain : Validity of individual provocation tests and composites of tests. Manual Therapy, 10(3)：207-218, 2005.

第 5 篇　脊柱治疗方法介绍

第3章　孕妇和产褥期妇女腰痛的治疗方法

摘要

- 妊娠、分娩会给女性的心理和身体带来巨大的变化。腰痛是孕产妇较为常见的症状，但在妇产科领域，也多被认为是"小问题"。
- 要重视基本的物理治疗评定，在考虑身体变化以及分娩对骨盆带的负担、胎儿生长的同时，根据其分期进行干预和指导。
- 产后，首先恢复因分娩而减弱的躯干功能和骨盆带的稳定性，使其逐渐恢复到动态运动。

引言

妊娠、分娩会给女性的身体带来巨大的变化。这种变化随着时间的推移会越来越明显。常听到有些女性会抱怨自己有各种各样的小毛病，其中特别多的是腰痛。产前产后出现的腰痛对孕产妇来说，无论是在身体上还是心理上都是很大的负担，会导致活动量的降低，还可能导致 ADL、QOL 的降低。由于产妇产后还要照顾婴儿等原因，导致产妇自身身体的恢复被推迟，而腰痛的持续、恶化对育儿和恢复工作也有影响。

和其他腰痛一样，孕产妇腰痛的基本物理治疗评定也是非常重要的，同时还要考虑到妊娠、分娩的状况，本章着重论述评定、治疗中的注意事项。

ADL:
activities of daily living，日常生活活动

QOL:
quality of life，生活质量

基础知识

➤ 妊娠或分娩时出现的腰痛

目前，关于妊娠和分娩腰痛的研究报告较多，其患病率为 40% ～ 70%，较为常见。日本也有同样的趋势，有研究指出，孕期腰痛占 50% ～ 70%，骨盆带痛占 20% ～ 40%[1-3]。可见妊娠中腰痛的患病率很高，有报告称，如果孕妇在妊娠前和妊娠中出现腰痛，产后育儿动作负担就会增加，腰痛会持续并导致慢性化[3, 4]。产前产后出现的腰痛大致可分为姿势变化引起骨盆带不稳定性和功能下降两种。

孕期出现腰痛的部位主要有腰背部、骶髂关节、耻骨和尾骨等。大致可分为腰背痛（LBP）和骨盆带痛（PPP）[5-7]（图 1）。关于腰背痛和骨盆带痛的发病率有各种说法，但腰背痛的发病率更高[8]。也有主诉耻骨、尾骨、髋关节附近疼痛的情况，因此，即使患者主诉为腰痛，也需要进行详细的鉴别诊断和评定。

在评定妊娠期间的腰痛时，荷尔蒙的影响是必须考虑的因素。孕

LBP:
low back pain，腰背痛

PPP:
posterior pelvic pain，骨盆后部痛

图 1　腰背痛和骨盆带痛

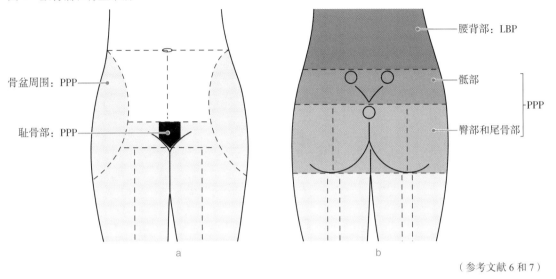

a

b

（参考文献 6 和 7）

妇分泌的松弛素可使骨盆带的结缔组织和韧带松弛，并扩大骨产道，以便顺利娩出婴儿。为了适应胎儿的成长和顺利分娩，骨盆带的结缔组织和韧带松弛是很重要的，但也会导致骨盆带的不稳定性，因此，在对孕妇和产后不久的女性进行干预时，需要加以注意。

▶ 妊娠的身体及姿势变化和腰痛

从妊娠初期到妊娠后期，女性的身体会发生各种变化。子宫的大小（子宫腔长度）增大约 5 倍（约 7cm →约 36cm），子宫的重量（不包括胎儿）增大约 15 倍（60 ～ 70 克→约 1000 克），子宫的容量增大 500 ～ 1000 倍（约 10 毫升→约 5 升）[9]。有研究称，随着子宫的变化，孕妇的姿势策略和动作策略也会发生变化[10-12]。

一般认为，妊娠的姿势变化是由于腹部重量增加，腹部增大，骨盆前倾增加，与此同时，腰椎前凸增加，胸椎后凸增加[13, 15-17]（图 2）。

由于持续采取这样的姿势，孕妇腰背部肌肉会被迫持续收缩，从而产生腰痛。

另外，也有人会出现骨盆后倾、腰椎前凸减少、胸椎后凸增加的情况。骨盆带的神经也会受胎儿或羊水重量的压迫和牵伸。

在妊娠后期，随着胎儿的长大，变大的子宫会向上压迫腹部脏器，并且压迫和牵伸膈肌。同时，非孕期约 90° 的肋骨下角扩大至 100° 以上，下部肋骨被向上推，使其向前上方升起，向前抬高增加 10 ～ 15cm，胸廓直径也增加 5 ～ 7cm，其结果是附着在肋骨上的腹肌群和肋间肌群出现牵伸痛[13]（图 3）。

图2　妊娠引起的姿势变化

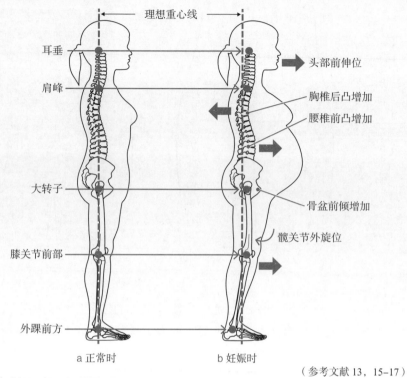

理想重心线

耳垂

肩峰

大转子

膝关节前部

外踝前方

a 正常时　　　　　b 妊娠时

头部前伸位

胸椎后凸增加

腰椎前凸增加

骨盆前倾增加

髋关节外旋位

（参考文献 13，15–17）

图3　妊娠引起的胸廓变化

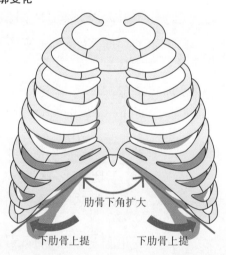

肋骨下角扩大

下肋骨上提　　　下肋骨上提

（参考文献 13）

　　可以认为，由于这样的变化，被称为内部单元（inner unit）的横膈膜、多裂肌、腹肌群、盆底肌群的肌肉收缩和协调性降低（图4）。

　　并且，在妊娠中腹直肌被牵伸时，腹直肌分离的状态较为多见。在怀孕期间，许多孕妇都会经历这种情况，但产后也可能继续存在。腹直肌分离会引起腹直肌收缩效率和肌力的下降，并且腰背部的负荷变大也有可能导致腰痛（图5）。

小贴士 **膈肌和腰大肌**

膈肌通过筋膜与腰大肌连接。因此，膈肌的柔韧性也可能影响腰大肌的运动。

临床要点

腹直肌分离的评定方法

腹直肌分离的评定是在脐上下 3 cm 左右的地方触诊，用指间距离评定两侧腹直肌内侧缘的距离。将头部上抬（卷腹）状态下 2 横指以上的分离称为"腹直肌分离"。同时，也可以对腹部的紧张度进行评定。

图 4 内部单元功能和妊娠变化

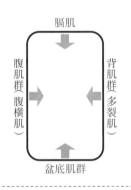

a 理想状态 b 妊娠晚期的常见情况

图 5 腹直肌分离

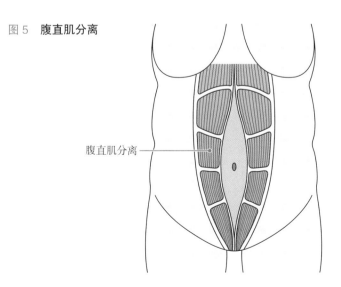

腹直肌分离

（引用自文献 13）

> ### 分娩对腰背部和骨盆带的影响和腰痛

分娩过程中，腰背部和骨盆带受到的应力很大。阴道分娩为所需时间为：初产妇＜ 30 小时，经产妇＜ 15 小时，超过这个时间的称为延迟分娩。有研究报告指出，妊娠中和产褥期早期的腰痛与分娩时间有关[18]，因此需要考虑分娩对腰痛的影响（表 1）[18,19]。

如果分娩第 2 产程时间过长，胎儿头部会压迫骨盆和骨盆底肌群，导致产后残存疼痛。

分娩时骨盆明显松弛，骶髂关节和耻骨联合最大活动度增加。骶骨向前屈曲，尾骨向后移动，两坐骨之间距离扩大，使骨盆下口扩大，耻骨联合打开，使婴儿可以通过[20]。分娩结束后，骶髂关节和耻骨联合的结缔组织逐渐恢复原来的紧张度，但与此同时，也会引起骨盆带的不稳定和骨盆带肌群的功能下降，最终导致腰痛。

孕产妇腰痛的评定方法

> ### 产前和产后注意事项及基本评定

● 孕期干预的注意事项

妊娠期间最应该优先考虑的是确保母子的生命安全。因此，如果在怀孕期间进行干预，最好与医生和助产士合作进行。特别是当妇产科医生不在身边的情况下进行干预时，询问妊娠经过变得尤为重要。妊娠期间的腰痛被称为"小问题"，因为它威胁不到生命。对于妊娠中腰背痛的干预，在进行万全的风险管理的同时，还需要征得孕妇和家属的同意。在干预前后用 NST（CTG）和超声多普勒法监测胎儿心跳，确认是否发生变化等，这也是方案之一。另外，妊娠期徒手干预腰背部有时很困难，因此掌握孕妇生活习惯和动作特征，并采取改善环境和设计动作的方法也很重要。此外，在适应妊娠所带来的身体变化的过程中，最好能确认孕妇在心理 - 社会方面是否存在问题。

在妊娠期间，要考虑产后的情况，调整身体质量和环境，以便在产褥期得到充分的休息。此外，还建议制定一个大致的日程安排，若有

NST:
non-stress test，非应力试验

CTG:
cardio toco gram，胎心监护

表1　分娩经过

分娩期		第一期	第二期	第三期
		宫口扩张期	娩出期	胎盘娩出期
		阵痛开始～宫口全开大	子宫口全开～胎儿娩出	胎儿娩出～胎盘娩出
		胎儿旋转的同时在骨盆腔内下降	骨盆带松弛，婴儿头部通过并被娩出	胎儿娩出后，胎盘娩出完成分娩
平均持续时间	初产妇	10～12 小时	2～3 小时	15～30 分钟
	经产妇	4～6 小时	1～1.5 小时	10～20 分钟

（参考文献 18 和 19）

工作，则建议大致制定一个以复职为目标的日常安排。特别是在环境设定上，可以通过预先模拟床上用品的选择和沐浴的方法来考虑腰背部的负担。淋浴要持续到孩子出生后一个月左右，之后就可以和其他人一样泡澡了。对产后不到一个月的女性来说，沐浴是负担很重的事情。如果可能，最好是在周围人的帮助下进行。除此之外，抱孩子、哄孩子睡觉、换尿布、哺乳等育儿动作也会加重腰背部的负担。可以认为，通过在产前进行环境改造，可以使女性能够更加顺利地过渡到产后。

临床要点

NST

在孕妇无压力的情况下监测胎儿的状态，可以监测子宫收缩、胎儿心跳和胎动。一般是从妊娠后期到分娩前进行的检查。通过这项检查可以得到 CTG（胎心监护）情况。

临床要点

判断孕妇停止运动的方法

判断孕妇停止运动的方法包括问诊、母体血压、心率、体温、有无宫缩、胎儿心率测量、胎动等[21]。

● 产后干预的注意事项

产后 6~8 周称为"产褥期"。从分娩后到子宫开始恢复，恶露持续约 3 周。在这个时期，最好尽量避免重力负荷，建议静养，而不是积极运动。尤其是产后应确认疼痛和全身状态，最好也要确认腰痛的状况。由于分娩所需时间较长，可能会暂时引起骨盆底部周围的感觉下降，因此，还需要确认有无感觉障碍以及排泄障碍的情况。另外，如果穿着妇女用束腰带等，需要指导其关注大小是否合适，使用方法是否正确。

干预最好从卧位下进行的呼吸训练和轻度的运动开始，从意识到骨盆松弛、恢复骨盆底肌群的感觉开始。奥佐[20]指出，关节的柔韧性在分娩后 5 天左右最高，虽然这是一个逐渐恢复的过程，但直到 7 个月左右关节的柔韧性都处于一个较高的状态。从这一点来看，建议慎重选择徒手干预。

● 基本评定

基本的物理治疗评定对于孕产妇也很重要。表 2 列出了主要评定项目[20, 22, 23]。与其他腰痛一样，也必须评定红旗征和黄旗征。

表2 主要评定内容

	产前		产后
问诊	腰痛的病史、病程、职业、过去的分娩史、这次的妊娠过程、生活节奏、ADL 的情况	问诊	分娩次数、分娩时间、分娩方法、分娩异常、出生体重、会阴切开或裂伤、腰痛的状况、ADL 的情况
疼痛	部位、强度、类型	疼痛	部位、强度、类型
触诊	肌张力 体表标志（ASIS、PSIS、ILA、髂嵴、坐骨结节）	触诊	肌张力 体表标志（ASIS、PSIS、ILA、髂嵴、坐骨结节） 腹直肌分离
呼吸	深度、方式	呼吸	深度、方式
姿势评定（对线评定）	站立 坐位 卧位	姿势评定（对线评定）	站立 坐位 卧位
动作评定（确认动作能否进行及动作难度的同时，对动作模式也进行确认）	起立：躯干前倾、重心移动、足部负重 躯干前屈：腰椎骨盆节律，髋关节对线 单脚站立位：胸廓和骨盆的对线、重心移动	动作评定（确认动作能否进行及动作难度的同时，对动作模式也进行确认）	躯干前屈：腰椎骨盆节律，髋关节对线 单脚站立位：胸廓和骨盆对线、重心移动 育儿动作：抱孩子、哺乳、换尿布→听取关于环境方面的意见
步行评定	步态 行走速度、疼痛程度	步行评定	步态 行走速度、疼痛程度
ASLR	评估困难程度，检查运动模式	ASLR	评估困难程度，检查运动模式
疼痛诱发试验	骨盆后方诱发试验（posterior pelvic provocation test）	疼痛诱发试验	骨盆后方诱发试验（posterior pelvic provocation test） 骶髂关节前方分离和后方压迫的评定 骨盆后方分离和前方压迫的评定
心理社会方面	职业、生活方式、家庭结构、社会支持	心理社会方面	职业、生活方式、家庭结构、育儿支援服务
胎儿的状态	最好在产前尽可能确认胎儿心跳、NST 等，并能进行风险管理→最好能与医生和助产士合作		

（参考文献 20, 22, 23 制作）

ASIS：髂前上棘，PSIS：髂后上棘，ILA：骶骨下外侧角，ASLR：主动直腿抬高

■ **姿势评定和对线评定**

　　姿势评定和对线评定在产前产后都很重要。冠状面和矢状面都可以在耳垂、肩峰、大转子、膝关节间隙和外踝处做上标记，并按时间顺序跟踪对线的变化。这不仅对治疗评定有用，而且对掌握妊娠引起的姿势变化也很有用。姿势的分类中 Kendall 的分类 [24]（图 6）最常用，但除了分类外最好能具体体现出每个人的姿势特征。如果可能的话，可以用照片等进行比较，对被检查者来说也会更容易理解。

图 6　Kendall 分类

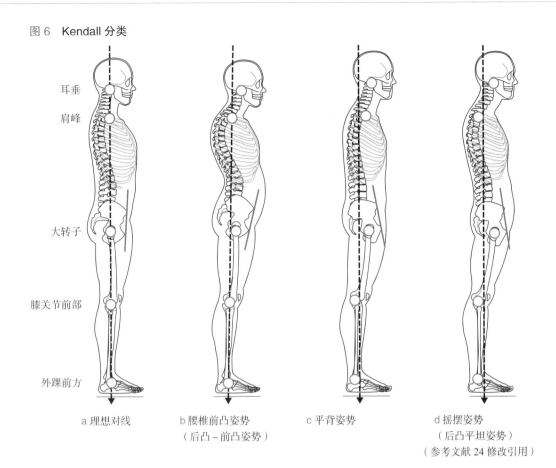

耳垂
肩峰

大转子

膝关节前部

外踝前方

a 理想对线　　　b 腰椎前凸姿势　　　c 平背姿势　　　d 摇摆姿势
　　　　　　　（后凸 – 前凸姿势）　　　　　　　　　　　（后凸平坦姿势）
　　　　　　　　　　　　　　　　　　　　　　　　　　　（参考文献 24 修改引用）

■　**动作评定**

　　我们认为，基本动作评定对于在产前产后发现女性的问题是有用的。关于翻身、起身、站立、躯干前屈、单腿站立等动作，除了听取女性"能或不能"的自己的评定外，还应该听取例如"能做但很困难"的关于困难程度的评定。另外，关于动作模式也可以通过动作分析来进行评定。不仅仅是评定能不能做，还要了解她们通过什么样的方式来完成这个动作，分析其薄弱点和代偿动作的特征，这在治疗中也是非常有价值的信息。

　　起立时，应确认以下几点：躯干前倾是否充分，重心是否移动，脚部的负重是否只向后方偏移（偏移时，可以看到脚趾上抬等代偿动作）。躯干前屈是妊娠期变得困难的动作之一，特别是在有腰痛的情况下，从妊娠初期到末期，半弯腰姿势感到困难的比例很高[25]。在躯干前屈中，腰椎和骨盆的协调运动，称为腰椎骨盆节律。在评定受试者动作的过程中，评估腰椎和骨盆的协调性也很重要。另外，由于妊娠中发生的姿势变化，可能会导致髋关节向前移位。Lee 等人[26]研究报告指出，髋关节周围肌肉的不平衡会引起股骨头的位置变化，因此，需要确认静止立位时股骨头的位置，并观察躯干前屈时会发生怎样的变化。

另外，在单脚站立时，将检查侧的膝盖屈曲到腰附近，确认此时的骨盆、股骨头、下肢整体的运动以及胸廓的运动。单脚站立可以用于评定负荷传递时骨盆左右方向的控制能力。此外，该方法在测试者之间具有很高的信度，是一种有用的评定方法[26, 27]。

另外，产后需要评定的项目还有育儿动作。从产褥期开始，哺乳和换尿布动作会成为常态，此时的不良姿势和代偿动作可能会成为腰痛的原因，因此也是治疗干预时自我管理的关键点。由于抱孩子和背孩子的负荷会随着孩子的成长而增加，因此应根据孩子的月龄进行指导。指导正确使用抱带和背带等工具也是有效的。

ASLR:
active straight leg raising, 主动直腿抬高

P4:
posterior pelvic pain provocation, 骨盆后方疼痛诱发

■ ASLR 试验和 P4 试验

主动直腿抬高试验（ASLR 试验）

将 ASLR 作为产前存在骨盆带疼痛时评定躯干和下肢负荷传递的方法被认为是很有价值的[28]。最恰当的状态是，下肢可以不费力地抬起，骨盆相对胸廓和下肢保持不动[26, 28]。方法是，让受试者在下肢伸展位时将一侧下肢在膝伸展的同时上抬约 20cm，以 6 个等级来评定下肢上抬的困难程度。计算双侧的总分，并评定代偿动作。

骨盆后方疼痛诱发试验（P4 试验）

P4 试验可以用于评定骶髂关节痛，妊娠期间也可以使用[29]。受试者取仰卧位，检查者握住受试者大腿部位，使其与地板垂直，向地板方向按压，如果出现疼痛，则为阳性。P4 试验在腰背部处于良好状态时为阴性[30]。

■ ADL 和心理社会方面评定

产前产后的身体变化较为明显，因此根据情况的不同，ADL 也会受到影响。怀孕初期，女性因妊娠反应而活动量下降；怀孕中期以后因腹部增大而动作及行走变得缓慢。ADL 基本上可以自理，但是由于腰痛和骨盆带痛，会导致部分障碍，具体内容如表 3 所示[25, 31-33]。即使 ADL 评定指标 Barthel 指数和 FIM 得分较高，但在日常生活中，大部分孕产妇仍然存在"伴随着困难"、"伴随着努力"、"想尽量避免"等情况，因此应尽可能具体地听取她们的诉求。所谓的困难也可能是由盆腔带的不稳定性产生的。

FIM:
functional independent measure, 功能独立性评定

在心理社会因素方面，与其他腰痛一样，也最好予以关注。有研究指出，如果女性有腰痛，产后抑郁的发病率就会增加 3 倍[34]，另外，妊娠期间疼痛没有改善，很容易慢性化，甚至有在产后 12 年间都存在持续疼痛，因此而被迫离职的报告[35]。所以，我们也需要关注职业和家庭等心理社会方面变化的因素。

表3 ADL中的评估内容

·翻身	·性生活
·起立	·跑步
·保持半蹲姿势	·用一只脚踢某物
·坐姿保持	·睡眠
·搬重物	·大小便
·步行	·外出（范围缩小、方式改变）
·爬楼梯	·育儿（玩耍、洗澡、接送等）
·更衣	·工作（效率低下，通勤、工作内容）
·烹饪	·旅行（火车、汽车）
·体育活动	

（参考文献 25、31–33 制作）

➤ 产前产后腰痛的治疗干预

呼吸治疗

如前所述，在妊娠期间，随着腹部增大，肋骨上提，肋骨下角扩大，相应地，作为内部单元的膈肌也被抬高和牵拉。因此，妊娠中期以后，孕妇会采用胸式呼吸，并且变浅。产后这种情况也可能持续。孕妇的分娩方法虽各不相同，但顺产时，会阴周围会暂时产生麻木，而会阴切开或撕裂的影响可能会产生疼痛。另外，剖腹产有创口的疼痛，需要注意疼痛对呼吸的影响。有研究报道显示，围产期有精神压力的女性在孕期和产后早期交感神经活动亢进，副交感神经活动在产后早期处于减弱的状态[36]，有心理社会的压力时，呼吸也容易变浅。

呼吸干预可以在分娩后立即进行，也可以达到放松的效果。有研究报告指出，存在腰痛的人群肺活量较低，躯干深层肌肉功能减退[37]，因此可通过深呼吸，促进躯干深层肌肉的激活。

笔者往往首先进行呼吸方法的指导，从意识到骨盆底肌群开始，建议进行深呼吸，以促进腹横肌和膈肌收缩。

姿势和动作指导

产前产后的腰痛与姿势有较大的关系。产前的干预目标是适应腹部增大以及因此产生的姿势变化，产后的干预目标是适应骨盆周围的不稳定性，重新恢复妊娠前的全身状态（内部单元的再训练、协调性的再获得等）。

在产前和产后，姿势和动作评定是非常重要的，并且纠正不良姿势和指导正确动作也是治疗的一部分。为了更好地指导患者，可以使用照片和动画，让她们更好地理解。

关于姿势，不仅仅是指导采取"正确"的姿势，而且还要解释不良姿势为什么"不良"，并需要指出"理想"、"高效"＝安全安逸的姿势。在妊娠期间，适应全身状态和姿势的变化本身就已是很大的负担，产后由于短期内需要 24 小时照顾孩子，可以说没有时间关注自己的姿势和其他事情。在某些情况下，"正确""错误"这样的表达有时会把患者逼得走投无路。所以尽量不给患者造成心理负担，只要能让患者产生"试试看"、"注意一下"这样的动机就可以了。

关于动作指导，除了基本动作之外，还可以对育儿动作进行指导。应评定包括环境方面的各项内容，以便选择安全和舒适的方法。我们认为，如果可以教给产妇使用抱带和背带的方法，以及换尿布和哺乳时姿势的注意点，就可以预防和早期发现腰痛。

ASIS:

anterior superior iliac spine，髂前上棘

笔者在向产妇教授姿势和动作时，也会指出产妇自己能够进行骨盆对线的确认方法。用双手从前后夹住骨盆，检查两侧的髂前上棘（ASIS）和耻骨是否垂直于地面，两侧坐骨是否能够负重。在日常生活的各种场合，如果能养成时常能记住并纠正姿势的习惯，也有助于预防腰痛。育儿动作是随着婴儿的成长（特别是体重增加、运动的发育）而发生变化，因此需要指出相对应的育儿动作的注意点，才能发挥物理治疗的真正价值。

徒手干预

在产前，应该谨慎地进行徒手干预。如前所述，产前的首要任务是确保母子的生命安全。先行的研究报告指出，约 60% 存在腰痛的孕妇接受辅助和替代治疗，例如按摩、针灸或放松[38]。在任何徒手干预中，最好与妇产科医生、助产士合作进行。在产前进行徒手干预时，应充分考虑风险和获益，并取得本人和家人的知情同意和充分理解。产后也基本上和产前一样，产后 6 个月至 1 年可能存在骨盆周围的不稳定性，应该进行充分的评定后再进行干预。

具体来说，对于容易短缩的腰背部肌群和髋关节周围肌群进行牵伸训练是有效的。妊娠期间，为了不给腹部增加负担，并且为了防止出现仰卧位低血压综合征，最好选择侧卧位和坐位。产后由于母子分离并且风险降低，因此，与产前相比，徒手干预的选择性更多，例如关节松动和肌肉／筋膜分离。

 临床要点

仰卧位低血压综合征

所谓仰卧位低血压综合征，是指妊娠后期采取仰卧位时，子宫压迫走行于脊柱右侧的下腔静脉，静脉回流量减少，导致低血压。

运动疗法（运动指导）

关于运动治疗，在 Cochrane 综述[39] 中属于低中度证据水平，但迄今为止已有许多报告显示，运动治疗是有效果的。我们认为，在进行

姿势和动作指导的同时，注意每个患者的特异性，并通过对患者所必须解决的问题进行运动指导，可以预防和改善产前和产后的腰痛。

运动治疗中，激活内部单元可以稳定骨盆带，锻炼弱化的肌肉群可以改善肌肉活动的不平衡。运动治疗对腰痛和骨盆带疼痛有效，并有研究建议，存在骨盆带痛时可联合使用盆腔带[40]。佩戴盆腔矫正带被认为是稳定骨盆带的辅助手段，但随着症状的变化和功能的恢复，不应长期使用。图中所示的是运动疗法的基本概念和典型病例（图 7 ～ 11）。

图 7　运动疗法的基本思路

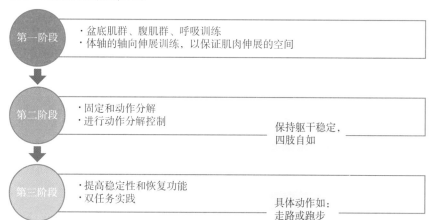

第一阶段
· 盆底肌群、腹肌群、呼吸训练
· 体轴的轴向伸展训练，以保证肌肉伸展的空间

第二阶段
· 固定和动作分解
· 进行动作分解控制

保持躯干稳定，四肢自如

第三阶段
· 提高稳定性和恢复功能
· 双任务实践

具体动作如：走路或跑步

图 8　呼吸训练和盆底肌训练（仰卧膝立位）

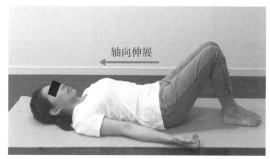

①获得会阴部（尿道、阴道、肛门）闭合的感觉。
②尝试加强闭合会阴部的感觉→臀肌群有没有代偿？
③闭合会阴部的同时，深呼吸，想象呼出的气向头侧输送。
　呼吸时向头侧伸展，扩大骨盆和胸廓之间的空间。
　吐气后吸气。习惯以后，收缩骨盆底肌群、下部腹肌，练习胸式呼吸。
　→腹肌群的紧张度如何？胸廓扩张了吗？呼吸模式如何？

图 9　通过动作激活内部单元并将其与动作结合（桥式）

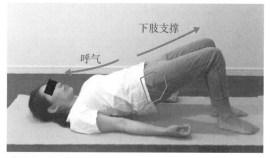

采用图 8 的呼吸

①确认骨盆底肌群、腹横肌的收缩情况，使骨盆稍微后倾。
②用双足底做支撑，在呼气的同时，抬起骨盆，体会双膝被拉向尾侧上方的感觉（此时，保持骨盆不过度后倾）。
③吐气后停止骨盆上抬，呼吸一次，下一次呼气时让骨盆降低到地板上。
④重复①～③。
* 配合呼吸，让骨盆上抬。

图10　侧卧位自主锻炼（普拉提：侧腿前踢，后踢）

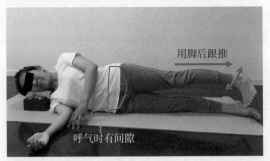

采用图 8 的呼吸

①确认盆底肌群、腹横肌的收缩情况，确认骨盆是否旋转或上提（难以保持姿势时屈曲下方的下肢）。

②确认内部单元的收缩，呼气时将上方下肢外展至骨盆高度。屏住呼吸，下一次呼气时将下肢向前移动，配合呼吸回到原位，下一次呼气使下肢向后移动（促进髂腰肌、臀肌群的运动）。

图11　四点爬行训练（猫狗式）

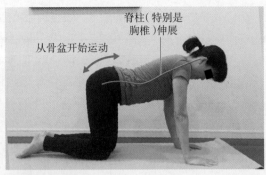

采用图 8 的呼吸

①采取四点跪位，脊柱呈 S 形曲线。

②收缩盆底肌群，在呼气的同时骨盆向后倾斜，使尾骨卷入其中→脊柱屈曲→颈椎屈曲→视线向肚脐转移。

③吸气的同时，将尾骨向尾骨抬起，骨盆前倾→脊柱伸展→颈椎伸展→视线也向前上方。

健身运动

在目前的医疗保险制度中，长期的治疗干预是不现实的，需要在尽可能短的时间内完成治疗干预，使患者能够进行自我管理。当然，如果患者症状恶化，则需要再次进行咨询和干预。一般认为腰痛的发生频率会随着年龄的增长而增加，因此如果能以产前和产后经历的腰痛为契机，让患者能够关心自己的健康管理，那么也有助于预防之后的腰痛。

虽然有各种各样的治疗方法和体操，但应考虑是否能长期坚持的问题，灵活运用瑜伽和普拉提等健身运动也是一个方案。瑜伽和普拉提可以激活内部单元，在确保躯干稳定性的同时，还能使四肢活动自如，若能确保安全的话，对预防腰痛也是有用的。

参考文献

[1] 村井みどり，ほか：妊婦および褥婦における腰痛の実態調査. 茨城県立医療大学紀要, 10：47-53, 2005.

[2] 久野木順一：妊婦と腰痛. からだの科学, 206：65-69, 1999.

[3] 平元奈津子：成人期にみられる男女の身体変化と症状−妊娠, 出産と男女の更年期—. 理学療法学, 41(8)：511-515, 2014.

[4] Norén L, et al：Lumber back and posterior pelvic pain during pregnancy：a 3-years follow-up. Eur Spine J, 11 (3)：267-271, 2002.

[5] Ostgaard HC, et al：Prevalence of back pain in pregnancy. Spine(Phila Pa 1976), 16(5)：549-552, 1991.

[6] Mens JM, et al：Understanding peripartum pelvic pain. Implications of a patient survey. Spine (Phila Pa 1976), 21 (11)：1363-1369, 1996.

[7] 楠見由里子，ほか：産褥期の腰痛の経日的変化と関連要因. 日本助産学会誌, 21(2)：36-45, 2007.

[8] Ostgaard HC, et al：Regression of back and posterior pelvic pain after pregnancy. Spine (Phila Pa 1976), 21 (23)：2777-2780, 1996.

[9] 医療情報科学研究所 編：病気がみえる, 10 産科, 第3版, メディックメディア, 2013.

[10] Opala-Berdzik A, et al：Static postural stability in women during and after pregnancy：A prospective longitudinal study. Plos One, 10(6)：e0124207, 2015.

[11] Jang J, et al：Balance(perceived and actual) and preferred stance width during pregnancy. Clin Biomech, 23(4)：468-476, 2008.

[12] 武田 要，ほか：妊娠期における安定性限界の変化. 人間生活工学, 15(1)：58-64, 2014.

[13] Irion JM, et al：Physiological, anatomical, and musculoskeletal changes during the childbearing year. Women's health in Physical Therapy(Irion JM ed), p206-225, Lippincott Williams & Wilkins, Philadelphia, 2010.

[14] Franklin ME, et al: An analysis of posture and back pain in the first and third trimesters of pregnancy. J Orthop Sports Phys Ther, 28(3)：133-138, 1998.

[15] 須永康代：妊娠期間中の生理学的・身体的特徴. ウィメンズヘルスリハビリテーション（ウィメンズヘルス理学療法研究会 編）, p168-174, メジカルビュー社, 2014.

[16] 岸田蕃子, ほか：妊産婦にみられる腰痛とその対策. 産婦人科治療, 92(2)：152-156, 2006.

[17] 中村隆一, ほか：姿勢. 基礎運動学, 第6版, p331-360, 医歯薬出版, 2003.

[18] 大野弘恵, ほか：妊産婦の腰痛の実態−産褥早期腰痛からの検討−. 岐阜医療技術短期大学紀要, 20：35-39, 2004.

[19] 水上尚典：正常分娩の経過と管理. 日本産婦人科学会雑誌, 63(12)：119-123, 2011.

[20] 奥佐千恵：妊婦に対して行う評価. 理学療法士のためのウィメンズヘルス運動療法（上杉雅之 監修）, p98-133, 医歯薬出版, 2017.

[21] 日本臨床スポーツ医学会学術委員会 編：妊婦スポーツの安全管理, 文光堂, 2004

[22] 山本綾子, ほか：周産期および産褥期の腰背部・骨盤帯痛と理学療法. 理学療法, 34(12)：1066-1073, 2017.

[23] Boissonnault JS, et al : Physical therapy management of musculoskeletal dysfunction during pregnancy : Women's health in Physical Therapy（Irion JM ed）, p226-251, Lippincott Williams & Wilkins, Philadelphia, 2010.

[24] Kendall FP, ほか：筋：機能とテスト−姿勢と痛み−（栢森良二 監訳）, 西村書店, 2006.

[25] 榊原愛子：妊娠時の腰痛が日常生活動作へ及ぼす影響. 理学療法科学, 21(3)：249-254, 2006.

[26] Lee DG, ほか：腰椎骨盤股関節複合体の評価, そのテクニックと手法. 骨盤帯 原著第4版（石井美和子 監訳）, 医歯薬出版, p169-248, 2011.

[27] Hungerford BA, et al : Evaluation of the ability of therapists to palpate intrapelvic motion with the stork test on the support side. Phys Ther, 87(7)：879-887, 2007.

[28] Mens JM, et al : The active straight leg raising test and mobility of the pelvic joints. Eur Spine J, 8(6)：468-473, 1999.

[29] Ostgaard HC, et al : The posterior pelvic provocation test in pregnant women. Eur Spine J, 3(5)：258-260, 1994.

[30] Gutke A, et al : Posterior pelvic pain provocation test is negative in patients with lumber herniated discs. Eur Spine J, 18(7)：1008-1012, 2009.

[31] 腰痛疾患治療成績判定基準委員会：腰痛治療成績判定基準. 日本整形外科学会誌, 60(3)：391-394, 1986

[32] 中田愛子, ほか：妊娠初期のマイナートラブルによる妊婦の日常生活上の苦労・困難さに関する実態調査. 佐久大学看護研究雑誌, 8(1)：1-10, 2016.

[33] Stuge B : Pelvic girdle pain: examination, treatment, and the development and implementation of the European guidelines. Journal of the Association of Chartered Physiotherapists in Women's Health, 111：5-12, 2012.

[34] Gutke A, et al : Pelvic girdle pain and lumber pain in relation to postpartum depressive symptoms. Spine（Phila Pa 1976）, 32(13)：1430-1436, 2007.

[35] Bergström C, et al : Prevalence and predictors of persistent pelvic girdle pain 12 years postpartum. BMC Mesculoskelet Disord, 18(1)：399, 2017.

[36] 水野妙子, ほか：周産期の精神的ストレスと自律神経活動との関連性. 母性衛生, 56(2)：311-319, 2015.

[37] 金子秀雄, ほか：非特異的腰痛の若年女性における呼吸機能の検討. 理学療法科学, 30(Suppl-6)：10, 2015.

[38] Wang, SM, et al: Complementary and alternative medicine for low-back pain in pregnancy : a cross-sectional survey. J Altern Complement Med, 11(3)：459-464, 2005.

[39] Liddle SD, et al : Interventions for preventing and treating low-back and pelvic pain during pregnancy. Cochrane Database Syst Rev, 30(9)：CD001139, 2015.

[40] Stuge B, et al : Physical therapy for pregnancy-related low back pain: a systematic review. Acta Obstet Gynecol Scand, 82(11)：983-990, 2003.

第4章 基于腰部生物力学理论的实际操作

摘要

- 运动和感觉是密不可分的关系。
- 能改变感觉的组织是结缔组织。
- 降低结缔组织的硬度会改变感觉，从而改变运动感觉。
- 基于生物力学理论的实际操作是将结缔组织作为治疗靶点，通过改善结缔组织的柔韧度进行运动治疗。

引言

ADL:
activities of daily living，日常生活活动

QOL:
quality of life，生活质量

我们物理治疗师是处理"运动"的专业人员，那么我们如何看待引起腰痛的"运动"呢？由于我们对"运动"的理解不同，评定方法和治疗的选择会有很大的不同。

例如，假设有人在购物时长距离步行，躯干逐渐向前屈曲，并出现腰痛。从评定的角度可提出疑问，"是因为运动中局部肌无力，整体肌占优势，从而导致躯干无力吗？"于是，应该让患者有意识地锻炼局部肌肉作为治疗方案。但是这里又有一个疑问，局部肌是大脑可以有意识地控制的吗？答案是"否"。我们日常生活中所做的运动，如走路、站立等大部分都是无意识地完成的。对于无意识完成的运动，如果只进行促进大脑有意识控制的物理治疗，很难得到期望的结果。

让我们再次回顾一下大脑和运动之间的关系。所有的感觉都会进入大脑。感觉的起点是感受器，它将外力转换成称为感觉的电信号。大脑是将这种感觉转换为运动的转换器（图1）。因此，要改变运动，就必须改变输入中枢神经系统的"感觉"。在先前的例子中，为了提高局部肌肉的肌力，需要向腹内侧系统的支配神经（图2）传递感觉的电信号。因此，我们以运动的自组织理论（参照小贴士）为基础，以"什么样的外力被输入到患者体内，能够纠正疼痛等不愉快的感觉，并且能够实现有效的运动"为核心，开展治疗。

小贴士 自组织（self-organization）[1]

　　这个术语常是指由多个元素组成的系统随着时间的推移自发有序化的过程，常用于生物学、物理学、信息科学和生命科学等各个领域。运动中的自组织包括身体的神经系统、运动系统、呼吸系统等器官和环境在内的多个要素自下而上相互作用，进而产生运动的过程。这与自上而下的运动控制截然不同。

图 1　运动是由大脑、身体、环境的相互作用产生的

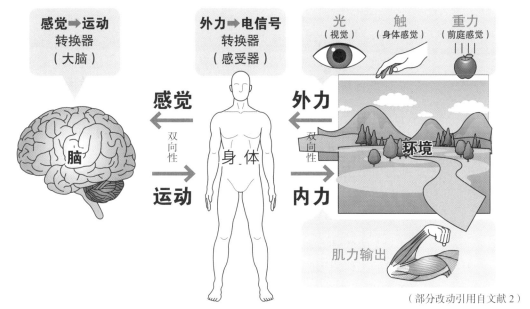

（部分改动引用自文献 2）

图 2　腹内侧系统和背外侧系统

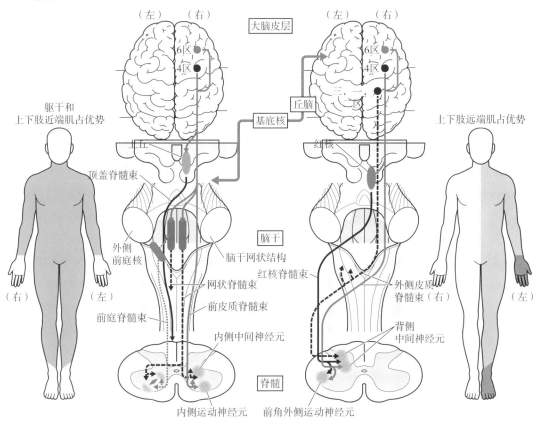

a 腹内侧系统　　　　　　　　　　　　　　　　b 背外侧系统

a：主要支配躯干和四肢近端肌肉
b：主要支配四肢远端肌肉
腹横肌等核心肌是由腹内侧系统支配，参与无意识运动。
为了提高核心稳定性，需要向腹内侧系统提供电信号。

（部分修改引用自文献 3）

腰痛的成因

腰痛按其原因可分为脊椎源性、神经源性、内脏源性、血管源性和其他[4]。大部分患者的腰痛属于脊椎源性腰痛，但是在风险管理方面，也需要与其他疾病的特征进行鉴别诊断。此外，85%的腰痛症都是与影像检查结果不符的非特异性腰痛[5]，在临床上也经常会出现与皮节和影像检查不一致的症状，当然也需要考虑社会-心理学方面的因素，推测其中隐藏的各种各样的功能障碍。在此，首先对临床上常见的由机械应力引起的关节功能障碍、神经压迫和滑动性障碍进行解释。

➤ 机械应力引起的关节功能障碍——活动受限部位和活动过度部位

人体的骨骼和关节之间的位置关系是相互协调的，就比如当振动悬挂着的人体模型时，就会看到类似行走的运动[6]，可见人体的结构十分精密。全身有200多块骨，它们通过关节囊和筋膜等结缔组织（见小贴士）连接，形成并产生了各种活动度的关节。如果结缔组织因某种原因变硬，关节活动范围就会受限（活动受限部位），而且在执行动作时，往往会从其他部位（活动过度部位）寻求可动性。因此，身体存在活动受限部位和活动过度部位，特别是活动过度部位容易产生机械应力。

例如，如果腰部的上下方存在固定部位，如胸廓和髋关节，腰部就会过度运动，产生机械应力（图3）。并且，我们掌握了固定部位和核心稳定性的关系的临床规律，这意味着，无论身体的任何位置存在活动受限部位，都可能导致对保护腰部有重要作用的核心单元的活动减弱。反之亦然，如果改善了活动受限部位，就可以激活腹内侧系统。

小贴士 **结缔组织**[7]

人体组织分为结缔组织（表1）、肌肉组织、神经组织和上皮组织。

表1 结缔组织

固有结缔组织	疏松结缔组织	浅筋膜、肌内膜、软膜等
	致密结缔组织	韧带、肌腱、腱膜、硬膜等
	脂肪组织	由脂肪细胞组成的疏松结缔组织
	网状组织	由富含Ⅲ型胶原蛋白的网状纤维组成
特殊结缔组织	血液、骨骼和软骨	

➤ 神经压迫和滑动障碍

神经是由中枢神经和周围神经组成，所有神经在结构上都是相连的。例如，中枢神经的硬脑（脊）膜在周围神经被称为神经外膜，但是两者是相同的结缔组织，与大脑相连的脊髓通过椎管，再从椎间孔穿出，变成周围神经，分支遍及全身。当然周围神经的分支也会进入全身的结缔组织。所有的神经系统都是连续的，形成一个单元。如果这条从头部到脚底，把所有都连接在一起的神经，其中一个部位被牢牢地固定住，那将是很可怕的，此时一个轻微的鞠躬就会引起巨大的牵引应力和无法想象的疼痛。坐骨神经的延展性在屈曲位比伸展位长9cm[8]。此外，据说周围神经的延展是由神经周围松弛的结缔组织引起的[9]。神经也具有动态性，神经与其他组织之间的滑动很重要（图4）。

有报告显示，76% 无腰痛的人在 MRI 上显示存在腰椎间盘突出症[10]，由此可见，存在椎间盘突出不等于存在腰痛。如果不考虑炎症因素，只考虑物理因素的话，由于身体可能存在足够的神经动力可以应对突出部位的压迫，因此也有可能避免疼痛。临床上，椎间盘突出患者的SLR试验（下肢直腿抬高试验）在颈椎治疗后大多可以得到改善，既然传递疼痛信号的是神经系统，那么只在腰部周边进行针对腰痛的治疗是不合理的（图3）。

SLR:
straight leg raising,
直腿抬高

神经的压迫和牵伸也会导致神经自身的循环障碍，进而导致疼痛加重和麻木。如图5所示，脊髓和周围神经的周围布满被疏松结缔组织脂肪层包围的营养血管，因此推测也会发生营养血管狭窄和静脉淤血。此外，脊髓静脉从头侧流向尾侧，如果在这里发生静脉淤血，就会在椎管内产生水肿，导致硬膜外压升高。笔者认为，影像中无法显示的间歇性跛行和与脊髓水平不一致的症状可能是由这种机制引起的。

图 3　机械应力　　　　　　　　　　　图 4　神经动力学障碍

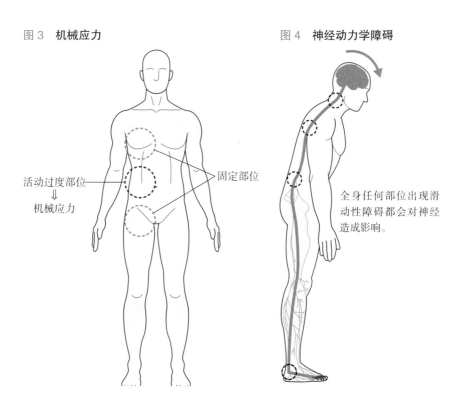

活动过度部位
⇩
机械应力

固定部位

全身任何部位出现滑动性障碍都会对神经造成影响。

图5 脂肪组织包围的静脉

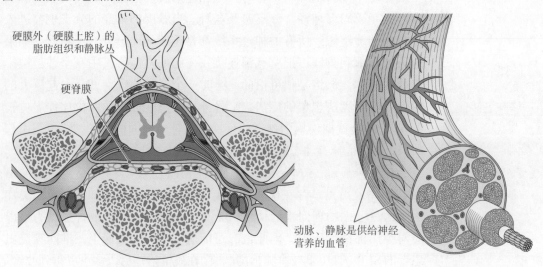

硬膜外（硬膜上腔）的
脂肪组织和静脉丛

硬脊膜

动脉、静脉是供给神经
营养的血管

各种功能障碍的评定

由于腰痛的病理和功能障碍是多方面的，因此生理学检查结果和功能评定尤为重要。在此，以基于生物力学理论的特异性评定为中心进行论述。

➤ 神经动力学的评定——神经系统的连续性问题在哪里

● 感觉（皮节）和肌力

评定感觉减退部位和肌力下降的肌肉与对应的脊髓水平是否一致（例如，L5 神经根的踇趾感觉减退与踇长伸肌肌力下降是否一致）。

● 周围神经牵伸试验：坐骨神经、股神经、正中神经、尺神经、桡神经

不仅要仔细评定牵伸时主观症状，还要仔细评定终末感觉（重量、质感、嵌顿部位的距离感等）（参照临床要点）。另外，由于神经都是相连的，对于腰痛和下肢症状，也可以通过上肢的周围神经试验进行评定，同时也可以确认来自其他部位的影响。

临床要点

治疗师擅长的感觉——动态触觉 [11]

"动态触觉"是 Gibson 提出的一种生态心理学功能。它是一种运动触觉，可通过移动手中的物体，即使不直接用眼睛观察，也能感知物体的长度、形状、所持物体的距离等。虽然笔尖上没有感受器，但是我们能够用笔尖感觉到桌子是硬的，这是通过对照自身的身体图式（Body schema）来判断其硬度、弹性和形状。这需要学习和经验，通过利用这个原理，可以从感觉上判断神经紧张的位置和距离等。

▶ 脊柱评定——神经通道是否存在问题

脊柱通过生理弯曲来缓冲冲击，并通过椎管（脊髓穿过）和椎间孔（神经根穿过）来保护神经。但是，由于脊柱对线失调等原因，容易发生神经通道变窄引起的神经障碍，以及固定部位和活动过度部位引起的关节功能障碍。

● 当明确脊髓水平时,确认该椎体间位置异常和结缔组织硬度(图 6)

这种情况下，通过相应水平椎体间的治疗可改善的大部分问题。

● 当脊髓水平不一致，多个脊髓节段存在异常时，包括颈部、胸部和骨盆在内都应进行评定（图 7 ）

采取对肌紧张影响较小的侧卧位。找到棘突的侧面，评定手指被卡住的程度。用这种方法可以发现由于椎骨位置异常而导致的轻微侧弯和硬度增加。

▶ 躯干功能试验

● 坐位平移的平衡试验（图 8 ）

患者取坐位，向一侧平移，治疗师徒手施加阻力，评定躯干稳定性。这是徒手施加阻力的破坏试验。双侧都要进行。

各种功能障碍的治疗

▶ 治疗方法的基础知识

● 结缔组织治疗的意义

大多数患者的结缔组织变硬会导致神经和组织间的滑动障碍。结缔组织由细胞和细胞外基质（纤维和基质）组成，简单来说就是细胞、纤维和液体。也就是通过防止纤维缠绕，使液体易于流动，可以使结

图 6　单关节的评定

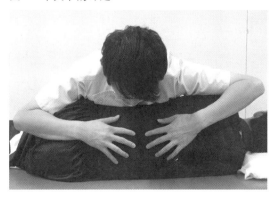

图 7　多关节的筛查

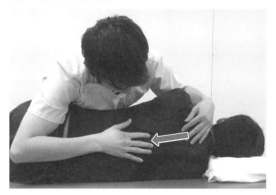

图 8　坐位平移的平衡试验

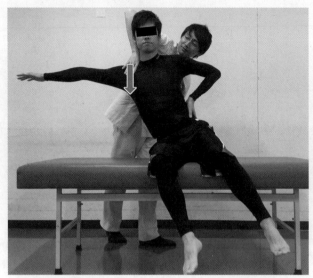

（部分修改引用自文献 12）

缔组织处于高度柔软的状态（粘性、弹性适中）。由此看来，松解释放结缔组织内和结缔组织之间的神经和血管，可改善疼痛和麻木。如果结缔组织健康且富有柔韧性，就会向中枢神经系统输入良好的感觉，激活核心单元，有助于保护腰部。

● 结缔组织的治疗

　　应对致密结缔组织引起的位置异常、韧带增生导致的神经压迫、疏松结缔组织硬度增加引起的神经滑动性障碍进行治疗。

①保持柔软状态

　　如上所述，结缔组织是由细胞、纤维和液体组成的，也有研究报告称，挛缩是由于机体不动而导致胶原纤维相互缠绕的结果 [13]。因此纤维最好是松弛的，尽量避免牵伸得太多，保持柔软的状态。

②产生热量

　　就像我们的智能手机一样，生物体也具有微弱电流和远红外线等能量。当我们触摸时，会产生热量。而液体具有随着温度升高粘度降低的特性，因此触摸会降低结缔组织的黏度和硬度。

　　此外，我们的生命活动充满着节律，人体就是一个振动体，不仅心跳和呼吸不会停止，作为微观物质的最小单位——基本粒子也在振动。物质都具有固有频率，振动波在近似值干扰时会同频共振，这种现象称为同步现象或吸引现象 [14]。患者和治疗师的波一起振动时，调整并使波同步，增加振动，振动的能量转换为热能，可进一步降低黏度。

③直到硬度充分降低为止

　　当试图降低结缔组织的硬度时，需提高核心的稳定性。在基于生物力学理论进行的实际操作中，对同一部位进行治疗的情况很多，这是因为如果刺激在时间和空间上被加强，可以提高治疗的持续效果，直到硬度完全降低为止。

● 中枢神经系统的镇痛作用

① 5- 羟色胺和疼痛

　　柔和的触摸和有节律的振动有缓解疼痛的效果。传递皮肤感觉的神经纤维有 Aβ 、Aδ 和 C 纤维，而 C 纤维有触觉纤维和痛觉纤维两种类型。C 触觉纤维通过下丘脑（自主神经中枢）广泛分布于全身[15]。此外，刺激 C 触觉纤维会激活岛叶皮层[16]，它与大脑中的 5- 羟色胺分泌有关[17]。5- 羟色胺对脊髓后角传递疼痛的突触有抑制作用（下行性疼痛抑制系统）。

② 前庭感觉和疼痛

　　在运动中，视觉、躯体感觉、前庭感觉的输入和统合是必不可少的。前庭感觉是指对重力和加速度的感知，还可感知身体的倾斜和摇晃。虽然这 3 种感觉之间存在相互作用，但有报告显示，若输入前庭感觉刺激的话，初级躯体感觉皮层和初级视觉皮层的脑活动就会减少[18]。通过在不舒服的范围内对头部施加振动，输入前庭感觉，可以产生镇痛效果。

➤ 治疗方法

● 针对脊柱的治疗方法（图 9）

　　靠近脊柱周围的结缔组织。夹住上下椎骨，持续在一个部位揉搓，通过施加振动刺激使其逐渐变暖，热和振动能量开始从表层逐渐使深部和周围组织的硬度降低。

图9　脊柱的治疗方法

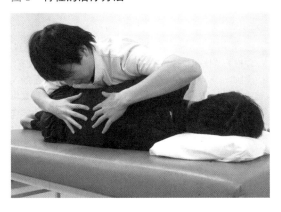

● 颈椎的治疗方法（图10）

颈椎中寰枕关节尤为重要。脊髓的硬脊膜附着于枕骨大孔。因此，我们认为寰枕关节的对线容易影响硬脊膜的张力。

对于硬度高的部位，或者旋转异常的部位，应包括其上下椎骨一起进行治疗。

● 骶骨和骶髂关节的治疗方法（图11）

腰骶神经丛穿过骨盆，从梨状肌的上下或间隙向下移行，更名为坐骨神经，因此骶髂关节问题也容易影响下肢症状。另外，骶髂关节以韧带连接为主，这些韧带属于致密结缔组织。

以骶髂关节为中心，对包括髂骨、骶骨进行治疗。为了促进骶骨内的神经滑行，可施加振动。

● 振荡（oscillation，图12，13）

通过在卧位时从下肢、在坐位时从躯干施加舒适的振动刺激，可以降低结缔组织的黏性，输入前庭感觉。其频率应与患者的固有频率接近（摆动是舒适且活动幅度大的状态）。也有望通过5-羟色胺类活性物质和前庭刺激对中枢神经系统产生镇痛作用。

图10　颈椎的治疗方法

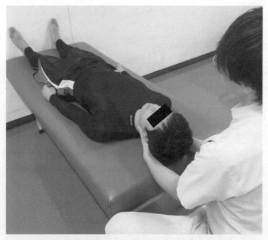

依次触诊乳突（C0）、寰椎横突（C1）、颈椎关节柱（C2～7），评定旋转异常和硬度高的部位。例如，当C0相对于C1向右旋转偏位时，用右手覆盖枕骨，用左手手指包裹C1椎弓（图10）。在关节周围的组织持续保持最松弛位置的同时，对关节进行轻微的反复按压和释放，从而降低结缔组织的硬度。

图11　骶骨和骶髂关节的治疗方法

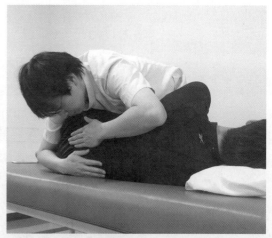

在图11中，将右侧骶髂关节作为治疗目标的中心。用一只手触摸骶骨，另一只手触摸髂骨。通过治疗师的躯干紧密接触，使其处于容易发生同步现象的状态。当发生同步现象时，双方的身体会逐渐发生振动。不要抵抗这种振动，在骶髂关节周围的组织保持最松弛位置的同时，对关节进行轻微的反复按压和释放，以促进骶骨内的神经滑动，并施加振动。

图 12　卧位振荡

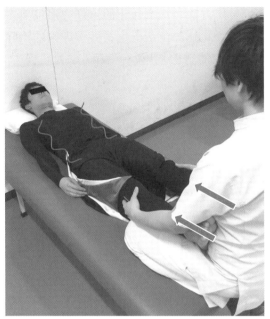

图 13　坐位振荡

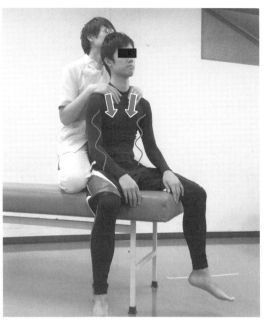

用治疗师的骨盆交替按压患者的脚底，施加振动刺激。

与患者背面紧密接触。在发生同步现象的同时，通过使治疗师的躯干向左右倾斜，向患者的躯干传递同样的振动刺激。同时，向患者的肩部也施加交替性的振动刺激。

> **小贴士**　固有频率
>
>　　固有频率是指物体最容易振动的频率（共振频率）。人类步行节律的近似值以 2Hz 为基准，一般认为刚性高的部位固有频率升高（多数患者有活动受限部位，其刚性高）。因此，应在人体舒适且容易振动的频率进行。如果治疗师与患者的共振频率一致，振动幅度变大，振动能就会转换成热能，然后松解活动受限部位，激活腹内侧系统。

➤ 方法示例

● 机械应力（图 3）引起的关节功能障碍的示例（胸廓和骨盆存在活动受限部位的情况）

　　通过治疗胸廓和骶髂关节，可以改善活动受限部位，激活腹内侧系统。由于核心稳定性的提高，腰部过度运动的部位减少，腰痛有望得到改善。胸廓的治疗方法与图 9 的脊柱治疗方法相同。

● 神经动力学障碍（图 4）的示例（神经滑动性障碍为 L5/S1 时）

　　通过充分降低 L5/S1 周围结缔组织的硬度，神经滑动性得到矫正，腰痛和下肢痛有望得到改善。当疼痛再现时，再次评定建议采用外周神经牵伸试验确认张力。

　　治疗师的所有治疗都是利用外力和感觉。患者自己的运动也可通过感觉进行反馈，因此，应判断是否可以产生期望运动的良好感觉。我们以感觉输入为基础设计了治疗方法。本章介绍的治疗方法虽然多种多样，但都是比较通用的方法。此外，在基于生物力学理论的治疗方法中，我们认为只要让患者有良好的感觉，就说明治疗方法是正确的。

参考文献

[1] 山口智彦 : さまざまな自己組織化とその工学的応用. 表面技術, 62(2) : 74-79, 2011.

[2] 舟波真一, ほか : 第2章 統合的運動生成概念とは？ 中枢神経系は環境からの情報をどうやって受け取るのか？. 運動の成り立ちとは何か(舟波真一, ほか編集), p4-17, 文光堂, 2014.

[3] 高草木 薫 : 大脳基底核による運動の制御. 臨床神経, 49(6) : 325-334, 2009.

[4] Chou R, et al : Diagnosis and treatment of low back pain : a joint clinical practice guideline from the American College of Physicians and the American Pain Society. Ann Intern Med, 147(7) : 478-491, 2007.

[5] Deyo RA, et al : What can the history and physical examination tell us about low back pain?. JAMA, 268(6) : 760-765, 1992.

[6] 山崎信寿 : ヒトの体形と歩行運動, バイオメカニズム, 7 : 287-294, 1984.

[7] 伊藤 隆 : 組織学, 第19版(阿部和厚, 改訂), p78-126, 南山堂, 2005.

[8] Butler D, et al : The Concept of Adverse Mechanical Tension in the Nervous System Part 1 : Testing for "Dural tension". Physiotherapy, 75(11) : 622-629, 1989.

[9] Millesi H : The nerve gap. Theory and clinical practice. Hand Clin, 2(4) : 651-663, 1986.

[10] Boos N, et al : 1995 Volvo Award in clinical sciences. The diagnostic accuracy of magnetic resonance imaging, work perception, and psychosocial factors in identifying symptomatic disc herniations. Spine(Phila Pa 1976), 20(24) : 2613-2625, 1995.

[11] Turvey MT : Dynamic touch. Am Psychol, 51(11) : 1134-1152, 1996.

[12] 村上成道 : スポーツ障害の評価と治療の基本的な考え方. 実践MOOK 理学療法プラクティス 運動連鎖～リンクする身体～(嶋田智明, ほか編集), p24-32, 文光堂, 2011.

[13] 沖田 実 ほか : 結合組織の構造・機能の研究と理学療法. 理学療法, 20(7) : 719-725, 2003.

[14] 蔵本由紀 : 非線形科学 同期する世界, 集英社, 2014.

[15] Essick GK, et al : Psychophysical assessment of the affective components of non-painful touch. Neuroreport, 10(10) : 2083-2087, 1999.

[16] Olausson H, et al : Unmyelinated tactile afferents signal touch and project to insular cortex. Nat Neurosci, 5(9) : 900-904, 2002.

[17] 山口 創 : 第1章 コミュニケーションする皮膚. 人は皮膚から癒される, p16-67, 草思社, 2016.

[18] 花川 隆 : 前庭・平衡機能のイメージング研究の現状. Equilibrium Res, 71(2) : 115-119, 2012.